中医典籍丛刊

神农本草经疏

（下）

明·缪希雍　撰

U0784709

中医古籍出版社

神农本草经疏卷十

草部下品之上

总六十二种，今疏共要者一十六种。

附子　半夏　大黄　葶苈　桔梗　草蒿　旋复花　藜芦　射干　常山　甘遂　白敛　白及　大戟　贯众　羊踯躅

附子

味辛、甘，温、大热，有大毒。主风寒咳逆邪气，温中，金疮，破症坚积聚血瘕，寒湿踒躄，拘挛膝痛，脚疼冷弱，不能行步，腰脊风寒，心腹冷痛，霍乱转筋，下痢赤白，坚肌骨，强阴，又堕胎，为百药长。冬月采为附子，春采为乌头。忌豉汁。得蜀椒、食盐可引之下行。地胆为之使。恶蜈蚣。畏防风、黑豆、甘草、黄耆、人参、童便、犀角。

【疏】附子全禀地中火土燥烈之气，而兼得乎天之热气，故其气味皆大辛大热，微兼甘苦，而有大毒。气厚味薄，阳中之阴，降多升少，浮中沉无所不至。入手厥阴，命门，手少阳三焦，兼入足少阴、太阴经。其性走而不守，得甘草则性缓，得肉桂则补命门。《本经》：主风寒咳逆邪气，寒湿踒躄，拘挛膝痛，脚疼冷弱，不能行步，以此诸病，皆由风、寒、湿三邪客之所致也。邪客上焦则咳逆，邪客下焦则成踒躄，拘挛膝痛，脚疼冷弱，不能行步。此药性太热而善走，故亦善除风、寒、湿三邪。三邪祛则诸证自瘳矣。症坚积聚血瘕，皆血分虚寒，凝而不行所成。血得热则行，故能疗之。其主金疮，亦谓金疮为风寒所郁击，血瘀不活之证，而非血流不止之金疮也。《别录》又主腰脊风寒，脚气冷弱，心腹冷痛，及脾虚寒客中焦为霍乱，客下焦肝肾之分为转筋。偕诸补气药则温中，补血药则强阴坚肌骨。火能消物，气性热极，入血善行，故善堕胎。为百药长，引参、术、黄耆、茯苓，则温暖脾胃，除脾湿，祛肾寒，补下焦阳虚。佐之以桂，则除脏腑沉寒，三焦厥逆，湿淫腹痛，胃寒蛔动，气虚经闭，补阳虚，散虚壅。亦可入足太阳、少阴，故治督脉为病，脊强而厥。督脉夹脊而上，并足太阳膀胱经。膀胱者，肾之府，故主之也。天雄、乌头、侧子，本是同生。第其形质有异，老嫩或殊，大热大毒，则未始有别也。

【主治参互】附子得生干姜、桂枝，主伤寒直中阴经，温中散寒，而能出汗。

佐人参，兼肉桂、五味子，则补命门相火不足，回阳有神。

得人参、肉桂，治元气虚人，暴寒之气入腹，腹痛作泄，完谷不化，小水不禁。佐白术为除寒湿之圣药。

得黄耆、人参、炙甘草、白芍药、橘皮、五味子，主痈疽溃后去脓血过多，以致饮食不进，恶心欲呕，饮食不化，不生肌肉，亦主久漏冷疮。

得人参、白芍药、炙甘草、砂仁、橘皮，主小儿慢惊。加莲肉、白扁豆，则治吐泻不止。

得术、桂、牛膝、木瓜、橘皮，主寒疝痛极，立止。

得术、木瓜、石斛、萆薢、薏苡仁、橘皮、茯苓，治风湿麻痹肿痛，脚气之无热证者，辄验。

得人参、橘皮，主久病呕哕反胃，虚而无热者良。

经曰：肾苦燥，急食辛以润之。附子同肉桂之辛，入八味丸以润肾燥。阳虚无热证者宜之。

【简误】附子既禀地二之火气，兼得乎天之热气以生，是阴阳凑合，无非火热为性，气味皆然，毒可知已。论其性质之所能，乃是退阴寒，益阳火，兼除寒湿之要药，引补气血药入命门，益相火之上剂。若非阴寒寒湿，阳虚气弱之病，而误用之于阴虚内热，血液衰少，伤寒温病，热病阳厥等证，靡不立毙。谨列其害如下。医师司命，宜详玩而深鉴之，亦生人之大幸也。

伤寒阳厥，其外证虽与阴厥相类，而其内实不相侔，何者？阳厥之病，若系伤寒温疫，其先必发热头疼口渴，其后虽头不疼而表热已除，然必面赤颧红，二便不利，小水必赤，或短少，是其候也，此当下之病也。产后血虚，角弓反张，病名曰痉。痉者，劲也。是去血过多，阴气暴虚，阴虚生内热，热则生风，故外兼现乎风证，其实乃阴血不足，无以荣养于筋所致，足厥阴肝家大虚之候，此宜益阴补血清热则愈也。故凡病人一见内热口干，咽干口渴，渴欲引饮，咳嗽多痰，烦躁，五心烦热，骨蒸劳热恶寒，阴虚内热外寒，虚火上攻齿痛，脾阴不足，以致饮食无味，小便黄赤短涩及不利，大便不通或燥结，腹内觉热闷，喜饮冷浆及鲜果，畏火及日光，兼畏人声、木声。虚阳易兴，梦泄不止。产后发热，产后血行不止，及恶疮臭秽，小产，憎寒壮热，中暑厥晕，阴虚头晕，中暑暴泄，利下如火，赤白滞下。小儿中暑，伤食作泄，小便短赤，口渴思饮。血虚腹痛，按之即止。火炎欲呕，外类反胃，而恶热焦烦，得寒暂止。中热腹中绞痛，中暑霍乱吐泻，或干霍乱；或久疟寒热并盛；或赤白浊，赤白淋，尿血，便血，血崩，吐衄，齿衄，舌上出血；目昏，神短，耳鸣，盗汗，汗血，多汗恶热；老人精绝阳痿，少年纵欲伤精，以致阴精不守，精滑，脑漏；妇人血枯无子，血枯经闭；肾虚小便余沥，血虚大便燥结，阴虚口苦舌干，心经有热，梦寐纷纭；下部湿热，行履重滞，湿热痿痹，湿热作泄，湿热脚气；小儿急惊内热，痘疮干焦黑陷，痘疮火闭不出，痘疮皮薄娇红，痘疮因热咬牙，痘疮挟热下利，痘疮余毒生痈；中风僵仆不语，中风口眼歪斜，中风语言蹇涩，中风半身不遂，中风痰多神昏；一切痈疽未溃，金疮失血发痉；血虚头痛，偏头风痛，上来内、外、男、妇、小儿共七十余症，病属阴虚及诸火热，无关阳弱，亦非阴寒，法所均忌。倘误犯之，轻变为重，重者必死，枉害人命，此药居多。临证施治，宜谨审之。世徒见其投之阳虚之候，肺肾本无热证者，服之有起死之殊功，而不知其用之阴虚如上诸病，亦复下咽莫救，故特深著其害，以表其非尝试轻用之药也。业医君子，可不慎诸！

半夏

味辛，平，生微寒，熟温，有毒。主伤寒寒热，心下坚，下气，咽喉肿痛，头眩，胸胀咳逆，肠鸣，止汗，消心腹胸膈痰热满结，咳嗽上气，心下急痛坚痞，时气呕逆，消痈肿，堕胎，疗痿黄，悦泽面

目。生令人吐，熟令人下。用之汤洗，令滑尽。射干为之使。恶皂荚。畏雄黄、生姜、干姜、秦皮、鳖甲。反乌头。忌羊血、海藻、饴糖。

【疏】半夏得土金之气，兼得乎天之燥气，故其味辛平苦温，火金相搏，则辛而有毒。洁古谓：味辛苦，性温，气味俱薄，沉而降。好古谓其辛厚苦轻，阳中阴也。入足太阴、阳明、少阳，亦入手少阴经。柴胡为之使。辛温善散，故主伤寒邪在表里之间，往来寒热。苦善下泄。邪在胸中则心下坚，胸胀咳逆。邪在上焦则头眩。邪在少阴则咽喉肿痛。《别录》亦谓其消心腹胸膈痰热满结，咳逆上气，心下急痛坚痞，时气呕逆，亦皆邪在上焦胸中之所致，故悉主之也。中焦者，足太阴之所治也。有湿有热，清浊不分则肠鸣，湿热胜则自汗，入足太阴，故并主之。辛能散结，故消痈肿。脾家湿热，则面色痿黄。实脾分水燥湿，则前证俱除，面目因而滑泽矣。辛温有毒，故堕胎也。

【主治参互】张仲景《伤寒论》小结胸痛，正在心下，按之则痛，脉浮而滑者，小陷胸汤主之：半夏半升，黄连一两，栝楼实大者一个，水六升。先煮栝楼至三升，去滓，内二味，煮取二升，分三服。

又治少阴咽痛生疮，不能言语，声不出者，苦酒汤主之：半夏七枚打碎，鸡子一枚，头开一窍，去黄，纳苦酒令小满，入半夏在内，以环子坐于炭火上，煎三沸，去滓，置杯中，时时咽之，极验。未瘥更作。

《金匮要略》治支饮作呕，呕家本渴，不渴者，心下有支饮也。或似喘不喘，似呕不呕，似哕不哕，心下愦愦，并宜小半夏汤。用半夏泡七次，一升，生姜半升，水七升，煮一升五合，分温服。

又治呕、哕、眩、悸，谷不得下。小半夏加茯苓汤：半夏一升，生姜半斤，茯苓三两，切，以水七升，煎一升半，分温服之。

又，心下悸忪，半夏麻黄丸：半夏、麻黄等分，为末，蜜丸小豆大。每服三十丸，日三。

又，呕吐反胃，大半夏汤：半夏三升，人参三两，白蜜一升，水一斗二升，和，扬之一百二十遍，煮取三升半，温服一升，日再服。亦治膈间支饮。

又，张仲景方，治黄疸喘满，小便自利，不可除热者：用半夏半斤，生姜半斤，水七升，煮一升五合，分温再服。有一人气结而死，心下暖，以此少许入口，其人遂活。

洁古《活法机要》方：风痰头晕，呕逆目眩，面青黄色，脉弦者，水煮金花丸：用生半夏、生天南星、寒水石煅，各一两，天麻半两，雄黄二钱，小麦面三两，为末，水和成饼，水煮浮起，漉出，捣丸梧子大。每服五十丸，姜汤下，极效。亦治风痰咳嗽，二便不通，风痰头痛。

又治风痰喘逆，兀兀欲吐，眩晕欲倒：半夏一两，雄黄三钱，为末，姜汁浸，蒸饼丸梧子大。每服三十丸，姜汤下。已吐者加槟榔。

又治湿痰咳嗽，面黄体重嗜卧，兼食不消，脉缓者，白术丸：用半夏、南星各一两，白术一两半，为末，薄糊丸梧子大。每服五十丸,姜汤下。

又治气痰咳嗽,面白气促,洒淅恶寒,愁忧不乐,脉涩者,玉粉丸:用半夏、南星各一两,官桂半两,为末,糊丸梧子大。每服五十丸,姜汤下。

《和剂局方》治停痰留饮,胸膈满闷,气短恶心,饮食不下,或吐痰水。茯苓半夏汤:用半夏泡五两,茯苓三两,每服四钱,姜七片,水一钟半,煎七分,甚捷径。

又搜风化痰,安神定志,利头目,辰砂化痰丸:用半夏曲三两,天南星炮一两,辰砂、枯矾各半两,为末,姜汁打糊丸梧子大。每服三十丸,食后姜汤下。

又治风痰喘急,千缗汤:用半夏汤洗七个,甘草炙、皂荚炒各寸许,姜三片,水一盏,煎七分,温服。

又治停痰冷饮呕逆。橘皮半夏汤:用半夏水煮熟,陈橘皮各半两,每服四钱,生姜七片,水二盏,煎一盏,温服。

又治胃寒哕逆,停痰留饮,藿香半夏汤:用半夏汤泡炒黄二两,藿香一两,丁香皮半两,每服四钱,水一盏,姜七片,煎服。

又治伏暑引饮,脾胃不和,消暑丸:用半夏醋煮一斤,茯苓半斤,生甘草半斤,为末,姜汁面糊丸梧子大。每服五十丸,热汤下。

又治中焦痰涎,利咽,清头目,进饮食:半夏泡七次四两,枯矾一两,为末,姜汁打糊,或煮枣肉,和丸梧子大。每姜汤下十五丸。寒痰加丁香五钱,热痰加寒水石煅四两,名玉液丸。

《御药院方》治膈壅风痰:半夏半斤,酸浆浸一宿,温汤洗五十遍，去恶气，日干，为末，浆水搜作饼，日干，再研为末。每五两入生龙脑一钱，以浆水浓脚和丸鸡头子大。纱袋盛，避风处阴干。每服一丸，好茶或薄荷汤嚼下。

叶氏方：治风痰、湿痰，青壶丸：半夏一斤，天南星八两，各汤泡晒干，为末，姜汁和作饼，焙干，入神曲半两，白术末四两，枳实末二两，姜汁面糊丸梧子大。每服五十丸，姜汤下。

作三仙丸，能化痰利气。

《斗门方》消痰开胃，去胸膈壅滞：用半夏洗泡焙干为末，自然姜汁和作饼，湿纸裹，煨香，以熟水二盏，同饼二钱，入盐五分，煎一盏，服之，大压痰毒及酒食伤，极验。

《机要》又治结痰不出，语音不清，年久者亦宜。玉粉丸：半夏半两，桂心一字，草乌半字，为末，姜汁浸蒸饼丸芡实大。每服一丸，夜卧含咽。

《活幼口议》治小儿痰吐，或风壅所致，或咳嗽发热，饮食即呕：半夏泡七次半两，丁香一钱，以半夏末水和包丁香，用面重包，煨熟，去面为末，生姜自然汁和丸麻子大。每服二三十丸，陈皮汤下。

《肘后方》治冒寒霍乱腹胀：用半夏、桂枝等分为末，水服方寸匕。

又治产后晕绝：半夏末，冷水和丸大豆大，纳鼻中即愈。此扁鹊法也。

《永类钤方》打扑瘀痕：水调半夏末涂，一宿即没。

魏元君方：卒死不寤，用半夏末吹鼻中，即活。

《子母秘录》治五绝急病：一曰自缢，二曰墙压，三曰溺水，四曰魇魅，五曰产乳。并以半夏末，纳大豆一丸入鼻中，心温者，一日可活也。

刘长春《经验方》治吹奶肿痛。半夏一个煨研，酒服，立验。一方：以末随左右嗃鼻效。

《箧中方》：治蝎虿螫人，用半夏末，水调涂之，立止。

【简误】半夏辛温性燥而有毒，虽能祛湿分水实脾，开寒湿痰，气郁结痰，而其所大忌者，乃在阴虚血少，津液不足诸病。故古人立三禁，谓血家、渴家、汗家也。故凡一切吐血、衄血、咯血、齿衄、舌上出血、金疮、产后失血过多、尿血、便血，肾水真阴不足发渴、中暑发渴、阳虚自汗、阴虚盗汗、内热烦躁出汗诸证，皆所当禁者也。然三禁之外，应忌者尚多，兹更详列于后：凡咳嗽由于阴虚火空，上炎烁肺，喉痒，因而发嗽，内热煎熬津液，凝结为痰所致，而不由于寒湿，病本乎肺而不本乎脾；呕吐由于火冲胃热，而不由于寒湿痰壅；饮食不化由于脾阴不足，而不由于因湿脾慢；呕、哕、眩、悸，谷不得下，由于胃气虚弱，见食厌恶，而不由于寒湿邪所干。霍乱腹胀由于脾虚邪热客中焦，而不由于寒湿饮食停滞。咽痛由于阴虚，肾水不足则水涸而阳无所附，故火空上炎而发咽痛，而不由于伤寒少阴病邪热不解。气喘由于气虚，而不由于风寒所郁。头痛由于血虚，而不由于痰厥。小儿吐痰由于伤热，而不由于脾胃。不寐由于心经血少，而不由于病后胆虚。自汗由于表虚腠理不固，而不由于湿热内客自胜。如上诸证，法所同禁。其所最易误而难明者，世医类以其能去痰，凡见痰嗽莫不先投之，殊不知咳嗽吐痰，寒热骨蒸，类皆阴虚肺热，津液不足之候，误服此药，愈损津液，则肺家愈燥，阴气愈虚，脓痰愈结，必致声哑而死。若合参、术，祸不旋踵。盖以其本脾胃家药，而非肺肾药也。寒湿痰饮作嗽，属胃病者固宜，然亦百之一二。其阴虚火炽，煎熬真阴，津液化为结痰，以致喉痒发咳者，往往而是。故凡痰中带血，口渴咽干，阴虚咳嗽者，大忌之。又有似中风痰壅失音，偏枯拘挛，及二便闭涩，血虚腹痛，于法并忌。犯之过多，则非药可救。吉凶贸理，悔不可追，责在司命，谨诸！戒诸！

大黄

味苦，寒，大寒，无毒。主下瘀血，血闭寒热，破症瘕积聚，留饮宿食，荡涤肠胃，推陈致新，通利水谷，调中化食，安和五藏，平胃下气，除痰实，肠间结热，心腹胀满，女子寒血闭胀，小腹痛，诸老血留结。黄芩为之使。无所畏。

【疏】大黄禀地之阴气独厚，得乎天之寒气亦深，故其味至苦，其气大寒而无毒。入足阳明、太阴、厥阴，并入手阳明经。气味俱厚。味厚则发泄，故其性猛利，善下泄，推陈致新，无所阻碍。所至荡平，有戡定祸乱之功，故号将军。味厚则入阴分，血者，阴也，故主下瘀血，血闭寒热，症瘕积聚，留饮宿食，荡涤肠胃，通利水谷。其曰调中化食，安和五藏者，概指脏腑积滞既去，则实邪散而中自调，脏自和也。《别录》又云：平胃下气，除痰实，肠间结热，心腹胀满，女子寒热，女子因寒血凝闭而作胀，少腹痛因于血闭,及诸老血留结,皆由通利开导之力所致也。总之,此药乃除实热燥结,下有形积滞之要品。随经随证以为佐使,则奏功殊疾矣。

【主治参互】大黄君枳实、厚朴,为小承气汤,治伤寒热病,邪结中焦。

治伤寒病发于阴而反下之,心下满而不痛,按之濡,此为痞也,大黄黄连泻心汤主之:大黄二两,黄连一两,以麻沸汤二升渍之,须臾绞汁,分作二次温服。

洁古:用以泻诸实热不通,及泻心下痞满由于实。皆本仲景法也。亦治滞下赤白初起。壮实之人可用枳壳、槟榔、当归、甘草、滑石,作丸投之,是迎而夺之之法也。然不可过剂,过剂则伤胃气。

同碱及白敛、炒陈小粉、没药、乳香、醋、蜜,调傅作痈肿围药。

凡实热湿痰为病,以锦纹大黄酒蒸八两,入前胡八两,橘红四两,外另以青礞石二两,同焰硝二两,入砂罐固济,煅红研末二两。上各取末,以水发为丸梧子大。每常服一二十丸,小病五六十丸,缓病七八十丸,急病一百二十丸,温水吞下,即卧勿动,候药逐上焦痰滞,次日先下糯粕,次下痰涎,未下再服。惟妊娠、水泄忌之。

仲景《金匮玉函方》云:凡人食已即吐,此胸中有火也。大黄一两,甘草炙二钱五分,水一碗,煮半升,温服。此真方滚痰丸也。治一切因痰发为怪证。若入霞天膏为丸,更妙。

西大黄拌蜜及竹沥,九蒸九晒,粉糊为丸如麻子大,薄荷汤吞三钱,治中上二焦有热痰,因发偏头风,诸药不效,目将损者有殊功。又治中焦脾胃湿热下流客肾,以致饱后夜卧即梦遗,临卧以升麻、陈皮汤吞三四钱,湿热去即止。

【简误】经曰:实则泻之。大黄气味大苦大寒,性禀直遂,长于下通,故为泻伤寒、温病、热病实热,热结中下二焦,二便不通,及湿热胶痰滞于中下二焦之要药。袪邪止暴,有拨乱反正之殊功。第具峻利之性,猛烈之气,长驱直捣,一往不返。如武王伐纣,前徒倒戈,血流漂杵,虽应天顺人,救民水火,然亦不免于未尽善之议矣。故凡血闭由于血枯,而不由于热积;寒热由于阴虚,而不由于瘀血;症瘕由于脾虚胃弱,而不由于积滞停留;便闭由于血少肠燥,由不由于热结不通;心腹胀满由于脾虚中气不运,而不由于饮食停滞;女子少腹痛由于厥阴血虚,而不由于经阻老血瘀结;滞下初起即属胃虚,当以补养胃气,清消湿热为本,而不可以妄加推荡;疟病伤于暑气,而不由于山岚湿热;吐衄血由于阴虚火起于下,炎铄乎上,血热妄行,溢出上窍,而不由于血分实热;腰脚风气由于下元先虚,湿热下流,因兹致病,而不专由于风湿外侵;骨蒸积热本于阴精不足,而非实热所致;偏坠由于肾虚,湿邪乘虚客之而成,而不由于湿热实邪所犯;乳痈肿毒由于肝家气逆郁抑不舒,以致荣气不从,逆于肉里,乃生痈肿,而不本于膏粱之变,足生大疔,血分积热所发,法咸忌之,以其损伤胃气故也。故伤寒家,调胃承气汤中用甘草以和之,正谓是也。轻发误投,多致危殆,戒之!戒之!

葶苈

味辛、苦，寒、大寒，无毒。主症瘕积聚结气，饮食寒热，破坚逐邪，通利水道，下膀胱水，伏留热气，皮间邪水上出，面目浮肿，身暴中风热痱痒，利小腹。久服令人虚。得酒良。

【疏】葶苈禀阴金之气以生，故其味辛苦，大寒无毒。气薄味厚，阳中阴也。为手太阴经正药，故仲景泻肺汤用之。亦入手阳明，足太阳经。肺属金，主皮毛，膀胱属水，藏精液，肺气壅塞则膀胱与焉，譬之上窍闭则下窍不通，下窍不通则水湿泛溢，为喘满，为肿胀，为积聚，种种之病生矣。辛能散，苦能泄，大寒沉阴能下行逐水，故能疗《本经》所主诸病。《十剂》云：泄可去闭，葶苈之属是矣。至苦极寒，有泻无补，暂用尚能损真，久服宁不令人虚也？

【主治参互】《金匮》方：肺痈喘急不得卧，葶苈大枣泻肺汤主之。葶苈炒黄捣末，蜜丸弹子大。每用大枣二十枚，水三升，煎取二升，入葶苈一丸，更煎取一升，顿服。亦主支饮不得息。

《外台秘要》通身肿满：苦葶苈炒四两，为末，枣肉和丸梧子大，每服十五丸，桑白皮汤下，日三，大效。

《千金方》腹胀积聚：葶苈子一升，熬，以酒五升浸七日，日服三合。

《箧中方》痰饮咳嗽，含奇丸：用葶苈子一两，纸衬炒令黑，知母、贝母各一两，枣肉半两，砂糖一两半，和丸弹子大。每以新绵裹一丸，含之咽津，甚者不过三丸。

【简误】葶苈，泻肺利小便，治肿满之要药。然味大寒，走而不守，不利于脾胃虚弱，及真阴不足之人。凡肿满由于脾虚不能制水，水气泛溢；小便不通由于膀胱虚，无气以化者，法所咸忌。犯之则轻病重、重必危，慎之！近世甜、苦二种，据《本经》云辛苦，则甜者非矣。总之，疗体皆以行水泄闭为用，多服久服，咸不宜耳。

桔梗

味辛、苦，微温，有小毒。主胸胁痛如刀刺，腹满肠鸣幽幽，惊恐悸气，利五藏肠胃，补血气，除寒热风痹，温中消谷，疗喉咽痛，下蛊毒。

【疏】桔梗，《本经》：味辛，气微温。《别录》：加苦，云有小毒。神农、医和、岐伯、雷公，咸曰无毒，而复加甘。观其所主诸病，应是辛苦甘平，微温无毒。入手太阴、少阴，兼入足阳明胃经。味厚气轻，阴中之阳，升也。伤寒邪结胸胁，则痛如刀刺。邪在中焦，则腹满及肠鸣幽幽，辛散升发，苦泄甘和，则邪解而气和，诸证自退矣。其主惊恐悸气者，心脾气血不足则现此证，诸补心药中藉其升上之力，以为舟楫胜载之用，此佐使之职也。《别录》：利五脏肠胃，补气血者，盖指邪解则脏腑肠胃自和，和则血气自生也。除寒热风痹，温中，疗喉咽痛，下蛊毒者，皆散邪解毒通利之功也。消谷者，以其升载阳气，使居中焦而不下陷，则脾中阳气长浮而谷食自消矣。甄权：用以治下痢及去肺热气促者，升散热邪之故也。日华子：用以除邪辟瘟，肺痈排脓。洁古：用以利窍除肺部风热，清利头目咽嗌，胸膈滞气及痛，除鼻塞者，入肺开发和解之功也。好古：以其色白，故为肺部引经，与甘草同行，为舟楫之剂，诸药有此一味，不能下沉也。

【主治参互】朱肱《活人书》治胸中痞满不痛，用桔梗、枳壳，取其通肺利膈下气也。

张仲景《伤寒论》治伤寒寒实结胸，用桔梗、贝母、巴豆，取其温中散邪，消谷破积也。又治肺痈唾脓，用桔梗、甘草，取其苦辛清肺，甘温泻火，又能排脓血，补内漏也。其治少阴证二三日咽痛，亦用桔梗、甘草，取其苦辛散邪，甘平除热，合而用之，能调寒热也。后人易名甘桔汤，通治咽喉、口舌诸病。

《南阳活人书》：治伤寒腹胀，阴阳不和者，桔梗半夏汤主之：桔梗、半夏、陈皮各三钱，姜五片，煎服。

《简要济众方》治痰嗽喘急：桔梗一两半，为末，用童子小便半升，煎四合，去滓温服。

仲景《金匮玉函方》治肺痈咳嗽，胸满振寒，脉数，咽干不渴，时出浊唾腥臭，久久吐脓如粳米粥者：桔梗一两，甘草二两，水三升，煮一升，分温再服，朝暮吐脓血则瘥。

《千金方》治喉痹毒气：桔梗二两，水三升，煮一升，顿服。

仲景《伤寒论》少阴证二三日，咽痛者，可与甘草汤；不瘥者，与甘桔汤主之：桔梗一两，甘草二两，水三升，煮一升，分服。又可治口舌生疮。

《永类钤方》治齿䘌肿痛：桔梗、薏苡仁等分，为末服。

《经验方》治骨槽风，牙龈肿痛者：桔梗为末，枣瓤和丸皂子大。绵裹咬之，仍以荆芥汤漱之。

《卫生易简方》治牙疳臭烂：桔梗、茴香等分，烧研傅之。

《普济方》治鼻衄：桔梗为末，水服方寸匕，日四服。一方加生犀角屑。

《古今录验方》治中蛊下血如鸡肝，昼夜出血石余，四脏皆损，惟心未毁，或鼻破将死者：苦梗为末，以酒服方寸匕，日三服。不能下药，以物拗口灌之。心中当烦，须臾自定，七日止。当食猪肝肺以补之。一方加犀角等分。

《圣惠方》治妊娠中恶，心腹疼痛：桔梗一两，生姜三片，煎，温服。

张文仲《备急方》治小儿客忤死，不能言：桔梗烧研三钱，米汤服之，仍吞麝香豆许。

【简误】桔梗之性属阳而升，凡病气逆上升，不得下降，及邪在下焦者勿用。凡攻补下焦药中勿入。雷公云：凡使勿用木梗，真似桔梗，只是咬之腥涩不堪为异。

草蒿

味苦，寒，无毒。主疥瘙痂痒恶疮，杀虱，留热在骨节间，明目。一名青蒿。

【疏】草蒿，青蒿也。禀天地芬烈之气以生，故其味苦，其气寒而芬芳，其性无毒。疥瘙痂痒恶疮，皆由于血热所致。留热在骨节间者，是热伏于阴分也。肝胃无热则目明，苦能泄热，苦能杀虫，寒能退热，热去则血分平和，阴气日长，前证自除，故悉主之也。诸苦寒药多与胃气不宜,惟青蒿之气芬芳可人,香气先入脾,故独宜于血虚有热之人,以其不犯胃气故尔。是以蓐劳虚热,非此不除矣。

【主治参互】青蒿得鳖甲、地黄、牛膝、枸杞、麦门冬、五味子,除一切产后虚热,寒热淹延不解,亦治一切虚劳寒热,阴虚五心烦热,肾水真阴不足,以致骨蒸劳热,此为要药。

陶隐居谓其生挼傅金疮,大止血,生肉,止疼痛,以帛裹之。

陈藏器谓:其主鬼气尸疰伏留,妇人血气腹内满,及冷热久痢。秋冬用子,春夏用苗。

日华子谓:其能补中益气,轻身补劳,驻颜色,长毛发,发黑不老,心痛热黄,生捣汁服。

《百一方》:治蜂螫人,嚼青蒿傅疮上,即瘥。

《斗门方》:治男妇劳瘦,用青蒿细剉,水三升,童便五升,同煎,取一升半,去滓,入器中煎成膏,丸如梧子大。每空心及临卧,温酒吞二十丸。

《灵苑方》治虚劳寒热,肢体倦疼,不拘男妇:八九月青蒿成实时采之,去枝梗,以童便浸三日,晒干为末。每服二钱,乌梅一个,煎汤服。

崔元亮《海上方》治骨蒸鬼气:用童便五大斗,澄清,青蒿五斗,八九月采,带子者最好,细剉相和,纳大釜中,以猛火煎取三大斗,去滓,溉釜令净,再以微火煎可二大斗,入猪胆一枚,同煎一大斗半,去火待冷,以磁器盛之。每欲服时,取甘草二三两,炙熟为末,以煎和捣千杵为丸。空腹粥饮下二十丸,渐增至三十丸止。

《十便良方》治骨蒸烦热：用青蒿一握，猪胆汁一枚，杏仁四十个去皮尖炒，以童溺一大盏，煎五分，空心温服。

《圣济总录》治虚劳盗汗，烦热口干：用青蒿一斤，取汁熬膏，入沙参末，麦冬末各一两，同熬至可丸，丸如梧子大，每食后米饮服二十丸，名青蒿煎。

《肘后方》治疟疾寒热：用青蒿一握，水二升，捣汁服之。

《仁存方》治温疟痰盛，但热不寒：用青蒿二两，童便浸焙，黄丹半两，为末。每服二钱，白汤调下。

《卫生易简方》治鼻衄：青蒿捣汁服之，并塞鼻中，极验。

《永类钤方》治酒痔便血：青蒿用叶不用茎，用茎不用叶，为末。血从粪前冷水调，粪后温酒调服。

《济急方》治牙齿肿痛：青蒿一握，煎漱之。

《圣惠方》治耳中出脓：青蒿为末，绵裹纳耳中。

【简误】产后气虚，内寒作泻，及饮食停滞泄泻者，勿用。凡产后脾胃薄弱，忌与当归、地黄同用。

旋覆花

味咸、甘，温、微温、冷利，有小毒。主结气胁下满，惊悸，除水，去五藏间寒热，补中下气，消胸上痰结，唾如胶漆，心胁痰水，膀胱留饮，风气湿痹，皮间死肌，目中眵䁾，利大肠，通血脉，益色泽。一名金沸草。五月采花，日干。

【疏】旋覆花，《别录》、甄权、日华子、寇宗奭：皆无毒。宗奭又加苦辛。而曰冷利，其禀冬之气而生者乎？故其味首系之以咸，润下作咸，咸能软坚。《别录》：加甘，甘能缓中，微温，温能通行，故主结气胁下满。心脾伏饮则病惊悸，饮消则复常矣。除水去五脏间寒热，及消胸上痰结，唾如胶漆，心胁痰水，膀胱留饮，风气湿痹，皮间死肌，目中眵䁾，利大肠者，皆软坚、冷利、润下、消痰饮、除水之功也。其曰补中下气者，以甘能缓中，咸能润下故也。通血脉，益色泽者，盖指饮消则脾健，健则能运行，脾裹血，又统血故也。

【主治参互】仲景治伤寒汗下后，心下痞坚，噫气不除，有七物旋覆代赭汤。成无己曰：鞕则气坚，旋覆之咸以软痞坚也。

《金匮要略》治半产漏下，虚寒相搏，其脉弦芤，旋覆花汤：用旋覆花三两，葱十四茎，新绛少许，水三升，煮一升，顿服。

胡洽治痰饮在两胁，胀满，有旋覆花丸。

《总微论》治小儿眉癣，自眉毛眼睫，因癣退不生：用野油花即旋覆花，赤箭即天麻苗，防风，等分为末，洗净，以油调涂之。

【简误】丹溪谓为走散之药，病人涉虚者，不宜多服。冷利，大肠虚寒人禁用。

藜芦

味辛、苦，寒、微寒，有毒。主蛊毒，咳逆，泄痢肠澼，头疡疥瘙恶疮，杀诸虫毒，去死肌，疗哕逆，喉痹不通，鼻中息肉，马刀烂疮。不入汤。

【疏】藜芦禀火金之气以生，故其味辛气寒，《别录》：苦微寒，有毒。入手太阴，足阳明经。《本经》：主蛊毒咳逆。及《别录》：疗哕逆，喉痹不通者，皆取其宣壅导滞之力。苦为涌剂，故能使邪气痰热，胸隔部分之病悉皆吐出也。辛能散结，故主鼻中息肉。苦能泄热杀虫，故主泄痢肠澼。头疡疥瘙，杀诸虫毒也。疮疡皆湿热所生，湿热不去则肌肉溃烂，苦寒能泻湿热，则马刀恶疮，烂疮死肌皆愈也。味至苦，入口即吐，故不入汤。

【主治参互】《经验方》诸风痰饮：藜芦十分，郁金一分，为末。每以一字，温浆水一盏和服，探吐。

《简要济众方》中风不省，牙关紧急者：藜芦一两去苗，浓煎，防风汤洗，焙干，切片，炒为末。每服半钱，小儿减半，温水调灌，吐出风涎，效。

《圣惠方》诸风头痛：以藜芦一茎，日干研末，入麝香少许，吹鼻。

《保命集》久疟痰多不食，欲吐不吐：藜芦末半钱，温浆水调下，探吐。

【简误】藜芦辛苦有大毒，服一匕则令人胸中烦闷，吐逆不止。凡胸中有痰饮，或中蛊毒恶气者，只可借其上涌宣吐之力，获效一时。设病非关是者，切勿沾唇，徒令人闷乱，吐逆不止，亏损津液也。

射干

味苦，平，微温，有毒。主咳逆上气，喉痹咽痛，不得消息，散结气，腹中邪逆，食饮大热，疗老血在心脾间，咳唾，言语气臭，散

胸中热气。久服令人虚。

【疏】射干禀金气而兼火,火金相搏则辛而有毒,故《本经》谓:其味苦平有毒,平亦辛也。《别录》:微温。保升,微寒。二说一义,并无异云。洁古云:味苦。阳中阴也。入手少阳、少阴、厥阴经。苦能下泄,故善降。兼辛,故善散,故主咳逆上气,喉痹咽痛不得消息,散结气,胸中邪逆。既降且散,益以微寒,故主食饮大热。《别录》:又主老血在心脾间,咳唾言语气臭,散胸中热气。甄权:主疰气,消瘀血,主女人月闭。日华子:主消痰,破症结,胸膈满,腹胀气喘,痃癖。寇宗奭:主肺气喉痹为佳。洁古:主胃中痈疮。皆此意也。丹溪:主行太阴、厥阴之积痰,使结核自消甚捷。又治足厥阴湿气下流,因疲劳而发为便毒,悉取其泄热散结之力耳。故古方治喉痹咽痛为要药。

【主治参互】仲景《金匮》方治咳逆上气,喉中作水鸡声,射干麻黄汤。

入鳖甲煎丸,治疟母。

《袖珍方》治咽喉肿痛:用生射干、猪脂各四两,合煎令焦,去滓,每噙枣许,即瘥。

《医方大成》治喉痹不通:用扁竹新根,擂汁咽之,大肠动即解。或醋研汁,噙,引涎出亦妙。

《便民方》亦治喉痹不通:用紫蝴蝶根一钱,黄芩、生甘草、桔梗各五分,为末,水调顿服,立愈。名夺命散。

《永类钤方》治乳痈初肿:用扁竹根如僵蚕者,同萱草根为末,蜜调敷之,神效。

孙真人《千金方》:治喉痹,有乌翣膏。

【简误】射干虽能降手少阳、厥阴相火,泄热散结,消肿痛,然无益阴之性。故《别录》云:久服令人虚。凡脾胃薄弱,脏寒气血虚人,病无实热者,禁用。

常山

味苦、辛,寒、微寒,有毒。主伤寒寒热,热发温疟鬼毒,胸中痰结吐逆,疗鬼蛊往来,水胀,洒洒恶寒,鼠瘘。畏玉札。忌菘菜。

【疏】常山禀天地阴寒之气以生,故其味苦寒。《别录》:桐君益之以辛,宜其有毒也。苦泄辛散,故善逐饮。阴寒祛热。故善破瘴疠。入口即吐,其性暴悍又可知已。《本经》:主伤寒寒热,宜作主山岚瘴气,寒热发为温疟,鬼毒,胸中痰结。古方治疟多用,盖以岭南、西粤、鬼方,咸多山岚瘴疠之气,所感邪气,充于荣卫皮肤之间,欲去皮肤毛孔中瘴气根本,非常山不可。以其性能祛逐老痰积饮,善散山岚瘴疠之邪故也。

【主治参互】治山岚瘴气作疟,百药不效,秘方:常山四两,砂仁四两,槟榔二两,米醋浸,入瓷器中二宿,取出,各炒燥为末,鸡子清和丸如绿豆大。五更,新汲水向东吞三五钱,一服可止。九月已后,宜以酒吞。

刘长春《经验方》治瘴疟寒热:用常山一寸,草果一枚,热酒一盏,浸一宿,五更向东饮之,盖卧,酒醒即愈。

《肘后方》治三十年老疟,及积年久疟:常山、黄连各一两,酒三升,渍一宿,以瓦釜煮取一升半。发日早服五合,发时再服。

热当吐，冷当利，无不瘥者。

【简误】常山，阴毒之草也，其性暴悍，虽能破瘴疠，逐积饮，然善损真气。故疟非由于瘴气，及老痰积饮所致者，勿用。经曰：夏伤于暑，秋必痎疟。又曰：邪之所凑，其气必虚。暑邪乘虚客于五脏六腑十二经，疟亦因之而发。《内经》载之详矣。王好古分条立方，殊得仲景遗意，此皆疟之对病正药也。并不得妄用常山，虚人真气，变为危证。戒之！戒之！清暑养胃，健脾消痰，乃治疟之正法。稍久则当分气血施补助，靡不愈者，又安所事常山乎？

甘遂

味苦、甘，寒、大寒，有毒。主大腹，疝瘕腹痛，面目浮肿，留饮宿食，破症坚积聚，利水谷道，下五水，散膀胱留热，皮中痞，热气肿满。瓜蒂为之使。恶远志。反甘草。

【疏】甘遂禀天地阴寒之气以生，故其味苦，其气寒而有毒，亦阴草也。水属阴，各从其类，故善逐水。其主大腹者，即世所谓水蛊也。又主疝瘕腹满，面目浮肿，及留饮，利水道、谷道，下五水，散膀胱留热，皮中痞气肿满者，谓诸病皆从水湿所生，水去饮消湿除，是拔其本也。洁古谓：其味苦性寒。苦性泄，寒胜热，直达水气所结之处，乃泄水之圣药。水结胸中非此不能除，故仲景大陷胸汤用之。但有毒不可轻用，其性之恶可概见已。其根皮赤，肉白，作连珠、实重者良。

【主治参互】入陷胸汤，治伤寒水接胸，有神。

《圣济总录》治膜外水气：甘遂末、大麦面各半两，水和作饼，烧熟食之，取利。

《肘后方》治身面洪肿：甘遂末二钱，以雄猪腰子一枚，分作七片，入末在内，湿纸包煨令熟。每日服一片，至四五服，当觉腹鸣小便利，是其效也。

张仲景《金匮玉函方》治心下留饮坚满，脉伏，其人欲自利反快，甘遂半夏汤：用甘遂大者三枚，半夏十二枚，以水一升，煮半升，入芍药五枚，水二升，煮半升，去滓。以蜜半升，同煎至八合，顿服之。

《笔峰杂兴方》治小便转脬：甘遂末一钱，猪苓汤调下，立通。

秘方治体气：甘遂末一钱，同猪肉煮食。于野地中掘一坑，令患人至彼处，向上风站立，以甘草末唾调入脐内，须臾腹中作响，取利下黑汁，亟从上风奔回，可绝。不绝再作一服，仍前用之。

【简误】甘遂性阴毒，虽善下水除湿，然能耗损真气，亏竭津液。元气虚人，除伤寒水结胸不得不用外，其余水肿鼓胀，类多脾阴不足，土虚不能制水，以致水气泛滥。即刘河间云：诸湿肿满属脾土。法应补脾实土，兼利小便。不此之图而反用甘遂下之，是重虚其虚也。水既暂去，复肿必死矣。必察病属湿热，有饮有水而元气尚壮之人，乃可一施耳。不然祸不旋踵矣。戒之！戒之！慎之！慎之！

白敛

味苦、甘，平、微寒，无毒。主痈肿疽疮，散结气，止痛除热，目中赤，小儿惊痫，温疟，女子阴中肿痛，下赤白，杀火毒。反乌头。

【疏】白敛得金气，故味苦平，平应作辛。《别录》：兼甘。其气微寒无毒。苦则泄，辛则散，甘则缓，寒则除热，故主痈肿疽疮，散结止痛。盖以痈疽皆由荣气不从，逆于肉里所致。女子阴中肿痛，亦由血分有热之故。火毒伤肌肉，即血分有热，目中赤，亦血热为病。散结凉血除热，则上来诸苦蔑不济矣。其治小儿惊痫，温疟，及妇人下赤白，则虽云惊痫属风热，温疟由于暑，赤白淋属湿热，或可通用。然病各有因，药各有主，以类推之，恐非其任矣，尚俟后哲详之。总之，为疗肿痈疽家要药，乃确论也。

【主治参互】白敛得白及、红药子，加朱砂、雄黄、乳、没、脑、麝，为傅痈疽、止痛散毒之上药。

《肘后方》：治发背初起，水调白敛末傅之。

《圣惠方》：治疔疮初起，同上。

陶隐居治一切痈肿：白敛、赤小豆、茜草，为末，鸡子白调涂之。

又方：白敛二分，藜芦一分，为末。酒和贴之，日三上。

《御药院方》：治面鼻酒皶，白敛、白石脂、杏仁各半两，为末，鸡子调涂，日一洗。

《肘后方》治面生粉刺：白敛二分，杏仁半分，鸡屎白一分，为末，蜜和杂水拭面。

谈野翁治冻耳成疮：白敛、黄檗，等分为末，生油调搽。

《外台》方治汤火灼烂：白敛末傅之。

《圣惠方》治铁刺诸哽，及竹木哽在咽中：白敛、半夏泡，等分为末，酒服半钱，日二服。又治刺在肉中，方同上。

《千金方》治风痹筋急，肿痛，屈转异常处：白敛二分，熟附子一分，为末。每酒服半刀圭，日二服。以身中热行为候，十日便觉。忌猪肉、冷水。《瑞竹堂方》治诸疮不敛口：白敛、赤敛、黄檗各三钱，炒研，轻粉一钱，用葱白浆水洗净，傅之。

【简误】痈疽已溃不宜服。

白及

味苦、辛，平、微寒，无毒。主痈肿恶疮败疽，伤阴死肌，胃中邪气，贼风鬼击，痱缓不收，除白癣疥虫。紫石英为之使。恶理石。畏李核、杏仁。反乌头。

【疏】白及，《本经》：味苦平。《别录》：加辛，微寒。李当之大寒。日华子：加甘。东垣：亦微寒，谓其性涩。阳中之阴，收也。辛为金味，收为金气，其为得季秋之气，而兼金水之性者哉？宜乎入肺理伤有奇效矣。苦能泄热，辛能散结，痈疽皆由荣气不从，逆于肉里所生，败疽、伤阴死肌，皆热壅血瘀所致，故悉主之也。胃中邪气者，即邪热也。贼风鬼击，痱缓不收，皆血分有热，湿热伤阴之所生也。入血分以泄热，散结逐腐，则诸证靡不瘳矣。

【主治参互】白及性涩，破散中有收敛，盖去腐逐瘀以生新之药也。得白敛、红药子，加脑、麝、乳、没，治一切痈疽肿毒，止痛散结排脓，有神。

一味为细末，米饮调三钱服，治损肺吐血有奇效。

《经验方》治鼻衄不止，津调白及末，涂山根上，仍以水服一钱，立止。

《袖珍方》治疔疮肿毒：白及末半钱，以水澄之，去水，摊于厚纸上贴之。

《永类钤方》治打跌骨折：酒调白及末二钱服，其功不减于自然铜、古铢钱也。

《济急方》治手足皲裂：白及末水调塞之，勿犯水。

真人方：治汤火伤灼，白及末，油调傅之。

【简误】痈疽已溃，不宜同苦寒药服。

大戟

味苦、甘，寒、大寒，有小毒。主蛊毒，十二水，肿满急痛，积聚，中风，皮肤疼痛，吐逆，颈腋痈肿，头痛，发汗，利大小肠。反甘草。畏菖蒲、芦草、鼠粪。

【疏】大戟禀天地阴毒之气以生，故味苦寒而有小毒。甄权、洁古：兼辛。《别录》：兼甘。应是辛多，非辛则无毒矣。苦寒故善下走而入肾肝，辛则横走无所不到矣，洁古又谓泻肺损真气。其主下蛊毒者，以蛊毒必热，必辛，辛则散，走脏腑，故假其辛寒以搜其辛热，是以毒攻毒也。苦寒下泄，故能逐诸有余之水湿热,及留饮在中下二焦,则为腹满急痛,或成积聚。苦辛甘寒,故散颈腋痈肿,利大小便,泻毒药,通月水。阴草,苦辛有毒,故又堕胎也。天行黄病,非元气实者勿用。经曰:邪之所凑,其气必虚。中风之人,其虚必矣。《本经》末又谓:其主中风,皮肤疼痛,吐逆者,非也。焉有虚病而可施苦寒有毒下泄之药哉?是重虚其虚也。

【主治参互】大戟入玉枢丹、紫金锭,则解蛊毒,热毒痈疽疔肿,及蛇虫诸毒,内服外傅,取利为度。

百祥丸:治痘疮变黑,干陷不发,寒而大便闭结者,用大戟一两,枣三枚,水一碗,同煮曝干,去大戟,以枣肉焙丸。从三分服至五分,以利为度。

《三因方》控涎丹,治痰涎留在胸膈上下,变为诸病,或颈项、胸背、腰胁、手足、胯髀,隐痛不可忍,筋骨牵引,钓痛走易,及皮肤麻痹,似乎瘫痪,不可误作风气风毒及疮疽施治。又治头痛不可举,或睡中流涎,或咳唾喘息,或痰迷心窍,并宜此药,数服,痰涎自失,诸疾寻愈。紫大戟、白甘遂、白芥子微炒,各一两,为末,姜汁打面糊丸梧子大。每服七丸,或二十丸,以津液咽下。若取利,则服五六十丸。

《千金方》中风发热:大戟、苦参各四两,白酢浆一斗,煮熟洗之,寒乃止。

《生生方》:牙齿摇痛,大戟咬于痛处,良。

【简误】大戟阴寒,善走而下泄,洁古谓其损真气。故凡水肿不由于受湿停水,而由于脾虚,土坚则水清,土虚则水泛滥,实脾则能制水,此必然之数也。今不补脾,而复用疏泄追逐之药,是重虚其虚也。宜详辨而深戒之。惟留饮伏饮,停滞中焦,及元气壮实人患水湿,乃可一暂施耳。

贯众

味苦,微寒,有毒。主腹中邪热气,诸毒,杀三虫,去寸白,破症瘕,除头风,止金疮。花:疗恶疮,令人泄。赤小豆为之使。

【疏】贯众味苦,而又微寒,止应云有小毒。以其苦寒,故主腹中邪热气诸毒。三虫皆由湿热所生,苦寒除湿热,则三虫自死矣。苦以泄之,亦兼有散之之义,故破症瘕。苦寒能除风热,故止头风。金疮出血后必发热,泄热散结,则金疮自止。

【主治参互】贯众一味为细末,水调一钱匕,治鼻衄有效。

疫气发时,以此药置水中,令人饮此水,则不传染。

【简误】病人虚寒无实热者,禁用。

羊踯躅

味辛,温,有大毒。主贼风在皮肤中淫淫痛,温疟,恶毒,诸痹,邪气鬼疰,蛊毒。

【疏】羊踯躅,毒药也。然性能祛风、寒、湿,故可以治恶痹。痹者,风、寒、湿所成也。然非元气未虚,脾胃尚实之人,不可用。凡用此等毒药,亦须杂以安胃和气血药用同。

【简误】踯躅性发散,气血虚人忌之。不可近眼。

神农本草经疏卷十一

草部下品之下

总百五种，今疏其要者三十五种。

何首乌　威灵仙　牵牛子　蓖麻子　天南星　豨莶　马鞭草　苎根　白头翁　甘焦根　芦根笋附　鬼臼　马兜铃根附　仙茅　刘寄奴草　骨碎朴　连翘　续随子　山豆根　白附子　鹿藿　预知子　木贼　蒲公草　谷精草　夏枯草　山慈菰　灯心草　马勃　水蓼　海金沙　草三棱根　鹿药　草石蚕　漆姑草

何首乌

味苦、涩，微温，无毒。主瘰疬，消痈肿，疗头面风疮，五痔。主心痛，益血气，黑髭鬓，悦颜色，久服长筋骨，益精髓，延年不老，亦治妇人产后及带下诸疾。茯苓为之使。与白菜菔相恶，犯之令人髭发早白。

【疏】何首乌，本文味苦涩微温，《传》言味甘气温，其禀春深生气无疑。春为木化，入通于肝，外合于风，升也，阳也。入足厥阴，兼入足少阴经，故为益血祛风之上药。雌雄二种，遇夜则交，有阴阳交合之象，故能令人有子。肝主血，肾主精，益二经则精血盛。发者,血之余也,故乌髭鬓。其主瘰疬者,肝胆气郁结则内热,荣气壅逆,发为是病。十一脏皆取决于胆,与肝为表里,为少阳之经,不可出入。气血俱少,乃风木所主。行胆气,益肝血,则瘰疬自消矣。调荣气则痈肿消。治风先治血,血活则风散,故疗头面风疮。肠澼为痔,痔者湿热下流,伤血分而无所施泄,则逼近肛门肉分,迸出成形为种种矣。风能胜湿,湿热解则痔将自平。心血虚则内热,热则心摇摇而作痛,益血则热解而痛除。益血气,黑髭鬓,悦颜色,久服长筋骨,益精气,延年不老者,皆补肝肾、益精血之极功也。亦治妇人产后及带下诸疾者,妇人以血为主,月事通后,厥阴主之,带下本于血虚而兼湿热,行湿益血,靡不除矣。

【主治参互】君甘菊花、枸杞子、地黄、牛膝、天门冬、赤白茯苓、桑椹、南烛子,则益精血,乌须发,驻颜延年。

得牛膝、鳖甲、橘红、青皮,治疟邪在阴分,久而不解。如表气已虚,脾胃已弱,则加人参三五钱。肺热者去人参,换入当归如其数。

得刺蒺藜、甘菊花、天门冬、胡麻仁、漆叶、白芷、荆芥穗、苦参、地黄、百部,治头面诸风及大麻风。

得金银花、地榆、犀角、草石蚕、山豆根、黄连、芍药、干葛、升麻、甘草、滑石,治毒痢下纯血,诸药不效,有神。

《经验方》治骨软风,腰膝疼,行履不得,遍身瘙痒。何首乌大而有花纹者,同牛膝,剉,各一斤,以好酒一升,浸一宿,曝干,于木臼内捣末,蜜丸。每日空心食前酒吞三五十丸。兼可治风痰,久疟不愈。

《斗门方》治瘰疬,或破或不破,下至胸前者,皆治之。用何首乌根洗净,日日生嚼,并取叶捣涂之,数服即止。其药久服延年黑发,用之神效。

《何首乌传》:何首乌味甘气温,性则无毒。茯苓为之使。治五痔,腰膝之病,冷气心痛,积年劳瘦,痰癖,风虚败劣,长筋力,益精髓,壮气,驻颜黑发,延年,妇人恶血痿黄,产后诸疾,赤白带下,毒气入腹,久痢不止,其功不可具述。一名野苗,二名交藤,三名夜合,四名地精,五名首乌。本出虔州,江南诸道皆有之。苗叶有光泽者,又如桃李叶,雄者苗色黄白,雌者黄赤,根远不过三尺。春秋可采,日干,去皮为末,酒下最良。有疾即用茯苓煎汤为使。常杵末,新瓷器盛用,偶日服之。忌猪肉、血,无鳞鱼,触药无力。其根形大如拳,连珠。其有形如鸟兽山岳之状者,珍也。掘得去皮生吃,得味甘甜,可休粮。赞曰:神妙胜道,著在仙书。雌雄相交,夜合昼疏。服之去谷,日居月诸。返老还少,变安病躯。有缘者遇,最尔自知。明州刺史李远传录云:何首乌,所出顺州南河县,及韶州、潮州、恩州、贺州、广州四会县,潘州者为上;邕州、桂州、康州、春州、高州、勒州、循州晋兴县出者次之,真仙草也。五十年者如拳大,号山奴,服之一年,髭鬓青黑。一百年者如碗大,号山哥,服之一年,颜色红悦。一百五十年者如盆大,号山伯,服之一年,齿落更生。二百年如斗栲栳大,号山翁,服之一年,颜如童子,行及奔马。三百年者如三斗栲栳大,号山精,纯阳之体,久服之成地仙也。

《衍义》曰：何首乌，兼黑髭鬓。与萝卜相恶，令人髭鬓早白，治肠风热多用。

【简误】何首乌为益血之药，忌与天雄、乌头、附子、仙茅、姜、桂等诸燥热药同用。修事以苦竹刀切片，米泔浸，经宿曝干，蒸用，勿令犯铁。

威灵仙

味苦，温，无毒。主诸风，宣通五藏，去腹内冷滞，心膈痰水，久积症瘕，痃癖气块，膀胱宿脓恶水，腰膝冷疼，及疗折伤。一名能消。久服之，无温疫疟。忌茗。

【疏】威灵仙感春夏之气，故其味苦，其气温，其性无毒，升也，阳也。入足太阳经。春为风木之化，故主诸风，而为风药之宣导善走者也。腹内冷滞，多由于寒湿。心膈痰水，乃饮停于上中二焦也。风能胜湿，湿病喜燥，故主之也。膀胱宿脓恶水，靡不由湿所成。腰膝冷疼，亦缘湿流下部，侵筋致之。祛风除湿，病随去矣。其曰久积症瘕，痃癖气块及折伤，则病干血分者多，气分者少，而又未必皆由于湿，施之恐亦无当，取节焉可也。

【主治参互】《简便方》治脚气入腹，胀闷喘急：用末二钱，酒下，痛减一分，则药亦减一分。

《千金方》治腰脚诸痛：用末，空心温酒服一钱，逐日以微利为度。

《集验方》治肾脏风壅，腰膝沉重：用威灵仙末，蜜丸梧子大。温酒吞八十丸。平明微利恶物如青脓胶，即是风毒积滞。

如未利，再服百丸，取下后，食粥补之一月。仍常服温补药。孙兆方名放杖丸。

《卫生易简方》治破伤风：威灵仙半两，独蒜一个，香油一钱，同捣烂，热酒冲服，汗出即愈。

又方，治停痰宿饮，喘咳呕逆，全不入食：威灵仙焙，半夏姜汁浸焙，为末，用皂角水熬膏，丸绿豆大。每服七丸至十丸，姜汤下，日三服，一月验，忌茶、面。

又方，治诸骨鲠：威灵仙一两二钱，缩砂蜜一两，沙糖一盏，水二钟，煎一钟。温服。

李楼《怪证方》治飞丝缠阴，肿痛欲断，以威灵仙捣汁，浸洗，效。

【简误】风性药升而燥，走而不守。凡病非风湿，及阳盛火升，血虚有热，表虚有汗，痎疟口渴身热者，并忌用之。

牵牛子

味苦，寒，有毒。主下气，疗脚满水肿，除风毒，利小便。

【疏】牵牛子《本经》不载，乃名医续注《本草》，谓为苦寒有毒。东垣以为感南方热火之化所生，应是辛热有毒之药。其主下气者，乃损削真气之谓。疗脚满水肿，除风毒，利小便，皆相似语。况前病多属脾胃气虚，此是泻药，今反用之，为害滋大。

【主治参互】黑牵牛得白木香、槟榔、使君子，能追虫取积。

《普济方》治气筑奔冲不可忍，牛郎丸：用黑牵牛半两，槟榔二钱半，为末。每服一钱，紫苏汤下。追虫取积亦可用。

《摘玄方》治面上风刺：黑牵牛酒浸三宿，为末，先以姜汁擦面，后用药涂之。

《圣惠方》治面上粉刺，㿔子如米粉：黑牵牛末，兑入面粉药中，日日洗之。

【简误】牵牛子，辛热有毒之药，性又迅急，其所主治，多是脾胃与肺家湿热之病，理应属虚，何资泻药？况诸证应用药物，寻检《本经》所载，良药不乏，何至舍其万全，而就不可必、不可保之毒物哉？宜东垣之谆复其辞，以戒后人之勿轻用也。兹并附录其论，以诏后世云。

附录：东垣云：牵牛，非《神农》药也。《名医续注》云：味苦寒，能除湿气，利小便，治下注脚气。此说气味主治俱误矣。何也？凡用牵牛，少则动大便，多则泄下如水，乃泻气之药。其味辛辣，久嚼猛烈雄壮，所谓苦寒安在哉？夫湿者，水之别称，有形者也。若肺先受湿，湿气不得施化，致大小便不通，则宜暂用之。盖牵牛感南方热火之化所生，火能平金而泄肺，湿去则气得周流。所谓五脏有邪，更相平也。今不问有湿无湿，但伤食或有热证，俱用牵牛克伐之药，岂不误哉？况牵牛止能泄气中之湿热，不能除血中之湿热。湿从下受之，下焦主血，血中之湿，宜苦寒之味，反以辛药泄之，伤人元气。且牵牛辛烈，比之诸辛药，泄气尤甚，其伤人必矣。经云：辛泄气，辛走气，辛泄肺，肺病者无多食辛。况饮食失节，劳役所伤，是胃气不行，心火乘之。肠胃受火邪，名曰热中。脾胃主血，当血中泄火。以黄芩之苦寒泄火，当归身之辛温和血，生地黄之苦寒凉血益血，少加红花之辛温以泄血络,桃仁之辛温除燥润肠。仍不可专用,须于补中益气,泄阴火之药内加而用之。何则?上焦元气已自虚弱,若反用牵牛大辛热气味俱阳之药,以泄水、泄元气,利其小便,竭其津液,是谓重虚。重则必死,轻则夭人。故张文懿云:牵牛不可耽嗜,脱人元气。见人有酒食病痞者,多服牵牛丸散,取快一时。药过仍痞,随服随效,效后复痞。以致久服脱人元气,犹不知悔也。张仲景治七种湿热,小便不利,无一药犯牵牛者。仲景岂不知牵牛能泄湿利小便乎?为湿病之根在下焦,是血分中气病。不可用辛辣之药,泄上焦太阴之气,是血病泻气,使气血俱损也。经云:毋实实,毋虚虚,毋绝人长命。此之谓也。用者戒之!

牵牛自宋以后,北人常用取快。及刘守真、张子和出,又倡为通用下药。李明之目击其事,故著此说,极力辟之。牵牛治水气在肺,喘满肿张,下焦郁遏,腰背胀重,及大肠风秘、气秘,卓有殊功。但病在血分,及脾胃虚弱而痞满者,则不可取快一时,及常服暗伤元气也。

蓖麻子

味甘、辛,平,有小毒。主水症,水研二十枚服之,吐恶沫,加至三十枚,三日一服,瘥则止。又主风虚寒热,身体疮痒浮肿,尸疰恶气,榨取油涂之。

叶:主脚气风肿不仁,捣蒸傅之。

【疏】篦麻得土金之气,故其味甘辛,而其气则平,性有小毒。其力长于收吸,故能拔病气出外。其性善收,故能追脓取毒,能出有形之滞物。又能通利关窍,故主水症。又主风虚寒热,身体疮痒浮肿,尸疰恶气,榨取油涂之。研涂手足心,催生。寇氏主瘰疬。李氏主偏风半身不遂,口眼㖞斜,头风脚气毒肿,丹瘤火伤,针刺入肉,女人胞衣不下,及子肠挺出,皆从外治,不经内服,良有见也。子无刺者良,子有刺者毒。

雷公云:凡使勿用黑天赤利子,缘在地蒌上,是颗两头尖,有毒。其蓖麻子,节节有黄黑斑。凡使以盐汤煮半日,去皮取子研用。

时珍云:取蓖麻油法,用蓖麻仁五升,捣烂,以水一斗,煮之,沫浮于汤面,即撇起,待沫尽乃止,去水。以沫煎至点灯不炸,滴水不散为度。

李氏曰:凡服蓖麻子者,一生不得食豆,犯之必胀死。其油能伏丹砂、轻粉。

【主治参互】蓖麻子去壳,同紫背天葵等分,清水入砂器中煮半日,空腹时与病人嚼下,自十五枚至廿一枚,瘰疬久久自消。

李氏云:一人病偏风,手足不举。用此油同羊脂、麝香、鲮鲤甲等药,煎作摩膏,日摩数次,一月余渐复。兼服搜风养血化痰之剂,三月而愈。又一人病手臂一块肿痛,亦用蓖麻捣膏贴之,一夜而愈。又一人病气郁偏头痛,用此同乳香、食盐捣熁太阳穴,一夜痛止。又一妇产后子肠不收,捣仁贴其丹田,一夜而上。此药外用累奏奇功,但内服不可轻率耳。或言捣膏以箸点于鹅马六畜舌根下,即不能食。或点肛内,即下血死,其毒可知矣。

又方,治口眼㖞斜:蓖麻子仁捣膏,左贴右,右贴左,即正。

又《妇人良方》亦治前证，用蓖麻子仁七七粒，研作饼，右喎安在左手心，左喎安在右手心，却以铜盂盛热水，坐药上，冷即换，五六次即正也。

治风气头痛不可忍者：乳香、蓖麻仁等分，捣饼，随左右贴太阳穴，解发出气，甚验。

又方：蓖麻仁半两，枣肉十五枚，捣涂纸上，卷筒插入鼻中，下清水涕，头痛即止。

《圣济录》治鼻塞不通：用蓖麻仁三十粒，大枣去皮一枚，捣匀，绵裹塞之。一日一易，三十日闻香臭也。

《摘玄方》治舌上出血：用蓖麻子油纸撚，烧烟熏鼻中自止。

《经验良方》治舌胀塞口：用蓖麻子仁四十粒，去壳研油涂纸上，作撚烧烟熏之。未退再熏，以愈为度。有人舌肿出口外，一村人用此法而愈。

治急喉痹，牙关紧急不通，用此即破：以蓖麻子仁研烂，纸卷作筒，烧烟熏吸即通。或只取油作撚尤妙。名圣烟筒。

崔元亮《海上集验方》治催生下胞：用蓖麻子七粒，去壳研膏，涂脚心。若胎及衣下，便速洗去，不尔则子肠出，即以此膏涂顶，肠自入也。

《肘后方》产难：取蓖麻子十四枚，每手各把七枚，须臾立下也。

《摘玄》治子宫脱下：用蓖麻仁、枯矾等分为末，安纸上托入。仍以蓖麻仁十四枚，研膏涂顶心即入。

又治盘肠生产，涂顶方同上。

《肘后方》治一切肿毒，痛不可忍：用蓖麻子捣傅，即止也。

【简误】蓖麻子能吸气，又能通窍，体质多油，而又有毒。脾胃薄弱，大肠不固之人，慎勿轻用服饵。

天南星

味苦、辛，有毒。主中风，除痰，麻痹，下气，破坚积，消痈肿，利胸膈，散血堕胎。畏附子、干姜、生姜。

【疏】南星得火金之气，故其味苦辛。火金相搏，故性烈而有毒。阴中之阳，可升可降，入手太阴经。为风寒郁于肺家，以致风痰壅盛之要药也。炎上作苦，苦则善燥，从革作辛，辛则善散，温则开通，故主麻痹，下气，破坚积，消痈肿，利胸膈，散血堕胎。

【主治参互】南星得牛胆则燥气减，得火炮则毒性缓。

得姜、桂、附，主破伤风、口噤身强。

得牛胆、皂角、川乌、茯神、牛黄、天竺黄、丹砂，治惊痫。加天麻，治一切风痰壅盛。

同半夏捣细末，入降真香末，傅金疮折伤瘀血。

同桂枝、干姜、甘草、细辛，治西北边人真中风，风痰猝壅僵仆。

【简误】南星味既辛苦，气复大温而燥烈，正与半夏之性同，而毒则过之，故亦善堕胎也。半夏治湿痰多，南星主风痰多，是其异矣。二药大都相类，故其所忌亦同。非西北人真中风者，勿用。详载半夏条下，兹不重出。

豨莶

味苦，寒，有小毒。主热䘌烦满不能食，生捣汁服三四合，多则令人吐。

【疏】豨莶，阳草也。感少阳生发之气以生，故其味苦寒，不应有毒。乃入血分祛风除湿，兼活血之要药也。湿热盛则生䘌，湿则烦满不能食。春生之药，本合风化，风能胜湿，苦寒除热，故主之也。经曰：地之湿气，感则害人皮肉筋脉。故苏颂：治肝肾风气，四肢麻痹，骨间疼痛，腰膝无力，及行大肠气。成讷用以疗中风。张咏用以轻身驻颜，效已著于曩代，功复见于今时。妙在走而不泄，香可开脾，邪去身安，功力斯倍矣。

【主治参互】豨莶，如法修事：一斤，入漆叶四两，亦以蜜酒润过，九蒸九晒，蜜和，丸如梧子大。每五钱，空心饥时白汤吞，日三服。治紫云风、烂麻风，有神。

江陵府节度使成讷进豨莶丸方表略云：臣有弟䜣，年三十一，中风伏枕五年，百医不差。有道人钟针者，因睹此患曰：可饵豨莶丸，必愈。其药多生沃壤，高三尺许，节叶相对。其叶当夏五月已来收。每去地五寸剪刈，以温水洗去泥土，摘其叶及枝头。凡九蒸九曝，不必太燥，但取蒸足数为度。仍熬捣为末，炼蜜丸如梧子，空心温酒或米饮下二三十丸。服至二千丸，所患愈加，不得忧虑，是药攻之力。服至四千丸必得复故，五千丸当复丁壮。臣依法修合，令䜣服之，果如其言。钟针又言：此药与本草所述功效相异。盖出处盛在江东，彼土人呼猪莶，缘此药如猪莶气,故以为名。但经蒸曝,莶气自泯。每当服后,须吃饭三五匙压之。五月五日采者佳。奉敕宣付医院详录。

知益州张咏进豨莶丸表略云:此草金棱银线,素应是赤字茎紫荄,对节而生。蜀号火枚。茎叶颇同苍耳。谁知至贱之中,乃有殊常之效。臣自吃至百服,眼目清明,积至千服,髭须乌黑,筋力轻健,效验多端。臣本州有都押衙罗守一,曾因中风坠马,失音不语。臣与十服,其病立瘥。又和尚智严,年七十,忽患偏风,口眼㖞斜,时时吐涎。臣与十服,亦便得瘥。今合一百剂,差职员史元奏进。

【简误】凡病人患四肢麻痹,骨间疼,腰膝无力,由于脾肾两虚,阴血不足,不因风湿所中而得者,不宜服之。予少年时晤金坛令公刘蓉川,论及此药。刘太夫人平居常服,在金坛令隶卒取此草,太夫人见之辄曰非是。乃知张益公表中所云金棱、银线、素茎、紫荄,与吴地所产者有异。物随土变,固其性也。

马鞭草

主下部䘌疮。

【疏】马鞭草,《图经》谓之龙牙。《别录》:味苦,气寒无毒。保升、日华子咸谓辛凉,应有之也。本是凉血破血之药。下部䘌疮者,血热之极,兼之湿热,故血污浊而成疮,且有虫也。血凉热解,污浊者破而行之,靡不瘥矣。陈藏器谓:其破血杀虫,亦此意耳。

【主治参互】《集验方》:治男子阴肿大如升,核痛,人所不能治者,马鞭草捣涂之。

《太平圣惠方》治白癞风:用马鞭草为末,每服一钱,食前荆芥、薄荷汤下,日三服。忌铁。

董炳《集验方》治人疥、马疥:马鞭草捣自然汁半盏,饮尽,十日内愈,神效。

《医方摘要》治赤白下痢:龙牙草五钱,陈茶一撮,煎服,神效。

陈嘉谟《本草蒙筌》治杨梅恶疮:马鞭草煎汤,先熏后洗,气到便爽,痛肿随减。

【简误】病人虽有湿热、血热证,脾阴虚而胃气弱者勿服。

苎根

寒,主小儿赤丹。其渍苎汁,疗渴。

【疏】苎根得土之冲气,而兼阴寒,故味甘气寒而无毒。《别录》:专主小儿赤丹,为其寒能凉血也。渍苎汁疗渴者,除热之功也。日华子:用以治心膈热,漏胎下血,胎前产后心烦,天行热疾,大渴发狂,及服金石药人心热,罯毒箭、蛇虫咬,皆以其性寒,能解热凉血故也。

【主治参互】同生地黄汁,能凉血安胎。

《圣惠方》治小便血淋:苎根煎汤频服,大妙。亦治诸淋。

《斗门方》治五种淋疾:苎根两茎,打碎,以水一碗半,煎半碗,顿服即通。

《梅师方》治妊娠胎动,忽下黄汁如胶,或如小豆汁,腹痛不可忍者：苎根去黑皮切二升，以银一斤，水九升，煎四升。每服入酒半升或一升，分作二服。《圣惠方》同。

《濒湖集简方》治肛门肿痛：生苎根捣烂，坐之良。

《圣惠方》治脱肛不收：苎根捣烂，煎汤熏洗之。

《外台秘要》治五色丹毒：苎根煮浓汁，日三浴之。

【简误】病人胃弱泄泻者，勿服。诸病不由血热者，亦不宜用。

白头翁

味苦，温，无毒。主温疟，狂易音羊**寒热，症瘕积聚，瘿气，逐血止痛，疗金疮、鼻衄。**

【疏】白头翁，《本经》：味苦温无毒。吴绶益以辛寒。详其所主，似为得之。东垣谓其气厚味薄。即能入血主血，应云气味俱厚。可升可降，阴中阳也。入手足阳明经血分。暑伏足阳明经，则发温疟；伏手阳明经，则病毒痢、滞下纯血。狂易，鼻衄者，血热也。寒热者，血瘀也。症瘕积聚，瘿气，靡不由血凝而成。积滞停留则腹痛。金疮，血凉则痛自止。苦能下泄，辛能解散，寒能除热凉血，具诸功能，故悉主之。殆散热、凉血、行瘀之要药欤！前人所谓肾欲坚，急食苦以坚之。痢则下焦虚，故以纯苦之剂坚之。男子阴疝偏坠，小儿头秃膻腥，鼻衄，无此不效。毒痢有此获功，热毒下痢紫血鲜血者，宜之。

【主治参互】仲景《金匮玉函方》白头翁汤，治热痢下重：用白头翁二两，黄连、黄柏、秦皮各三两，水七升，煎二升，每服一升。不愈更服。妇人产后痢，虚极者，加甘草、阿胶各二两。

《圣惠方》治下痢咽肿，春夏病此，宜用白头翁、黄连各一两，木香半两，水五升，煎一升半，分三服。

《外台秘要》治阴㿗偏肿，用根生捣傅肿处，一宿当作疮，廿日愈。

《卫生方》治外痔肿痛，用白头翁草，一名野丈人，以根捣涂之，逐血止痛。

《肘后方》治小儿秃疮，白头翁根捣傅，一宿作疮，半月愈。

【简误】白头翁苦寒，滞下胃虚不思食，及下利完谷不化，泄泻由于虚寒寒湿，而不由于湿毒者，忌之。

甘蕉根

大寒。主痈肿结热。

【疏】甘蕉禀地中至阴之气以生，其味应甘，气大寒，性无毒。入足阳明经。膏粱之变，发为痈肿。甘寒解阳明之结热，则痈肿自除。苏恭：捣傅痈肿，去热毒。捣汁服，治产后血胀闷。大明：治天行热狂、烦闷消渴，患痈毒，并金石发动，燥热口干，并绞汁服之。又治头风游风等证，皆取其甘寒凉血除热之功也。

【主治参互】《肘后方》发背欲死，芭蕉根捣烂傅之。

《子母秘录》小儿赤游，行于上下，至心即死，捣芭蕉汁，煎涂之。

《圣惠方》血淋涩痛：芭蕉根、旱莲草各等分，水煎服，日二。

【简误】蕉性大寒，痈肿阴证，不焮肿，不发热者，忌之。天行病非阳明热甚者,忌之。产后血胀闷,当以行血补血为主,蕉虽味甘,然性大寒,尤非所宜。

芦根

味甘,寒,无毒。主消渴,客热,止小便利。逆水者良,苏恭:疗反胃呕逆,不下食,胃中热,伤食内热。甄权:解大热,开胃,治噎哕不止。大明:主时疾烦闷,泻利人渴,孕妇心热。

【疏】芦根禀土之冲气,而有水之阴气,故味甘气寒而无毒。消渴者,中焦有热,则脾胃干燥,津液不生而然也。甘能益胃和中,寒能除热降火,热解胃和,则津液流通而渴止矣。客热者,邪热也,甘寒除邪热,则客热自解。肺为水之上源,脾气散精,上归于肺,始能通调水道,下输膀胱。肾为水脏而主二便,三家有热,则小便频数,甚至不能少忍,火性急速故也。肺、肾、脾三家之热解,则小便复其常道矣。火升胃热,则反胃呕逆,不下食,及噎哕不止,伤寒时疾,热甚则烦闷,下多亡阴,故泻利人多渴。孕妇血不足则心热。甘寒除热安胃,亦能下气,故悉主之也。

笋:亦能除热,利小便,解河鲀鱼蟹毒。

【主治参互】逆水芦根,得竹茹、枇杷叶、麦门冬、乌梅、木瓜,能止因热呕吐。

得竹茹、麦门冬、大青、青黛,能除伤寒热病,烦闷呕吐。《药性论》云:芦根能解大热,开胃,治噎哕不止,皆由甘寒除热之力也。

《外台秘要》治骨蒸肺痿不能食者,苏游芦根饮主之:芦根、麦门冬、地骨皮、生姜各十两，橘皮、茯苓各五两，水二斗，煮八升，去滓，分五服，取汗乃瘥。

《肘后方》：治劳复、食复欲死，并以芦根煮浓汁饮。

又方，治呕哕不止、厥逆者：芦根三斤切，水煮浓汁，频饮二升，必效。若以童子小便煮服，不过三升愈。

《金匮玉函方》治五噎吐逆，心膈气滞，烦闷不下食：芦根五两剉，以水三大盏，煎取二盏，温服。

《千金方》治反胃上气。芦根、茅根各二两，水四升，煮二升，分服。

《太平圣惠方》治霍乱烦闷：芦根三两，麦门冬一两，煎服。

《梅师方》：治食狗肉中毒，心下坚，或腹胀口干，忽发热妄语，芦根煮汁服。又《圣惠方》：治中马肉毒。《千金方》：治鯸鮧鱼毒，并食蟹中毒。方俱同。

【简误】因寒霍乱作胀，因寒呕吐，勿服。

鬼臼

味辛，温、微温，有毒。主杀蛊毒，鬼疰精物，辟恶气不祥，逐邪，解百毒。疗咳嗽喉结，风邪烦惑，失魂妄见，去目中肤翳，杀大毒。不入汤。

【疏】鬼臼得地之金气，而性复阴沉，是以辛温有毒，乃阴草中之散结辟邪者也。故能入阴分以辟不祥，及诸蛊毒，鬼疰精物，尸疰传尸，烦惑，失魂妄见。然此诸病何，莫非阴邪尸鬼之所为？凡物以类相从，故惟阴草之异品，乃能治乎阴鬼之贼害也。

其去目中肤翳,及咳嗽喉结风邪,则辛散之功耳。其药有二种,味甘者胜,苦者稍劣。

【主治参互】鬼臼得丹砂、雄黄、云母、生犀角、丹参、远志、射干、百部、菖蒲、天门冬,能治一切怪惑不祥,及诸尸疰、传尸,阴邪为祟诸异证。

《妇人良方》治子死腹中,胞破不生:用鬼臼不拘多少,黄者去毛,为细末,不用筛箩,只撚之如粉为度。每服一钱,无灰酒一盏,同煎八分,通口服,立生如神。名一字散。

《千金方》治射工中人,寒热发疮:鬼臼叶一把,苦酒渍捣取汁。服一升,日二次。

三十六黄方:治黑黄急病,其证面黑黄,身如土色,不妨食,脉沉,若青脉入口者死。宜烙口中黑脉,百会、玉泉、章门、心俞。用生鬼臼捣汁一小盏服。干者为末,水服。

【简误】凡病属阳,阳盛热极,有似鬼魅为祟,及烦惑失魂妄见者,不可用。

马兜铃

味苦,寒,无毒。主肺热咳嗽,痰结喘促,血痔瘘疮。

【疏】马兜铃感冬气而生,故味苦气寒而无毒,亦应有辛,兼金气也。入手太阴经。苦善下泄,辛则善散,寒能除热,其性轻扬,厥状类肺,故能入肺除热,而使气下降。咳嗽者,气升之病也,气降热除,嗽自平矣。痰结喘促,亦肺热病也,宜并主之。血痔瘘疮,无非血热,况痔病属大肠,大肠与肺为表里,清脏热则腑热亦清矣，故亦主之。甄权：用以治肺气上急，坐息不得，咳逆连连不止。洁古：用以清肺气，补肺，去肺中湿热者，皆除热降气散结之力也。

独行根

一名青木香。治鬼疰积聚，诸毒热肿，蛇毒：水磨为泥，封之，日三四易，立瘥。水煮一二两，取汁服，吐蛊毒。又，捣末水调，涂丁肿，大效。

【主治参互】马兜铃，得桑根白皮、百部、天门冬、桔梗、苏子、枇杷叶、贝母、紫菀，能治一切喘嗽。

《圣惠方》治五种蛊毒：马兜铃根三两，为末，分为三贴，以水一盏，煎五分，去滓顿服，当吐蛊出。未快再服，以快为度。

又方，草蛊术在西凉之西及岭南，人中此毒，入咽刺痛欲死者，用马兜铃苗一两，为末，以温水调下一钱匕，即消化蛊出，神效。

《外台秘要》解蛇蛊毒，饮食中得之，咽中如有物，咽不下，吐不出，心下热闷。马兜铃一两，煎服，即吐出。又服麝香一钱匕，即吐蛊毒尽。

《简要济众》治肺气喘嗽：马兜铃二两酥炒，甘草一两水炙，为末。每服一钱，水煎温呷。或以药末含，咽津亦得。

雷公云：凡采得实，去叶及蔓，用生绢袋盛于东屋角畔，悬令干，劈作片，取向里子，去革膜，取净子，焙用。

【简误】肺虚寒作咳嗽，或寒痰作喘者，勿服。

仙茅

味辛，温，有毒。主心腹冷气不能食，腰脚风冷挛痹不能行，丈夫虚劳，老人失溺、无子，益阳道。久服通神强记，助筋骨，益肌肤，长精神，明目。

【疏】仙茅禀火金之气，然必是火胜金微。虽云辛温，其实辛热有毒之药也。气味俱厚，可升可降，阴中阳也。入手足厥阴经。命门真阳之火，即先天祖气。天非此火不能生物，人非此火不能有生。故真火一衰，则虚劳无子，阳道痿弱，老人失溺，风冷外侵，为腰脚不利，挛痹不能行，并不能生土，以致脾虚腹冷不能食。此药味辛气热，正入命门补火之不足，则诸证自除，筋骨自利，皮肤自益也。命门之系，上通于心，相火得补，则君火益自振摄，故久服能通神强记也。长精神、明目者，言真阳足，阴翳消，肝肾俱补之极功耳。

【主治参互】《圣济总录》仙茅丸：壮筋骨，益精神，明目，黑髭须。仙茅二斤，糯米泔浸五日，去赤水，夏月浸三日，铜刀刮剉，阴干，取一斤。枸杞子一斤，车前子十二两，白茯苓去皮茴香炒、柏子仁去壳各八两，生地黄焙、熟地黄焙各四两，为末，酒煮糊丸如梧子大。每服五十丸，食前温酒下，日二服。

【简误】凡味之毒者必辛，气之毒者必热。仙茅味辛，气大热，其为毒可知矣。虽能补命门，益阳道，助筋骨，除风痹，然而病因不同，寒热迥别，施之一误，祸如反掌。况世之人火旺致病者，十居八九。火衰成疾者，百无二三。辛温大热之药，其可常御乎？凡一概阴虚发热，咳嗽，吐血，衄血，齿血，溺血，血淋，遗精，白浊，梦与鬼交，肾虚腰痛，脚膝无力，虚火上炎，口干咽痛，失志阳痿，水涸精竭，不能孕育，老人孤阳无阴，遗溺失精，血虚不能养筋，以致偏枯痿痹，胃家邪热不能杀谷，胃家虚火，嘈杂易饥，三消五疸，阴虚内热，外寒阳厥，火极似水等证，法并禁用。

刘寄奴草

味苦，温，无毒。主破血下胀。多服令人痢。

【疏】刘寄奴草，其味苦，其气温，揉之有香气，故应兼辛。苦能降下，辛温通行，血得热则行，故能主破血下胀。然善走之性，又在血分，故多服则令人痢矣。昔人谓为金疮要药，又治产后余疾，下血止痛者，正以其行血迅速故也。

【主治参互】《集简方》治大小便血：刘寄奴为末，茶调空心服二钱，即止。

《千金方》治折伤，瘀血在腹内者：刘寄奴、骨碎补、延胡索各一两，水二升，煎七合，入酒及童子小便各一合，顿温服。

《本事方》治汤火灼伤：刘寄奴捣末，先以糯米浆鸡翎扫上，后乃掺末。并不痛，亦无痕，大验。此方凡汤火伤，先以盐末掺之，护肉不坏，后乃掺药为妙。

《圣惠方》治风入疮口，肿痛：刘寄奴为末，掺之即止。

【简误】刘寄奴草，通行走散之性，专入血分，病人气血虚，脾胃弱，易作泄者，勿服。

骨碎补

味苦，温，无毒。主破血，止血，补折伤。

【疏】骨碎补得金气，兼得石气。石者水之母也。味苦气温，亦应有辛。好生阴处，故得阴气为多，宜其入足少阴，而主骨、开耳、入血行伤也。开元命名，其义可思矣。甄权：用以主骨中毒气，风血疼痛，五劳六极，手足不收，上热下冷。雷公：用以治耳鸣。戴元礼用以治痢风，足痿软，皆入肾强骨之验也。

【主治参互】骨碎补，得青盐、槐角，炒研，细擦牙，能固齿。

《灵苑方》治虚气攻牙，齿痛血出，或时痒痛：骨碎补二两，铜刀细剉，瓦锅慢火炒黑为末。如常揩齿，良久吐之，咽下亦可。刘松石云：此方不独治牙痛，极能坚骨固牙，益精髓，去骨中毒气疼痛。牙动将落者，数擦立住，再不复动，经用有神。

《圣济总录》治风虫牙痛：骨碎补、乳香等分为末，糊丸，塞孔中，名金针丸。

苏氏《图经》治耳鸣、耳闭，骨碎补削作细条，火炮，乘热塞之。

又方，病后发落：胡孙姜、野蔷薇嫩枝，煎汁，刷之。

《仁存方》治肠风失血：胡孙姜烧存性五钱，或酒，或米饮服。

时珍云：骨碎补，足少阴药也。故能入骨治牙，及久泄痢。昔魏刺史子久泄，诸医不效，垂殆。用此药末，入猪肾中煨熟，与食，顿住。盖肾主大小便，久泄属肾虚，不可专责脾胃也。雷公用治耳鸣，耳亦肾之窍也。戴元礼治痢后下虚，不善调养，或远行，或房劳，或外感，致两足痿软，或痛，或痹，遂成痢风。宜用独活寄生汤吞虎骨四斤，丸，仍以骨碎补三分之一，同研取汁，酒和服之。外用杜牛膝、杉木节、萆薢、白芷、南星煎汤，频频熏洗。此亦从肾虚骨痿而治也。

雷公云：凡采得，铜刀刮去黄赤毛，细切，蜜拌蒸曝用。

【简误】不宜与风燥药同用。

连翘

味苦，平，无毒。主寒热，鼠瘘瘰疬，痈肿恶疮，瘿瘤结热，蛊毒，去白虫。

【疏】连翘感清凉之气，得金水之性。《本经》虽云味苦平无毒，平应作辛，乃为得之。洁古谓：其性凉，味苦。气味俱薄，轻清而浮，升也，阳也。海藏以为阴中阳也。入手足少阳，手阳明经，亦入手少阴心经。其主寒热、鼠瘘瘰疬、瘿瘤结热者，以上来诸证，皆从足少阳胆经气郁有热而成。此药正清胆经之热，其轻扬芬芳之气，又足以解足少阳之郁气，清其热，散其郁，靡不瘳矣。痈肿恶疮，无非荣气壅遏，卫气郁滞而成。清凉以除瘀热，芬芳轻扬以散郁结，则荣卫通和而疮肿消矣。蛊毒非热非辛则不成，热解则蛊自消。湿热盛则生虫，清其热而苦能泄，虫得苦即伏，故去白虫。甄权用以通利五淋，小便不通，除心家客热。日华子用以通小肠，排脓治疮疖，止痛通月经。东垣用以散诸经血结气聚，消肿。丹溪用以泻心火，除脾胃湿热，及治中部血证以为使。海藏用以治气秘火炎之耳聋，一皆清热散结、下气燥湿之功也。

【主治参互】得贝母、白芷、甘草、金银花、玄参、薄荷、夏枯草、白及，能消瘰疬。加牡鼠粪、人爪、山豆根、蒲公英，消乳痈、乳岩。

《简便芳》治瘰疬结核：连翘、脂麻等分，为末，时时食之。

洁古：治项边马刀，属少阳经，连翘二斤，瞿麦一斤，大黄三两，甘草半两。每用一两，煎，食后热服。十余日后，灸临泣穴二七壮，六十日决效。

《集验方》治痔疮肿痛：连翘煎汤熏洗后，以刀上飞过绿矾，入麝香贴之。

【简误】连翘清而无补之药也。痈疽已溃勿服。火热由于虚者勿服。脾胃薄弱，易于作泄者勿服。

续随子

味辛，温，有毒。主妇人血结月闭，症瘕痃癖，瘀血，蛊毒鬼疰，心腹痛，冷气胀满，利大小肠，除痰饮积聚，下恶滞物。茎中白汁，剥人面皮，去䵟黯。苗如大戟。一名拒冬，一名千金子。

【疏】续随子味辛气温，而其性有毒，实攻击克伐之药也。长于解蛊毒鬼疰，以致腹痛胀满，攻积聚，下恶滞物，及散痰饮。至于妇人月闭，症瘕痃癖，瘀血，大小肠不利诸病，则各有成病之由，当求其本而治，不宜概施。盖此药之为用，乃以毒攻毒之功也。

【主治参互】《圣济录》治小便不通，脐腹胀痛不可忍：用续随子一两，铅丹半两，同少蜜捣作团，瓶盛埋阴处，腊月至春末取出，研。蜜丸梧子大，每服二三十丸，木通汤下。

又方，治涎积症块：续随子三十枚，腻粉二钱，青黛炒一钱，研匀，糯米饭丸芡子大。每服一丸，打碎，以大枣一枚烧熟去皮核，同嚼，冷茶送下。半夜后，取下积聚恶物为效。

崔元亮《海上方》治蛇咬肿闷欲死：用重台六分，续随仁七粒，捣筛为散。酒服方寸匕，兼唾和少许涂咬处，立效。

《普济方》治黑子疣赘：续随子于熟时涂之，自落。

【简误】病人元气虚，脾胃弱，大便不固者，禁用。

山豆根

味甘，寒，无毒。主解诸药毒，止痛，消疮肿毒，人及马急黄，发热咳嗽，杀小虫。生剑南山谷，蔓如豆。

【疏】山豆根得土之冲气，而兼感冬寒之令以生，故其味甘苦，其气寒，其性无毒。甘所以和毒，寒所以除热。凡毒必热、必辛，得清寒之味，甘苦之味，则诸毒自解。譬大人盛德，与物无竞，即阴毒忮害，遇之不起矣。故为解毒清热之上药。凡痛必因于热，毒解热散则痛自止，疮肿自消。人马急黄乃血热极所发，故必发热，热气上熏则发咳嗽。诸虫亦湿热所化，故悉主之，而多获奇效也。

【主治参互】山豆根，入散乳毒药中，能消乳岩。

《备急方》解中蛊毒，密取山豆根，水研服少许。未定再服。已禁声音者，亦愈。

又方，治五般急黄：山豆根末，水服二钱。若带蛊气，以酒下。

又方，治赤白滞下：山豆根末，蜜丸梧子大，每服二十丸，空腹白汤下，三服当自止。

又方，治头风热痛：山豆根末，油调，涂两太阳。

又方，治牙龈肿痛：山豆根一片，含于痛所。

《永类方》治喉痈：山豆根磨醋噙之，追涎即愈。势重不能言者，频以鸡翎扫入喉中，即引涎出，立能言语。

《经验方》治麸豆诸疮，烦热甚者：水研山豆根汁，服少许。

《备急方》治疥癣：山豆根末，腊猪脂调涂。

杨清叟《外科》治喉风急证，牙关紧闭，水谷不入：山豆根、白药子等分，水煎噙之，咽下二三口即愈。

【简误】病人虚寒者勿服。

白附子

主心痛，血痹，面上百病，行药势。

【疏】白附子感阳气而生，故其味应辛微甘，气大温有小毒，性燥而升，风药中之阳草也。东垣谓其纯阳，引药势上行，是已其主心痛血痹者，风寒之邪触心，以致痰壅心经则作痛，寒湿邪伤血分，则成血痹。风能胜湿，辛温散寒，故主之也。风性升腾，辛温善散，故能主面上百病而行药势也。日华子用以治中风失音，一切冷风气，面皯瘢疵。李珣用以治诸风冷气，足弱无力，疥癣风疮，阴下湿痒，头面斑痕，入面脂用。丹溪用以治风痰，皆祛风燥湿散结之功也。

【主治参互】白附子得南星、半夏，能豁风痰暴壅而有寒邪者，为要药。

同胆星、全蝎、白僵蚕、钩藤、天竺黄、白檀香、牛黄，能治小儿急惊。

《济生方》治痰厥头痛：同天麻、半夏、南星等分，生姜汁浸，蒸饼丸绿豆大，每服四十丸，食后姜汤下。

《简便方》治赤白汗斑：白附子、硫黄等分，为末，姜汁调稀，茄蒂蘸擦，日数次。

《卫生易简方》治面上皯黯，白附子为末，卧时浆水洗面，以白蜜和涂纸上，贴之，久久自落。

【简误】白附子，燥药也。似中风证，虽痰壅禁用。小儿慢惊不宜服。

鹿藿

味苦，平，无毒。主蛊毒，女子腰腹痛，不乐，肠痈，瘰疬，疡气。

【疏】鹿藿禀地中之阴气以生，故其味苦，气平，无毒。入足阳明、太阴、厥阴经。解毒凉血之药也。惟其解毒，故主蛊毒。惟其凉血，故主肠痈，瘰疬，疡气。女人以血为主，血虚有热则腰腹痛、不乐。得苦凉之气，则热退而血得所养，故主女人腰腹痛不乐也。方药不复用，人亦罕识，故不著“参互”及“简误”。

预知子

味苦，寒，无毒。杀虫疗蛊，治诸毒。传云取二枚缀衣领上，遇蛊毒物则闻其有声，当便知之。有皮壳，其实如皂荚子，去皮研服之，有效。

【疏】预知子感阴寒之气以生，故其味苦，其气寒，其性无毒。凡蛊毒多辛热之物所造，故宜苦寒以泄其热毒，热毒既解，则蛊不灵矣。凡虫皆湿热所生，虫得苦则伏，故杀虫之药多苦多寒也。此草中之有灵性者，故其命名如此。又名仙诏子、圣知子、圣先子。蜀人贵重，云亦难得。采无时。其根味苦，性极冷，其效愈于子，山民目为圣无忧。冬月采，阴干，石臼内捣末，筛细。凡中蛊毒，则水煎三钱匕，温服立已。日华子又云：盍合子，温，治一切风，补五劳七伤，其功不可备述。并治痃癖气块，天行温疾，消宿食，止烦闷，利小便，催生，解毒药，中恶，失音，发落，傅一切蛇虫蚕咬。

【主治参互】《和剂局方》预知子丸，治心气不足，精神恍惚，言语错妄，忪悸烦郁，忧愁惨慽，善怒多恐，健忘少睡，夜多异梦，寤即惊魇，或发狂眩，暴不知人，并宜服此：预知子去皮，白茯苓、枸杞子、石菖蒲、茯神、柏实、人参、地骨皮、远志、山药、黄精、丹砂等分，为末，炼蜜丸芡实大。每嚼一丸，人参汤下。

《圣惠方》治耳卒聋：八月取石榴，开一孔，留盖，入米醋满中，盖定，面裹糠火中煨熟，取出，入仙诏子、黑李子末，取水滴耳中，脑痛勿惊。如此二夜，又点一耳。

【简误】预知子苦寒能利，凡病人脾虚作泄泻者，勿服。

木贼

味甘，微苦，无毒。主目疾，退翳膜，又消积块，益肝胆，明目，疗肠风止痢，及妇人月水不断。得牛角鰓、麝香，治休息痢历久不差。得禹余粮、当归、芎䓖，疗崩中赤白。得槐鹅、桑耳，肠风下血服之，效。又与槐子、枳实相宜，主痔疾出血。

【疏】木贼草感春升之气，故应味甘微苦，而性则无毒。入足厥阴、少阳二经血分。故首主目疾，及退翳膜，益肝胆而明目也。又疗肠风止痢，及妇人月水不断，则消之中又有止之义矣。其主积块，疗肠风止痢，及妇人月水不断，崩中赤白，痔疾出血者，皆入血益肝胆之功，肝藏血故也。

【主治参互】木贼得谷精草、决明子、白蒺藜、蝉蜕、生地黄、甘菊花、密蒙花，治目疾久不愈，消翳障有奇功。

得槐角子、桑耳煅存性、地榆、茜草根，治肠痔下血，多效。

《广利方》治泻血不止：木贼十二分，切，以水二升，煎取八合，去滓。空心温分二服，如人行五里再服。

《衍义》云：治小肠膀胱气，木贼细剉，微焙，捣为末。沸汤点二钱，食前服，必效。

【简误】目疾由于怒气，及暑热伤血，暴赤肿痛者，非其所任。

蒲公草

味甘,平,无毒。主妇人乳痈肿,水煮汁饮之,又封之,立消。

【疏】蒲公英得水之冲气,故其味甘平,其性无毒,当是入肝、入胃,解热凉血之要药。乳痈属肝经,妇人经行后,肝经主事,故主妇人乳痈肿,乳毒,并宜生啖之良。

【主治参互】蒲公草,得夏枯草、贝母、连翘、白芷、栝楼根、橘叶、甘草、头垢、牡鼠粪、山豆根、山慈菰,治一切乳痈毒肿痛,及治乳岩为上药。

《图经》治恶刺,及狐尿刺,摘取根茎白汁涂之,惟多涂立差。此方出孙思邈《千金方》。其序云:余以贞观五年七月十五日夜,以左手中指背触着庭木,至晓遂患痛不可忍。经十日,痛日深,疮日高大,色如熟小豆色。尝闻长者之论有此方,遂依治之,手下即愈,痛亦除,疮亦即瘥,未十日而平复如故。杨炎《南行方》亦著其效云。

《梅师方》治产后不自乳儿,蓄积乳汁结作痈:取蒲公草捣傅肿上,日三四度,易之。

此草单治乳痈及肿毒,性既甘平无毒,又乏他用,故无"简误"。

谷精草

味辛,温,无毒。主疗喉痹,齿风痛,及诸疮疥。饲马,主虫颡毛焦等病。

【疏】谷精草得金气，故味辛，所言气温者，应曰微温，故其性无毒。入足厥阴经，又入足阳明经，补肝气之要药也。辛能散结，微温能通气。喉痹者，手少阴心火与足少阳相火相扇，上壅而成。散二经之火，则气通而无所结滞矣。齿风痛者，阳明胃家风火热盛上冲之所致也。热则生风，风火相搏，故发齿风痛也。诸疮疥之生，皆由于血热。诸痛痒疮疡，皆属心火。药宜辛散，故悉主之。其用以饲马，主虫颡毛焦等病者，以马性多热，又为风热所伤，故主之也。以其入肝，补益肝气，故为治目散翳之上药，而《本经》不载，是谓厥文。

【主治参互】谷精草，得决明子、木贼草、甘菊花、密蒙花、生地黄，专除目病障翳。

《集验方》治偏正头痛：用谷精草一两，为末，以白面粉调摊油纸上，贴痛处，干换。

《圣惠方》治鼻衄不止，谷精草为末，熟面汤服二钱。

《明目方》治目中翳膜：谷精草、防风等分，为末。米饮服之，甚验。

邵真人《济急方》治痘后目翳，隐涩泪出，久而不退，用谷精草为末，以肺或猪肝片蘸食。一方加蛤粉等分，同入猪肝内煮熟，日食之。

《卫生家宝方》治小儿雀盲，至晚或不见物，用羯羊肝一具，不用水洗，竹刀剖开，入谷精草一撮，瓦罐煮熟，日食之，屡效。忌铁器。如不肯食，炙熟，捣作丸，绿豆大。每服三十丸，茶下。

《保幼大全》治小儿中暑吐泻，烦渴：谷精草烧存性，用器覆之，放冷，为末。每冷米饮服半钱。

此药味淡，性无毒，喉痹、齿痛、目翳之外，无他用，故不著“简误”。

夏枯草

味苦、辛，寒，无毒。主寒热，瘰疬，鼠瘘，头疮，破症，散瘿结气，脚肿湿痹，轻身。土瓜为之使。

【疏】夏枯草得金水之气，故其味苦辛，而性寒无毒。为治瘰疬、鼠瘘之要药。入足厥阴、少阳经。丹溪谓其补厥阴肝家之血，又辛能散结，苦寒能下泄除热，故治一切寒热，及消瘰疬鼠瘘，破症散瘿结气。头疮皆由于热，脚肿湿痹，无非湿热所成，热消结散湿去，则三证自除而身亦轻矣。

【主治参互】夏枯章得连翘、忍冬藤、贝母、玄参、薄荷、栝楼根、紫背天葵、蓖麻子仁、甘草，治一切瘰疬有效。

得蒲公英，治一切乳痈、乳岩，方具蒲公草条下。

单取数两，水煮浓汁，入生甘菊、紫花地丁、忍冬藤、连翘、白及、白敛、甘草、生地黄、白芷、半枝莲，消一切痈疽肿毒，止痛有神。此复方也。

《简要济众方》治肝虚目睛疼，冷泪不止，血脉痛，羞明怕日：夏枯草半两，香附子一两，为末，每服一钱，茶调下。

《衍义》云：古方用以烧灰，合洁面药。初生嫩时作菜食之，须浸洗淘去苦水。

此草无毒，除治瘰疬鼠瘘，及散瘿结气，消痈肿乳毒之外，无别用，故不著“简误”。

山慈菰

根有小毒。主痈肿疮瘘，瘰疬结核等。醋磨傅之。亦剥人面皮，除皯䵟。

【**疏**】山慈菰，味辛气寒，善散热消结，故主痈肿疮瘘，瘰疬结核等。昔人用醋磨傅，今人亦入服药中。产处州遂昌县，实非金灯花与鹿蹄草，叶似车前。

【**主治参互**】入玉枢丹、紫金锭、大内观音救苦锭，磨傅并服，消一切疔肿痈疽，解一切蛇虫毒，有神。方中有大戟，用此不得服甘草，误则杀人。

亦入乳岩、乳毒方用，相宜。因无别用，故不著“简误”。

灯心草

味甘，寒，无毒。根及苗主五淋，生煮服之，败席煮服更良。入药宜用生草。

【**疏**】灯心草，气味甘寒，则无毒可知。入心、小肠药也。其质轻通，其性寒，味甘淡，故能通利小肠，热气下行从小便出。小肠为心之腑，故亦除心经热也。

【**主治参互**】灯心草以碱卤浸透，入鸡子壳中封固，煅存性，研细，加梁上倒挂尘，及青鱼胆、明矾、铜青，点咽喉生乳蛾，有神效。

《经验方》治小儿夜啼，用灯心烧灰，涂乳上与吃。

《胜金方》治破伤，多用灯心草烂嚼，和唾贴之，用帛裹，血立止。

又方，治小虫蚁入耳挑不出者，以灯心浸油钓出虫。

【简误】性专通利，虚脱人不宜用。

马勃

味辛，平，无毒。主恶疮，马疥。一名马疕。

【疏】马勃感土金之气而生，故味辛气平而无毒，宜其主恶疮马疥，及止冻疮也。《衍义》曰：去膜，以蜜揉拌，少以水调呷，治喉痹痛，则辛散之功也。

【主治参互】《经验良方》治走马喉痹：马屁勃，即灰菰、焰硝各一两，为末。每吹一字，吐涎血，即愈。

《普济方》治久嗽不止：马勃为末，蜜丸梧子大。每服二十丸，白汤下即愈。

斑疮入眼：马屁勃、蛇皮各五钱，皂角子十四个，为末，入罐内盐泥固济，煅存性，研。每温酒服一钱。此阎孝忠《集效方》也。

因无别用，故不著“简误”。

水蓼

主蛇毒，捣傅之。绞汁服，止蛇毒入内心闷。煮渍捋脚，消气肿。

【疏】水蓼感金水之气而兼有土，故味辛性冷而无毒。阴中微阳，冷而辛，所以能解蛇毒入内心闷，及水煮渍捋脚，消气肿也。

【主治参互】《集验方》治脚痛成疮：先剉水蓼煮汤，令温热得所，频频淋洗，疮干自安。

《衍义》治瘰疬：水红子不拘多少，微炒一半，生用一半，同为末，好酒调二钱，日三服，食后、夜卧各一服，破者亦治。

海金沙

主通利小肠。得栀子、马牙硝、蓬砂，共疗伤寒热狂。

【疏】海金沙味甘淡，气寒，性无毒。甘寒淡渗之药，故主通利小肠。得牙硝、栀子，皆咸寒苦寒之极，又得蓬砂之辛，所以能治伤寒热狂大热，当利小便，此釜底抽薪之义也。淡能利窍，故治热淋、血淋、膏淋等病，乃手太阳小肠经药也。

【主治参互】《夷坚志》治热淋急痛：海金沙草，日中曝之，令小干，纸衬，以杖击之，有细沙落纸上，旋收之，且曝且击，以沙尽为度，研细，煎生甘草汤，调服二钱。

《图经本草》治小便不通，脐下满闷：海金沙一两，腊南茶半两，捣碎。每服三钱，生姜、甘草煎汤下，日二服。

《仁存方》治膏淋如油：海金沙、滑石各一两，甘草梢二钱半，为末。每服二钱，麦门冬煎汤服，日二次。

《普济方》治血淋痛涩，但利水道，则清浊自分：海金沙末，新汲水或沙糖水服一钱。

《兰室秘藏》治脾湿肿满，腹胀如鼓，喘不得卧，海金沙散：

用海金沙三钱,白术四两,甘草半两,牵牛子一两半,为末。每服一钱,煎倒流水调下,得利为妙。元气虚人禁服此方。

【简误】海金沙,性淡渗而无补益,小便不利,及诸淋由于肾水真阴不足者,勿服。

草三棱根

味甘,平,温,无毒。疗产后恶血,通月水血结,堕胎,破积聚症瘕,止痛利气。一名鸡爪三棱。

【疏】草三棱,即鸡爪三棱,与京三棱其实一类,但以所产之地与形质不同为别耳。破散克削之性,一同乎京三棱,故"参互"、"简误"亦同,兹不复赘。

鹿药

味甘,温,无毒。主风血,去诸冷,益老起阳,浸酒服之。生姑藏巴西,根苗并似黄精,根鹿好食。俗呼鹿跑草,又名延寿果。

【疏】鹿药得土中阳和之气以生,故其味甘,其气温,其性无毒。甘能益血,甘能入脾,甘温益阳气,故能主风血,去诸冷,而益老起阳也。当与黄精、萎蕤、枸杞之类同科。气味和平,性本无毒,补益之外,无别治疗,故不著"主治"、"简误"。

草石蚕

生高山石上,根如箸,上有毛,节如蚕,叶似卷柏。山人取浸酒,除风破血,主溪毒,煮食之。

【疏】按草石蚕，《本经》：无气味。予见明州好事者，以水渍羊肚石种之，盘生石上俨类蚕形。得水石之气，性必清寒，故能解毒。予少时见一老医，治毒痢下血久不愈，方中有之。后予按其法试用，良验。

【主治参互】草石蚕，同川黄连、白芍药，各酒浸炒，肉豆蔻，糯粉裹煨，莲肉、白扁豆俱炒，橘皮、炙甘草、升麻、山楂，和为末，蜜汤调服，治久痢不止，往往获效。当是凉血、破瘀血、消积滞之功也。无别用，故不著“简误”。

漆姑草

气辛烈。主漆疮，挼研傅之，热更易，亦主溪毒疮。

【疏】漆姑草，藏器云：气辛烈。然观其多生石间及阶墀阴处，必是辛苦寒之药。辛能散，苦能泄，故主漆疮、溪毒疮，及大人小儿丹毒。总之，其气味辛凉，治一切血热为病之要药也。

神农本草经疏卷十二

木部上品

总七十二种，今疏其要者二十九种。

桂　松脂实、叶、节附　槐实枝、皮、根附　槐花附槐实条　枸杞　柏实叶、白皮附　茯苓茯神附　琥珀　酸枣仁　蘗木　楮实　干漆叶附　五加皮　牡荆实　蔓荆实　辛夷　桑上寄生　杜仲　枫香脂　女贞实枸骨附　蕤核　丁香　沉香　檀香　乳香　降真香　苏合香　金樱子　放杖木

桂

味辛、甘，大热，有小毒。主温中，利肝肺气，心腹寒热冷疾，霍乱转筋，头痛，腰痛，出汗，止烦，止唾，咳嗽，鼻齆。能堕胎，坚骨节，通血脉，理疏不足，宣导百药，无所畏。久服神仙不老。元素：补下焦不足。治沉寒痼冷之病。渗泄，止渴，去荣卫中风寒，表虚自汗。春夏为禁药，秋冬下部腹痛非此不能止。好古：补命门不足，益火消阴。日华子：桂心治一切风气，补五劳七伤，通九窍，利关节，益精明目，暖腰膝，破痃癖症瘕，消瘀血，治风痹骨节挛缩，续筋骨，生肌肉。甄权：主九种心痛，腹内冷气痛不可忍，咳逆结气壅痹，脚痹不仁，止下利，杀三虫，治鼻中息肉，破血，通利月闭，胞衣

不下。

【疏】桂禀天地之阳，而兼得乎土金之气，故其味甘辛，其气大热，亦有小毒。木之纯阳者也。洁古谓其气热，味大辛，纯阳。东垣谓其辛热有毒，浮也。气之薄者，桂枝也。气之厚者，肉桂也。气薄则发泄，故桂枝上行而发表。气厚则发热，故肉桂下行而补肾。此天地亲上亲下之道也。桂枝入足太阳经；桂心入手少阴、厥阴经血分；桂肉入足少阴、厥阴经血分。夫五味，辛、甘发散为阳；四气，热亦属阳。气味纯阳，故能散风寒。自内充外，故能实表。辛以散之，热以行之，甘以和之，故能入血行血，润肾燥。其主利肝肺气，头痛出汗，止烦止唾，咳嗽，鼻齆，理疏不足，表虚自汗，风痹骨节挛痛者，桂枝之所治也。以其病皆得之表虚不任风寒，寒邪客之所致，故悉主之，以其能实表祛邪也。其主心腹寒热冷疾，霍乱转筋，腰痛堕胎，温中，坚筋骨，通血脉，宣导百药，无所畏。又补下焦不足，治沉寒痼冷，渗泄，止渴，去荣卫中风寒，秋冬下部腹痛因于寒，补命门，益火消阴者，肉桂之所治也。气薄轻扬，上浮达表，故桂枝治邪客表分之为病。味厚，甘辛大热而下行走里，故肉桂、桂心，治命门真火不足，阳虚寒动于中，及一切里虚阴寒，寒邪客里之为病。盖以肉桂、桂心，甘辛而大热，所以益阳。甘入血分，辛能横走，热则通行，合斯三者，故善行血。命门者，心包络也，道家所谓两肾中间一点明，又曰先天祖气是也。先天真阳之气，即医家所谓命门相火，乃真火也。无非此火不能生物，人非此火不能有生。若无此真阳之火，则无以蒸糟粕而化精微，脾胃之气立尽而亡矣。心腹寒热，寒邪在里也。冷疾,霍乱转筋者,脾与肝同受寒邪也。行二脏之气则前证自止矣。腰者,肾之府,动摇不能,肾将惫矣。补命门之真阳,则腰痛自除。血热则行,故堕胎也。益阳则温中。筋者肝之余也,骨者,肾之余也。入肝入肾,故坚筋骨也。通血脉,宣导百药,无所畏者,热则通行,辛则善散也。阳长则阴消,气之自然者也,能益阳则消阴必矣。寒邪触心则心痛,阳虚气不归元,因而为寒所中,则腹内冷气痛不可忍。咳逆者亦气不归元所致也。结气壅痹,脚痹不仁者,皆寒湿邪客下焦,荣卫不和之所生也。血凝滞而不行,则月经不通,血瘀不走,则胞衣不下。九窍不通,关节不利者,荣卫不调,血分之病也。消瘀血,破痃癖症瘕,疏导肝气,通行瘀血之力也。补五劳七伤者,盖指阳气虚羸下陷,无实热之候也。其曰久服神仙不老,甄权又谓杀三虫、治鼻中息肉,大明又谓益精明目,皆非其性之所宜也。何者?独阳偏热之质,行血破血及其能事,阴精不长则阳无所附,安所从得神仙不老哉?味既带甘,焉能杀虫?鼻中息肉,由于肺有积热,瞳子神光属肾,肉桂辛而大热,其不利于肺热,肾阴不足亦明矣。益精明目,徒虚语耳。尽信书则不如无书,斯之谓也。

【主治参互】得芍药、炙甘草、饴糖、黄耆则建中,兼止荣弱自汗。

得石膏、知母、人参、竹叶、麦门冬,治阳明疟,渴欲引饮,汗多,寒热俱甚。

得白芷、当归、川芎、黄耆、生地黄、赤芍药、白僵蚕,治金疮为风寒所击,俗名破伤风。

得朴硝、当归，下死胎。

得蒲黄、黑豆、泽兰、益母草、红花、牛膝、生地黄、当归，治产后少腹儿枕作痛。甚则加乳香、没药各七分。

得吴茱萸、干姜、附子，治元气虚人，中寒腹痛不可忍，虚极则加人参。

佐参、耆、五味、当归、麦冬，疗疮疡溃后热毒已尽。内塞长肉良。

入桂苓甘露饮，治中暑霍乱吐泻，殊验。

得姜黄、郁金，治怒气伤肝胁痛。

得当归、牛膝，治冬月难产，产门交骨不开。

得当归、牛膝、生地黄、乳香、没药、桃仁，治跌扑损伤，瘀血凝滞腹中作痛，或恼怒劳伤以致蓄血发寒热，热极令人不得眠。腹不痛，大便不秘，亦不甚渴，脉不洪数，不思食，食亦无味，热至天明，得汗暂止，少顷复热，小便赤，此其候也。和童子小便服之立除。

【简误】桂辛甘，其气大热，独热偏阳，表里俱达，和荣气，散表邪，出汗，实腠理，则桂枝为长，故仲景专用以治冬月伤风寒即病，邪在表者，寇宗奭、成无已论之详矣。一览可尽，因附之于后。肉桂、桂心实一物也，只去皮耳。此则走里行血，除寒破血，平肝，入右肾命门，补相火不足，其功能也。然大忌于血崩，血淋，尿血，阴虚吐血，咯血，鼻衄，齿衄，汗血，小便因热不利，大便因热燥结，肺热咳嗽，产后去血过多，及产后血虚发热，小产后血虚寒热，阴虚五心烦热，似中风口眼歪斜、失音不语、语言蹇涩、手足偏枯,中暑昏晕,中热腹痛,妇人阴虚少腹痛,一切温病、热病,头疼口渴,阳证发斑发狂,小儿痧疹,腹疼作泻,痘疮血热干枯黑陷,妇人血热经行先期,妇人阴虚内热经闭,妇人阴虚寒热往来、口苦舌干,妇人血热经行作痛,男妇阴虚,内热外寒,中暑泻利,暴注如火热,一切滞下纯血由于心经伏热,肠风下血,脏毒便血,阳厥似阴,梦遗精滑,虚阳数举,脱阴、目盲等三十余证,法并忌之。误投则祸不旋踵。谨察病因,用舍在断。行其所明,无行所疑。其难其慎,毋尝试也!

【附】寇宗奭曰:桂,辛甘大热。《素问》云:辛甘发散为阳。故汉张仲景桂枝汤治伤寒表虚,皆须此药,正合辛甘发散之意。《本草》三种之桂,不用菌桂、牡桂者,此二种性止于温,不可以治风寒之病也。然《本经》止言桂,仲景又言桂枝者,取枝上皮也。好古曰:或问《本草》言桂能止烦出汗,而张仲景治伤寒有"当发汗"凡数处,皆用桂枝汤。又云:无汗不得用桂枝。汗家不得重发汗,若用桂枝是重发其汗。汗多者用桂枝甘草汤,此又用桂枝闭汗也。一药二用,与《本草》之义相通否乎?曰:《本草》言桂辛甘大热,能宣导百药,通血脉,止烦出汗,是调其血而汗自出也。仲景云:太阳中风,阴弱者汗自出。卫实荣虚,故发热汗出。又云:太阳病发热汗出者,此为荣弱卫强。阴虚阳必凑之,故皆用桂枝发其汗。此乃调其荣气,则卫气自和,风邪无所容,遂自汗而解。非桂枝能开腠理,发出其汗也。汗多用桂枝者,以之调和荣卫,则邪从汗出而汗自止,非桂枝能闭汗孔也。昧者不知出汗、闭汗之意,遇伤寒无汗者,亦用桂枝,误之甚矣!

桂枝汤下发汗，“发”字当认作“出”字，汗自然出，非若麻黄能开腠理，发出其汗也。其治虚汗，亦当逆察其意可也。成无己曰：桂枝本为解肌者，太阳中风，腠理致密，荣卫邪实，津液禁固，其脉浮紧，发热汗不出者，不可与此必也。皮肤疏泄自汗，脉浮缓，风邪干于卫气者，乃可投之。发散以辛甘为主，桂枝辛热，故以为君，而以芍药为臣，甘草为佐者，风淫所胜，平以辛苦，以甘缓之，以酸收之也。以姜、枣为使者，辛甘能发散，而又用其行脾胃之津液而和荣卫，不专于发散也。故麻黄汤不用姜、枣，专于发汗，不待行其津液也。

松脂

味苦、甘，温，无毒。主疽恶疮，头疡白秃，疥瘙风气，安五藏，除热，胃中伏热，咽干消渴，及风痹死肌。炼之令白。其赤者主恶痹。久服轻身，不老延年。

【疏】松脂感天之阳气而得乎地之火土之化者也。故其味苦而兼甘，其气则温，其性无毒。得阳气兼火土，则其性燥，燥则除湿散风寒，苦而燥则能杀虫。甘能除热，胃中伏热散则咽干消渴自止。痹者，风、寒、湿合而为病也。地之湿气，感则害人皮肉筋脉，此死肌之所由来也。湿热之邪散则血不瘀败，荣气通调而无壅滞，故主疽恶疮。荣和热散，则头疡白秃、疥瘙风气俱愈矣。热消则荣血和，风湿去则卫气安，脾胃健，五脏无病，可知湿去则身轻可必。久服不老延年，固可想见。

松实：味甘，气温，性和而无毒。《本经》言苦者，误也。以其属阳,故亦主风痹寒气。其主虚羸少气,补不足者,精不足补之以味,甘能益血是已。形不足温之以气,温能和气是已。服饵延年轻身不饥,惟此足以当之,然亦久服乃可责效耳。

松叶:味苦,温而不甘。宜其主风湿疮,生毛发也。安五脏,守中,不饥,延年。其旨具松脂条内。服之可治恶疾,即癞病。炙署冻疮风疮佳。

松节:味苦,气温,性燥。故能主百节久风,风虚脚痹疼痛。

【主治参互】陶弘景以松节酿酒,主脚弱骨节风。

丹溪以松节炒焦用,以治筋骨间病,能燥血中之湿。

《外台秘要》治历节风痛,四肢如解脱:松节二十斤,酒五斗,浸三七日,每服一合,日五六服。

《集简方》治阴毒腹痛:油松木七块,炒焦,冲酒二钟,热服。

《谈野翁方》跌扑损伤,松节煎酒服。

【简误】松脂、松叶,其性甚燥,味又苦温,病人血虚有火,及病不关风、寒、湿所伤而成者,咸不宜服。

槐实

味苦、酸、咸,寒,无毒。主五内邪气热,止涎唾,补绝伤,五痔,火疮,妇人乳瘕,子藏急痛。以七月七日取之,捣取汁,铜器盛之,日煎令可作丸,大如鼠屎,纳窍中,三易乃愈。又堕胎。久服明目益气,头不白,延年。

枝:主洗疮,及阴囊下湿痒。

皮:主烂疮。

根：主喉痹寒热。

花：苦平无毒。主五痔，心痛，眼赤，杀腹藏虫及热，治皮肤风，并肠风泻血，赤白痢，并炒服。

叶：平无毒，煎汤治小儿惊痫壮热，疥癣，及疔肿。

【疏】槐实感天地阴寒之气，而兼木与水之化，故其味苦气寒而无毒。《别录》：益以酸咸，宜矣。入手足阳明，兼入足厥阴经。其主五内邪气热者，乃热邪实也。涎唾多者，脾胃有热也。伤绝之病，其血必热。五痔由于大肠火热。火疮乃血为火伤。妇人乳瘕，肝家气结血热所成。子藏急痛，由于血热燥火。槐为苦寒纯阴之药，为凉血要品，故能除一切热，散一切结，清一切火。如上诸病莫不由斯三者而成，故悉主之。久服明目益气，头不白，延年者，血分无热，则目自明矣。热能伤气，除火热则气自益矣。凉血则发不白，热去则阴精不损，故引年也。其花味以苦胜，故除手足阳明、足厥阴诸热证尤长耳。

【主治参互】《外台秘要》疗蛔虫心痛：取槐树上木耳烧灰，末如枣许，正发和水服。若不止，饮热水一升，蛔虫出。

《千金方》疗胎赤眼：取槐枝如马鞭大，长二尺，作二段，齐头，麻油一匙置铜钵内，晨使童子一人，以其木研之，至瞑乃止，令仰卧以涂两眼眦，日三度瘥。

古方：以子入冬月牛胆中渍之，阴干百日，每日吞一粒。久服明目通神，白发还黑。有痔及下血者，尤宜服之。

《千金方》治九种心痛：当太岁上取新生槐枝一握，去两头，水三大升，煎取一升，顿服。

《千金翼》治蠼螋疮：槐白皮醋浸半日，洗之。及诸恶疮。

《肘后方》疗肠痔，大便常下血：槐树上木耳，取末，饮方寸匕，日三服。

《经验方》治野鸡痔：用槐柳枝煎汤洗痔上，便以艾灸之，七壮。

又方，治下血：槐花、荆芥穗等分，为末，酒调下一钱匕。

《梅师方》治痔有虫作痒，或下脓血：多取槐白皮，浓煎汁，安盆内，先熏后洗，良久，欲大便当有虫出，不过三度即愈。仍以其皮为末，绵裹内下部。

孟诜《必效方》疗阴疮湿痒：槐树北面不见日枝，煎水洗三五遍，冷再暖之。

《太清草木方》云：槐者，虚星之精。以十月上巳日采子服之，去百病，长生通神。又《梁书》言：庾肩吾常服槐实，年七十余，发鬓皆黑，目看细字，亦其验也。

《外台秘要》疗内外痔：用槐角子一斗，捣汁晒稠，取地胆为末，同捣丸梧子大。每服十丸，兼作挺子内下部。或以苦参末代地胆亦可。

《圣济总录》治目热昏暗：槐子、黄连各二两，为末，蜜丸梧子大。每浆水下二十丸，日二服。

杨梅毒疮乃阳明积热所生。《集简方》用槐花四两略炒，入酒二盏，煎十余沸，热服。胃虚寒者勿服。

《医方摘要》疗疔疮肿毒，一切痈疽，不问已成未成，但焮痛者，皆用槐花微炒，核桃仁二两，无灰酒一钟，煎十余沸，热服。

未成者二三服,已成者一二服见效。

《摘玄方》治白带:槐花炒、牡蛎煅等分,为末,酒服三钱。

《圣惠方》治风热牙痛,槐枝烧热烙之。

《普济方》疗破伤风:用避阴槐枝上皮,旋刻一片,安伤处,用艾灸皮上百壮。不痛灸至痛,痛者灸至不痛,用火摩之。

《生生方》治阴囊下湿痒:槐白皮炒,煎水日洗。

【简误】槐性苦寒而属纯阴,病人虚寒,脾胃作泄,及阴虚血热而非实热者,外证似同,内因实异,即不宜服。

枸杞

味苦,寒。根,大寒。子,微寒,无毒。主五内邪气,热中消渴,周痹风湿,下胸胁气,客热头痛,补内伤大劳嘘吸,坚筋骨,强阴,利大小肠。久服坚筋骨,轻身不老,耐寒暑。

【疏】枸杞感天令春寒之气,兼得乎地之冲气,故其味苦甘,其气寒而其性无毒。苗叶苦甘,性升且凉,故主清上焦心肺客热。根名地骨,味甘淡,性沉而大寒,故主下焦肝肾虚热,为三焦气分之药。经曰:热淫于内,泻以甘寒者是已。子味甘平,其气微寒,润而滋补,兼能退热,而专于补肾润肺,生津益气,为肝肾真阴不足,劳乏内热补益之要药。《本经》:主五内邪气,热中消渴,周痹。《别录》:主风湿,下胸胁气,客热头痛,当指叶与地骨皮而言,以其寒能除热故也。至于补内伤大劳嘘吸,坚筋骨强阴,利大小肠,又久服坚筋骨,轻身不老,耐寒暑者,方是子之功用,而非根叶所能办矣。老人阴虚者,十之七八,故服食家为益精明目之上品。昔人多谓其能生津益气,除阴虚内热、明目者,盖热退则阴生,阴生则精血自长,肝开窍于目,黑水神光属肾,二脏之阴气增益,则目自明矣。

【主治参互】甘枸杞子,得地黄、五味子、麦门冬、地骨皮、青蒿、鳖甲、牛膝,为除虚劳内热,或发寒热之要药。加天门冬、百部、枇杷叶,兼可治肺热咳嗽之因阴虚者。

《千金方》枸杞煎:治虚劳,退虚热,轻身益气,令一切痈疽永不发。用枸杞三十斤,春夏用茎叶,秋冬用根实,以水一石,煮取五斗,以滓再煎取三斗,澄清去滓,再煎取二斗,入锅煎如饧,收之,每早酒服一合。

《经验方》金髓煎:枸杞子,逐日摘红熟者,不拘多少,以无灰酒浸之,蜡纸封固,勿令泄气。两月足,取入砂盆中擂烂,滤取汁,同浸酒入银锅内,慢火熬之,不住手搅,恐粘滞不匀。候成膏如饧,净瓶密收。每早温酒服二大匙,夜卧再服。百日身轻气壮,积年不辍,可以羽化也。

《经验方》枸杞酒:变白,耐老,轻身。用枸杞子二升,十月壬癸日,面东采之,以好酒二升,磁瓶内浸三七日。乃添生地黄汁三升,搅匀密封,至立春前三十日开瓶。每空心暖饮一杯,至立春后髭发却黑。勿食芜菁、葱、蒜。

《瑞竹堂方》四神丸:治肾经虚损,眼目昏花,或云翳遮睛。甘枸杞子一斤,好酒浸透,分作四分:一分同蜀椒一两炒,一分同小茴香一两炒,一分同芝麻一两炒,一分同川楝肉一两炒,拣取枸杞,加熟地黄、白术、白茯苓各一两,为末,炼蜜丸,日服。

《龙木论》疗肝虚下泪：枸杞子二斤，绢袋盛，浸一斗酒中，密封三七日，饮之。

《肘后方》疗目赤生翳：枸杞捣汁，日点三四次，神验。

《圣惠方》治面黯皯皰，枸杞子十斤，生地三斤，为末。每服方寸匕，温酒下，日三服。久则如童颜。

《摄生方》疗注夏虚病：枸杞子、五味子，研细滚水泡，代茶饮，效。

《千金方》治虚劳客热：枸杞根为末，白汤调服。有痼疾人慎之。

又方，治虚劳苦渴，骨节烦热，或寒：用枸杞根白皮切五升，麦冬三升，小麦二升，水二升，煮至麦熟，去滓。每服一升，口渴即饮。

又方，治肾虚腰痛：枸杞根、杜仲、萆薢各一斤，好酒三斗渍之。罂中密封，锅中煮一日，饮之任意。

《简便方》疗小便出血：鲜地骨皮，洗捣自然汁，无汁则以水煎汁。每服一盏，入酒少许，食前温服。

《千金方》治带下，脉数：枸杞根一斤，生地黄五斤，酒一斗，煮五升，日日饮之。

《兰室秘藏》治口舌糜烂，因膀胱移热于小肠，则上为口糜，心胃壅热，水谷不下：地骨皮、柴胡各三钱，水煎服之。

《卫生宝鉴》疗下疳：先以浆水洗之，后搽地骨皮末。生肌止痛。

《永类方》疗妇人阴肿，或生疮：枸杞根煎水，频洗。

唐慎微《本草》疗痈疽恶疮，脓血不止：地骨皮洗净，刮去粗皮，取细白瓤，以粗皮同骨煎汤洗，令脓血尽。以细瓤贴之，立效。

《千金方》治瘭疽出汗，此证手足肩背累累如赤豆。用枸杞根、葵根叶，煮汁煎如饧，随意服之。

《闺阁事宜》治足趾鸡眼作疮作痛：地骨皮同红花研细，傅之，次日即愈。

《肘后方》治火赫毒疮，此患急防毒气入心腹：枸杞捣汁，服之立瘥。

《十便良方》治目涩有翳：枸杞叶、车前叶挼汁，以桑叶裹，悬阴地一夜，取汁点之，不过三五度。

【简误】枸杞虽为益阴除热之上药，若病脾胃薄弱，时时泄泻者勿入。须先治其脾胃，俟泄泻已止，乃可用之。即用尚须同山药、莲肉、车前、茯苓相兼，则无润肠之患矣。

柏实

味甘，平，无毒。主惊悸，安五藏，益气，除风湿痹，疗恍惚虚损吸吸，历节腰中重痛，益血止汗。久服令人润泽美色，耳目聪明，不饥不老，轻身延年。

叶：味苦，微温，无毒。主吐血，衄血，痢血，崩中赤白，轻身益气。令人耐寒暑，去湿痹，生肌。四时各依方向采，阴干。

柏白皮：主火灼烂疮，长毛发。

【**疏**】柏感秋令得金气，其质坚而气极芬芳，故其实味甘平无毒。甄权:加辛,亦应有之。入足厥阴、少阴,亦入手少阴经。其主惊悸者,心藏神,肾藏精与志,心肾两虚则病惊悸。入心故养神,入肾故定志,神志得所养而宁定,则其证自除矣。芬芳则脾胃所喜,润泽则肝肾所宜,故能安五脏,五脏皆安则气自益矣。心主五色,耳为肾窍,目为肝窍,加以久服气专,其力自倍,岂不令人润泽美色,耳目聪明,不饥不老,轻身延年哉?惟除风湿痹之功,非润药所能,当是叶之能事耳。《别录》:疗恍惚,即惊悸之渐也。虚损吸吸,精气微也。历节腰中重痛,肝肾不足也。汗乃心液,心主血,益阴血则诸证悉瘥矣。

叶:味苦而微温,义应并于微寒,故得主诸血,崩中赤白。若夫轻身益气,令人耐寒暑,则略同于柏实之性矣。惟生肌去湿痹,乃其独擅之长也。

柏白皮:主火灼烂疮,长毛发者,凉血之功也。

【主治参互】雷敩云:柏叶,有花柏叶、丛柏叶,及有子圆叶。其有子圆叶成片,如大片云母,叶皆侧叶,上有微赤毛者,宜入药用。柏实,凡使先以酒浸一宿,至明漉出晒干,用黄精自然汁于日中煎之,缓火煮成煎为度。每煎柏子仁三两,用酒五两浸。服柏实法:九月连房取实,曝收去壳,研末。每服二钱,温酒下,一日三服,渴即饮水,令人悦泽。一方加松子仁等分,以松脂和丸。一方加菊花等分,蜜丸服。寇宗奭:治老人虚闭。柏子仁、松子仁、大麻仁等分,同研,熔蜜蜡丸梧子大。以少黄丹汤,食前服二三十丸,日二服。

《普济方》治小儿躯啼惊痫,腹满,大便青苔色:用柏子仁末,温水调服一钱。

陆氏《积德堂方》治黄水湿疮:真柏油二两,熬稠搽之,如神。

叶,甄权用以治冷风历节疼痛,止尿血。

日华子:用以炙罯冻疮,烧取汁,涂头黑润鬓发。

苏颂用以傅汤火伤,止痛灭瘢,服之疗蛊痢,作汤常服,杀五脏虫,益人。

丹溪云:柏属阴与金,善守,故采其叶,随月建方,取其多得月令之气,此补阴之要药,其性多燥,久得之大益脾土,以滋其肺。

神仙服饵方:五月五日采五方侧柏叶三斤,远志去心二斤,白茯苓一斤,为末,炼蜜和丸梧子大。每以仙灵脾酒下三十丸,日再服。并无所忌。

《杨氏家藏方》:治中风不省人事。得病之日,便进此药,可使风退气和,不成废人。柏叶一握去枝,葱白一握连根研如泥,无灰酒一升,煎一二十沸,温服,如不饮酒,分作四五服,方进他药。

《圣惠方》治忧恚吐血,烦满少气,胁中疼痛:柏叶为散,米饮调服二方寸匕。

《普济方》治衄血不止:柏叶、榴花,研末吹之。

《百一选方》治大肠下血:随四时方向采柏叶,烧研,每米饮服二钱。王涣之舒州病此,陈宜父大夫传方,二服愈。

又方:以柏叶一斤,捣令极匀,加蜜丸如梧子大。每五钱,白汤空心吞,治肠风效。

《普济方》治酒毒下血，或下痢：嫩柏叶九蒸九晒二两，陈槐花炒焦一两，为末，蜜丸梧子大。每空心温酒下四十丸。

《本草图经》治蛊痢下黑血茶脚色，或脓血如靛色：柏叶焙干为末，黄连和煎为汁，服之。

《经验方》治小儿洞痢：柏叶煮汁，代茶饮之。

《本草图经》治汤火灼烧。柏叶生捣，涂之，系定二三日，止痛灭瘢。

姚僧坦《集验方》治鼠瘘核痛未成脓：以柏叶捣涂，熬盐熨之，气下即消。

《圣惠方》治大风厉疾，眉发不生：侧柏叶九蒸九晒，为末，炼蜜丸梧子大，每服五丸至十丸，日三夜一，服百日即生。

《圣惠方》治头发黄赤：生侧柏叶末一升，猪膏一升，和丸弹子大。每以布裹一丸，纳泔汁中化开，沐之，一月色黑而润矣。

【简误】柏子仁，体性多油，肠滑作泻者勿服。膈间多痰者勿服。阳道数举，肾家有热，暑湿作泻，法咸忌之。已油者勿用入药。

茯苓

味甘，平，无毒。主胸胁逆气，忧恚惊邪恐悸，心下结痛，寒热，烦满，咳逆，口焦舌干，利小便，止消渴，好睡，大腹，淋沥，膈中痰水，水肿淋结，开胸腑，调藏气，伐肾邪，长阴益气力，保神守中。久服安魂养神，不饥延年。其有抱根者，名茯神。

茯神，平，主辟不祥。疗风眩风虚，五劳，口干，止惊悸，多恚

怒善忘，开心益智，安魂魄，养精神。

【疏】茯苓生于古松之下，感土木之气而成质，故其味甘平，性则无毒。入手足少阴，手太阳，足太阴、阳明经，阳中之阴也。胸胁逆气，邪在手少阴也。忧恚惊邪，皆心气不足也。恐悸者，肾志不足也。心下结痛、寒热烦满咳逆、口焦舌干，亦手少阴受邪也。甘能补中，淡而利窍，补中则心脾实，利窍则邪热解，心脾实则忧恚惊邪自止，邪热解则心下结痛，寒热烦满咳逆，口焦舌干自除。中焦受湿热则口发渴，湿在脾，脾气弱则好睡。大腹者，脾土虚不能利水，故腹胀大也。淋沥者，脾受湿邪则水道不利也。膈中痰水，水肿，皆缘脾虚所致。中焦者，脾土之所治也，中焦不治，故见斯病。利水实脾，则其证自退矣。开胸腑，调脏气，伐肾邪者何？莫非利水除湿、解热散结之功也。长阴益气力，保神守中，久服安魂养神，不饥延年者，补心脾，伐肾邪，除湿利窍之极功也。白者入气分，赤者入血分，补心益脾，白优于赤；通利小肠，专除湿热，赤亦胜白。《药性论》云：茯苓臣，忌米醋，能开胃止呕逆，善安心神，主肺痿痰壅，治小儿惊痫，疗心腹胀满，妇人热淋，赤者破结气。日华子云：茯苓补五劳七伤，安胎，暖腰膝，开心益智，止健忘。茯神，抱木心而生，以此别于茯苓。《别录》谓茯神平。总之，其气味与性，应是茯苓一体。茯苓入脾肾之用多，茯神入心之用多。故主辟不祥，疗风眩风虚，五劳，口干，止惊悸，多恚怒善忘，开心益智，安魂魄，养精神。《药性论》又云：茯神君，味甘无毒。主惊痫，安神定志，补劳乏，主心下急痛坚满，人虚而小肠不利，加而用之。其心名黄松节，治偏风口面㖞斜，毒风筋挛不语，心神惊掣，虚而健忘，其所主与茯苓大同小异耳。

【主治参互】白茯苓得炼蜜、胡麻仁，饵之可以辟谷，延年不饥。

入五苓散，利水除湿。暑气胜则去桂。

得人参、白术、橘皮、山药、扁豆、芍药、甘草，为补脾胃之上药。

得二术、泽泻、车前、白芍药、橘皮、木瓜、猪苓，为消水肿之要剂。

入六味地黄丸，能伐肾邪。

入补心丹，则补心安魂养神。

《百一选方》朱雀丸：治心神不定，恍惚健忘，不乐，火不下降，水不上升，时复振跳。常服消阴、养火、全心气。茯神二两去皮，沉香半两，为末，炼蜜丸小豆大。每服三十丸，食后人参汤下。

《证治要诀》治血虚心汗，别处无汗，独心孔有汗，思虑多则汗亦多，宜养心血：以艾汤调茯苓末，服一钱。

《直指方》治心虚梦泄，或白浊：白茯苓末二钱，米汤调下，日二服，东坡方也。

威喜丸：治丈夫元阳虚惫，精气不固，小便下浊，余沥常流，梦寐多惊，频频遗泄。妇人白淫、白带并治之。白茯苓去皮四两，作匮，以猪苓四钱半入内，煮二十余沸，取出日干，去猪苓，为末，化黄蜡搜和，丸弹子大。每嚼一丸，空心津下，以小便清为度。忌米醋。

《三因方》治小便淋浊，由心肾气虚，神志不守，或梦遗白浊：赤白茯苓等分为末，新汲水飞去沫，控干，以地黄汁同捣，酒熬作膏，和丸弹子大，空心盐汤嚼下一丸。

《禹讲师方》治妊娠水肿，小便不利恶寒：赤茯苓去皮，葵子各半两，为末。每服二钱，新汲水下。

《普济方》治卒然耳聋：黄蜡不拘多少，和茯苓末细嚼，茶汤下。

夏子益《奇疾方》治血余怪证，十指节断坏，惟有筋连，无节肉虫出如灯心，长数寸，遍身绿毛卷，名曰血余：以茯苓、胡黄连煎汤，饮之愈。

《普济方》治水肿尿涩：茯苓皮、椒目等分，煎汤，日饮取效。

【简误】病人肾虚，小水自利，或不禁，或虚寒精清滑，皆不得服。

琥珀

味甘，平，无毒。主安五藏，定魂魄，杀精魅邪鬼，消瘀血，通五淋。

【疏】琥珀感土木之气而兼火化，故其味甘平，无毒而色赤。阳中微阴，降也。入手少阴、太阳，亦入足厥阴经。专入血分。五脏有所感触则不安，能杀精魅邪鬼，则五脏自安，而魂魄自定。心主血，肝藏血，入心入肝，故能消瘀血也。《药性论》云：琥珀君，治百邪，产后血瘀作痛。日华子云：疗蛊毒，壮心，明目磨翳，止心痛癫邪，破结症。正以其阳明之物，又消瘀血，故主上来诸病也。若作傅药，能止血生肌，愈金疮。宋高祖时，宁州贡琥珀枕，碎以赐军士傅金疮，其一证也。出罽宾国。初如桃胶，凝乃成焉。《海药》云：是海松木中津液，初如桃胶，后乃凝结，性温，主止血，生肌，镇心，明目，破症瘕气块，产后血晕闷绝，儿枕痛等，并宜饵此。以拾草通明而坚轻、色赤者良。

【主治参互】得没药、乳香、延胡索、干漆、鳖甲，为散，治产后血晕有神。佐以人参、益母草、泽兰、生地、牛膝、当归、苏木，作汤，送前药，则治儿枕痛，恶露下不尽，腹痛，少腹痛，寒热等证，极效。

和大黄、鳖甲作散子，酒下方寸匕，下妇人腹内恶血。

同鳖甲、京三棱各一两，没药、延胡索各半两，大黄六铢，熬捣为散，空心酒服三钱。治妇人症瘕气块，及产后血晕闷绝，儿枕痛甚。虚极者，减大黄。

同丹砂、滑石、竹叶、麦冬、木通，治心家有热，小肠受之，因之小水不利，立效。

同人爪、珍珠、玛瑙、珊瑚，除目翳赤障。

得丹砂、犀角、羚羊角、天竺黄、远志、茯神，镇惊主诸痫。

《直指方》治小儿胎惊：琥珀、防风各一钱，丹砂半钱，为末，猪乳调一字，入口中，最妙。

又方，治小儿胎痫：琥珀、丹砂各少许，全蝎一枚，为末。麦门冬汤调一字服。

《圣惠方》治小儿转胞：真琥珀一两，为末。用水四升，葱白十茎，煮汁三升，入琥珀末二钱，温服，砂石诸淋，三服皆效。

《普济方》小便淋沥：琥珀为末二钱，麝香少许，白汤服之，或萱草煎汤服。老人虚人，以人参汤下，亦可蜜丸，以赤茯苓汤下。

《外台秘要》治从高坠下，有瘀血在内：刮琥珀屑，酒服方寸匕。或入蒲黄二三匙，日服四五次。

《鬼遗方》治金疮闷绝不识人：琥珀研粉，童子小便调一钱，三服瘥。

【简误】此药毕竟是消磨渗利之性，不利虚人。大都从辛温药则行血破血，从淡渗药则利窍行水，从金石镇坠药则镇心安神。凡阴虚内热，火炎水涸，小便因少而不利者，勿服琥珀以强利之，利之则愈损其阴。

酸枣仁

味酸，平，无毒。主心腹寒热，邪结气聚，四肢酸疼湿痹，烦心不得眠，脐上下痛，血转久泄，虚汗烦渴，补中益肝气，坚筋骨，助阴气，能令人肥健。久服安五藏，轻身延年。

【疏】酸枣仁得木之气而兼土化，故其实酸平，仁则兼甘，气味匀齐，其性无毒，为阳中之阴。入足少阳，手少阴，足厥阴、太阴之经。专补肝胆，亦复醒脾，从其类也。熟则芳香，香气入脾，故能归脾。能补胆气，故可温胆。母子之气相通，故亦主虚烦，烦心不得眠。其主心腹寒热，邪结气聚，及四肢酸疼湿痹者，皆脾虚受邪之病，脾主四肢故也。胆为诸脏之首，十一脏皆取决于胆，五脏之精气皆禀于脾。故久服之，功能安五脏，轻身延年也。《别录》主烦心不得眠，脐上下痛，血转久泄，虚汗烦渴。补中益肝气，坚筋骨，助阴气，能令人肥健者，缘诸证悉由肝、胆、脾三脏虚而发。胆主升，肝藏血，脾统血，三脏得补，久而气增，气增则满足，故主如上功能也。

【主治参互】君茯神、远志、麦门冬、石斛、五味子、龙眼、人参，能止惊悸，并一切胆虚易惊。

入温胆汤，治病后胆虚不眠。

入归脾汤，治脾家气血虚，自汗，不眠，惊悸，不嗜食。

《太平圣惠方》治骨蒸，不眠心烦：用酸枣仁一两炒研，水二盏，研绞取汁，煮粥熟，下地黄汁一合再煮匀食。

凡服固表药而汗不止者，用枣仁一两炒研，同地黄、白芍药、麦冬、五味子、龙眼肉、竹叶煎服，多服取效，汗乃心液故尔。

《简便方》治睡中汗出，即盗汗，用酸枣仁、白茯苓、人参等分，为末。每服一钱，米饮下。

《外台秘要》疗刺入肉中，枣仁核烧存性，为细末，水服之立出。

【简误】凡肝、胆、脾三经，有实邪热者勿用，以其收敛故也。

檗木黄檗也

味苦，寒，无毒。主五藏肠胃中结热，黄瘅，肠痔，止泄痢，女子漏下赤白，阴伤蚀疮，疗惊气在皮间，肌肤热赤起，目热赤痛，口疮。久服通神。

【疏】黄檗禀至阴之气而得清寒之性者也，其味苦，其气寒，其性无毒，故应主五脏肠胃中结热。盖阴不足则热始结于肠胃。黄瘅虽由湿热，然必发于真阴不足之人。肠澼痔漏，亦皆湿热伤血所致。泄痢者，滞下也，亦湿热干犯肠胃之病。女子漏下赤白，阴伤蚀疮，皆湿热乘阴虚流客下部而成。肤热赤起，目热赤痛，口疮，皆阴虚血热所生病也。以至阴之气，补至阴之不足，虚则补之，以类相从，故阴回热解湿燥而诸证自除矣。乃足少阴肾经之要药，专治阴虚生内热诸证，功烈甚伟，非常药可比也。洁古：用以泻膀胱相火，补肾水不足，坚肾壮骨髓，疗下焦虚，诸痿瘫痪，利下窍除热。东垣用以泻伏火，救肾水，治冲脉气逆，不渴而小便不通，诸疮痛不可忍。丹溪谓：得知母滋阴降火，得苍术除湿清热，为治痿要药。得细辛泻膀胱火，治口舌生疮。

【主治参互】黄檗，为足少阴肾经药，然以柴胡引之则入胆，以黄连、葛根、升麻引之则入肠胃及太阴脾经，治湿热滞下。

佐牛膝、枸杞、地黄、五味子、鳖甲、青蒿，则益阴除热。

佐甘菊、枸杞、地黄、蒺藜、女贞实，则益精明目。

得猪胆汁、水银粉，则主诸热疮有虫，久不合口。

得铅丹，则生肌止痛。

得木瓜、茯苓、二术、石斛、地黄，则除湿健步。

佐白芍药、甘草，则主火热腹痛。

《外台秘要》治口中及舌上生疮，剉黄檗含之。

《千金方》治小儿重舌，以黄檗，苦竹沥浸，点舌上。

《肘后方》治咽喉卒肿，食饮不通。黄檗捣末，苦酒和敷肿上，佳。

又方，治伤寒时气温病，毒攻手足，肿痛欲断，亦治毒攻阴肿：细剉黄檗五斤，以水三斗煮渍之。《伤寒类要》同。

葛氏方：治食自死六畜肉中毒。黄檗末服方寸匕，未解再服之。

《经验方》治呕血：黄檗蜜涂炙干，杵为末，用麦冬汤调下二钱匕，立瘥。

《梅师方》治痈疽发背，或发乳房，初起微赤，不急治之即杀人：捣黄檗末，和鸡子白涂之。

《简要济众方》治吐血热极：黄檗二两，蜜炙捣末。每服二钱，温糯米饮调下。

《十全博救方》治小儿热泻：黄檗削皮焙为末，用薄米饮丸如粟大。每服十丸，米饮下。

《深师方》治伤寒热病口疮：黄檗削去粗皮，蜜渍一宿，唯欲令浓，含其汁，良久吐，更含。若胸中热有疮时，饮三五合尤佳。

《衍义》云：檗木，今用皮以蜜炙，与青黛各一分，同为末，入生龙脑一字，研匀。治心脾热，舌颊生疮，当掺疮上，有涎即吐。又张仲景檗皮汤，无不验。《伤寒论》中已著。

《妇人良方》治妊娠下痢白色，昼夜三五十行：根黄厚者蜜炒令焦，为末，大蒜煨熟，去皮捣烂如泥，和丸梧子大。每空心米饮下三五十丸，日三服，神妙不可述。

《洁古家珍》治赤白浊淫，及梦泄精滑，真珠粉丸：黄檗炒、真蛤粉各一斤，为末，炼蜜丸绿豆大。每服一百丸，空心温酒下。

黄檗苦而降火，蛤粉咸而补肾也。又方：加知母炒，牡蛎煅，山药炒，等分为末，糊丸梧子大。每服八十丸，盐汤下。

许学士《本事方》治积热梦遗，心忪恍惚，膈中有热，宜清心丸主之：黄檗末一两，片脑一钱，炼蜜丸梧子大。每服十五丸，麦冬汤下，此大智禅师方也。

《三因方》治口疳臭烂，绿云散：黄檗五钱，铜绿二钱，为末掺之，漱去涎。

《圣惠方》治鼻疳有虫。黄檗二两，冷水浸一宿，绞汁温服。

《普济方》治鬈毛毒疮生头中，初生如蒲桃，痛甚：黄檗一两，乳香二钱半，为末，槐花煎水，调作饼，贴于疮上。

《子母秘录》治小儿脐疮不合者：黄檗末涂之。

又方，治臁疮、热疮：黄檗末一两，轻粉三钱，猪胆汁调搽之。或只用蜜炙黄檗末一味。

张杲《医说》治火毒生疮：凡人冬月向火，火气入内，两股生疮，其汁淋漓，用黄檗末掺之，立愈。一妇生此，人无识者，用此而愈。

《宣明方》敛疮生肌：黄柏末，面糊调涂，效。

【简误】黄檗固能除热益阴，然阴阳两虚之人，病兼脾胃薄弱，饮食少进，及食不消，或兼泄泻，或恶冷物，及好热食，肾虚天明作泄，上热下寒，小便不禁，少腹冷痛，子宫寒，血虚不孕，阳虚发热，瘀血停滞，产后血虚发热，金疮发热，痈疽溃后发热，伤食发热，阴虚小水不利，痘后脾虚，小水不利，血虚不得眠，血虚烦躁，脾阴不足作泄等证，法咸忌之。

楮实

味甘，寒，无毒。主阴痿，水肿，益气，充肌肤，明目。久服不饥，不老轻身。

【疏】楮实禀土气以生，故其味甘气寒无毒。气薄味厚，阴也，降也。入足太阴经。其主水肿，益气，充肌肤者，脾为土脏而主肌肉，脾虚则肌肉不充，土虚则水湿泛滥。甘为土化，能入脾坚土，则水肿消，肌肉充，气自益矣。明目者，目得血而能视，脾旺自能生血也。阴痿者，精气竭也。脾实则能生精而灌注于肾，故阴自强也。补脾益气，则五脏皆实，不饥，不老轻身，是其验矣。

【主治参互】《活法机要》治水气蛊胀，楮实子丸，以洁净府：用楮实一斗，水三斗，熬成膏，茯苓三两，白丁香一两半，为末，以膏和丸梧子大。从少至多，至小便清利，用减为度。后服治中汤养之。忌甘苦峻补，及发动之物。

刘禹锡《传信方》治女子月经不绝，来无时者。取案纸三十张烧灰，以清酒半升，和调服之，顿定。蓐中血晕服之立验。已毙者，去板齿灌之，经一日亦活。

《圣惠方》治癣湿痒：用楮叶捣烂傅上。

《外台秘要》治天行病后，两胁胀满，脐下如水肿，以榖枝汁，随意服，愈。

《肘后方》治鼻衄，小劳辄出：楮叶取汁，饮三升，良。

《子母秘录》治小儿下痢赤白，作渴，得水又呕逆者：楮叶炙香,以饮浆半升浸至水绿,去叶。以木瓜一个切,内汁中,煮二三沸,去木瓜,细细饮之。

《圣惠方》治通身水肿:楮枝叶,煎如饧。空腹服一匕,日三服。

《直指方》肝热生翳:楮实研细,食后蜜汤服一钱,日再服。

《外台秘要》治金疮出血:穀子捣,傅之。

【简误】楮实虽能消水补脾,然气亦微寒,脾胃虚寒者不宜用。

干漆

味辛,温,无毒,有毒。主绝伤,补中,续筋骨,填髓脑,安五藏,五缓六急,风、寒、湿痹,疗咳嗽,消瘀血,痞结腰痛,女子疝瘕,利小肠,去蛔虫。

【疏】干漆禀火金之气以生,故其味辛气温,火金相搏则未免有毒,《别录》言之为当矣。甄权加咸,宗奭加苦。气味俱厚,通行肠胃,入肝行血之药也。凡风、寒、湿邪之中人,留而不去则肠胃郁而生虫,久则五脏六腑皆受病,或为瘫痪,或为拘挛,所自来矣。此药能杀虫消散,逐肠胃一切有形之积滞,肠胃既清,则五脏自安,痿缓痹急自调矣。又损伤一证,专从血论,盖血者,有形者也。形质受病,惟辛温散结而兼咸味者,可入血分而消之,瘀血消则绝伤自和,筋骨自续,而髓脑自足矣。其主痞结腰痛,女子疝瘕者,亦指下焦血分受寒血凝所致。利小肠者,取其通行经脉之功耳。至于疗咳嗽,虽非正治,然亦有瘀血停积,发为骨蒸劳瘵以致咳嗽者，得其消散瘀血之力，则骨蒸退而咳嗽亦除也。误中漆毒者，多食蟹及甘豆汤解之。

【主治参互】同䗪虫、桃仁、当归、红花、苏木、牡丹皮、五灵脂、延胡索、牛膝，治腹中瘀血作痛。或产后感寒，恶露未尽，结成痞块作痛者，加入干姜、泽兰。

同楝根、鹤虱、槟榔、锡灰、薏苡根、乌梅、龙胆草，能杀肠胃一切诸虫。

同牛膝、牡丹皮、续断、赤芍药、桃仁、乳香、没药、红花、延胡索、鳖甲，治女子月闭因于瘀血。脐腹作痛畏寒，及不发热，不口渴者，可加桂。

同豨莶叶、生地黄、半枝莲、胡麻、荆芥、何首乌、天门冬、苦参，可疗紫云风。

入仲景大黄䗪虫丸中，治五劳虚极羸瘦，腹满不能饮食，内有干血，肌肤甲错。

【简误】干漆，味辛有毒，瘀血得之即化成水，其消散之功可知。凡经闭由于血虚，而非有瘀血结块阻塞者，切勿轻饵。

漆叶：味辛，无毒。《图经》曰：彭城樊阿，少师事华佗，佗授以漆叶青粘散，云：服之去三虫，利五脏，轻身益气，使人头不白。

五加皮

味辛，温，微寒，无毒。主心腹疝气腹痛，益气疗躄，小儿不能行，疽疮阴蚀，男子阴痿囊下湿，小便余沥，女人阴痒，及腰脊痛，两脚疼痹风弱，五缓虚羸，补中益精，坚筋骨，强志意。久服

轻身耐老。

【疏】五加皮在天得少阳之气，为五车星之精，在地得火金之味，故其味辛，其气温，而其性无毒。《别录》：加苦，微寒。气味俱厚，沉而阴也。入足少阴、足厥阴经。观《本经》所主诸证，皆因风、寒、湿邪伤于二经之故，而湿气尤为最也。其治疝气腹痛，疗躄，小儿不能行，阴蚀疽疮，男子阴痿囊下湿，小便余沥，女人阴痒，脊痛两脚疼痹风弱者何？莫非二经受风、寒、湿邪所致。经云：伤于湿者，下先受之。又云：地之湿气，感则害人皮肉筋脉。肝肾居下而主筋骨，故风、寒、湿之邪多自二经先受。此药辛能散风，温能除寒，苦能燥湿，二脏得其气而诸证悉瘳矣。又湿气浸淫则五脏筋脉缓纵，湿气留中则虚羸气乏，湿邪既去则中焦治而筋骨自坚，气日益而中自补也。其主益精强志者，肾藏精与志也。轻身者，除风湿之效也。耐老者，补肝肾之功也。昔人云：宁得一把五加，不用金银满车。宁得一斤地榆，安用明月宝珠。又昔鲁定公母，单服五加酒，以致不死。又东华真人煮石法，用玉豉、金盐。玉鼓，地榆也。金盐，五加也。世为仙经所须。其能轻身耐老，又可知矣。

【主治参互】得牛膝、木瓜、黄檗、麦门冬、生地黄、薏苡仁、石斛、虎胫骨、山药，治湿热痿痹，腰以下不能行动。

同续断、杜仲、牛膝、山茱萸、巴戟天、破故纸，治肾虚寒湿客之作腰痛。

同二术、萆薢、石菖蒲、薏苡仁、白蒺藜、甘菊花、防风、羌活、独活、白藓皮，石斛，治风、寒、湿成痹。

同石菖蒲、连翘、苍术、黄檗、黄耆、薏苡仁、金银花、鳖虱胡麻、木瓜、土茯苓，治下部湿疮久不愈，兼治脓窠疮如神。

同黄檗末、菖蒲末、蛇床子，俱为细末，傅囊湿神效。如欲作汤沐，加荆芥、苦参、防风。

一味酿酒饮之，治风痹四肢拘挛。

《全幼心鉴》治小儿三岁不能行，用此便走：五加皮五钱，牛膝、木瓜各二钱半，为末。每服五分，米饮入酒二三滴，调服。

【简误】下部无风、寒、湿邪而有火者，不宜用。肝肾虚而有火者，亦忌之。

牡荆实

味苦，温，无毒。主除骨间寒热，通利胃气，止咳逆下气。得术、柏实、青葙，共疗头风。防风为之使。

【疏】牡荆实感仲夏之气以生，故其味苦气温无毒。可升可降，阳也。入足阳明、厥阴经。其主骨间寒热，通利胃气，止咳逆下气者，盖足阳明为十二经脉之长，厥阴为风木之位，外邪伤于二经，则寒热留连于筋骨，而胃气壅滞，苦温能通行散邪，则胃气利而寒热自除。咳逆亦邪气壅胃所致，邪散气下则咳逆自止矣。

【主治参互】《外台秘要》头风痛：取荆沥不拘多少服，日日服之。

朱震亨治心痛及妇人白带：用牡荆实炒焦，为末，饮服。

入折伤药，能散瘀血，和筋骨。

【简误】病非干外邪者，一概不宜用。

蔓荆实

味苦、辛，微寒、平、温，无毒。主筋骨间寒热，湿痹拘挛，明目坚齿，利九窍，去白虫、长虫，主风头痛，脑鸣，目泪出，益气。久服轻身耐老，令人光泽脂致。

【疏】蔓荆实禀阳气以生，兼得金化而成。神农：味苦微寒，无毒。《别录》：加辛平温。察其功用应是苦温辛散之性，而寒则甚少也。气清味薄，浮而生，阳也。入足太阳，足厥阴，兼入足阳明经。其主筋骨间寒热，湿痹拘挛，风头痛，脑鸣目泪出者，盖以六淫之邪，风则伤筋，寒则伤骨，而为寒热，甚则或成湿痹，或为拘挛。又足太阳之脉，夹脊循项而络于脑，目为厥阴开窍之位，邪伤二经，则头痛脑鸣目泪出。此药味辛气温，入二脏而散风、寒、湿之邪，则诸证悉除矣。邪去则九窍自通，痹散则光泽脂致。其主坚齿者，齿虽属肾而床属阳明，阳明客风热则上攻牙齿，为动摇肿痛，散阳明之风热，则齿自坚矣。去白虫、长虫者，假其苦辛之味耳。益气轻身耐老，必非风药所能也。

【主治参互】同甘菊花、荆芥、酒炒黄芩、乌梅、芽茶、白蒺藜、川芎、羌活、黑豆、土茯苓，治偏头风痛，目将损者。

【简误】头目痛不因风邪，而由于血虚有火者忌之。元素云：胃虚人不可服，恐生痰疾。

辛夷

味辛，温，无毒。主五藏身体寒热，风头脑痛，面䵟，温中解肌，利九窍，通鼻塞涕出，治面肿引齿痛，眩冒，身兀兀如在车船上者。生须发，去白虫。久服下气，轻身明目，增年耐老。可作膏药，用之去心及外毛，毛射人肺令人咳。

【疏】辛夷禀春阳之气以生，故其味辛气温，性无毒。气清而香，味薄而散，浮而升，阳也。入手太阴，足阳明经。其主五脏身体寒热，风头脑痛，面䵟，解肌，通鼻塞涕出，面肿引齿痛者，皆二经受风邪所致，足阳明主肌肉，手太阴主皮毛，风邪之中人，必自皮毛肌肉以达于五脏而变为寒热。又鼻为肺之窍，头为诸阳之首，三阳之脉会于头面，风客阳分则为头痛，面䵟，鼻塞涕出，面肿引齿痛。辛温能解肌散表，芳香能上窜头目，逐阳分之风邪，则诸证自愈矣。眩冒及身兀兀如在车船之上者，风主摇动之象故也。风邪散，中气温，则九窍通矣。大风之中人，则毛发脱落，风湿之浸淫则肠胃生虫，散风行湿则须发生而虫自去矣。久服下气，轻身明目，增年耐老，悉非风药所能。虽出自《神农本经》，然而易世相传，得无谬讹，存而不论可也。

【主治参互】同甘菊花、苍耳子、薄荷、细辛、甘草、羌活、藁本、防风、川芎，治风寒入脑头痛，或鼻塞流涕，或鼻渊涕下不止腥臭。

【简误】辛香走窜之性，气虚人不宜服。虽偶感风寒，鼻窍不通，亦不得用。头脑痛属血虚火炽者，不宜用。齿痛属胃火者，不宜用。

桑上寄生

味苦、甘，平，无毒。主腰痛，小儿背强，痈肿，安胎，充肌肤，坚发齿，长须眉，主金疮，去痹，女子崩中，内伤不足，产后余疾，下乳汁。

其实：主明目，轻身通神。

【疏】桑寄生感桑之精气而生，其味苦甘，其气平和，不寒不热，固应无毒。详其主治，一本于桑，抽其精英，故功用比桑尤胜。腰痛及小儿背强，皆血不足之候。痈肿多由于荣气热。肌肤不充由于血虚。齿者骨之余也，发者血之余也，益血则发华，肾气足则齿坚而须眉长，血盛则胎自安。女子崩中及内伤不足，皆血虚内热之故。产后余疾，皆由血分，乳汁不下，亦由血虚。金疮则全伤于血。上来种种疾病，莫不悉由血虚有热所发，此药性能益血，故并主之也。兼能祛湿，故亦疗痹。

实：味甘平，亦益血之药，故主治如经所云也。

【主治参互】同枸杞子、地黄、胡麻、川续断、何首乌、当归、牛膝，治血虚手臂骨节疼痛。

入独活寄生汤，疗一切风湿痹。

《圣惠方》疗胎动腹痛：桑寄生一两五钱，阿胶炒五钱，艾叶五钱，水一盏半，煎一盏，去滓温服。或去艾叶，以其热也。

杜仲

味辛、甘，平，无毒。主腰脊痛，补中益精气，坚筋骨，强志，除阴下痒湿，小便余沥，脚中酸痛不欲践地。久服轻身耐老。

【疏】杜仲禀阳气之微，得金气之厚，故其味辛，气平无毒。《别录》加甘温。甄权言苦暖。应是辛甘胜而苦次之，温暖多而平为劣也。气薄味厚，阳中阴也。入足少阴，兼入足厥阴经。按《本经》所主腰脊痛，益精气，坚筋骨，脚中酸痛不欲践地者，盖腰为肾之府。经曰：动摇不能，肾将惫矣。又肾藏精而主骨，肝藏血而主筋，二经虚则腰脊痛而精气乏，筋骨软而脚不能践地也。五脏苦欲补泻云：肾苦燥，急食辛以润之。肝苦急，急食甘以缓之。杜仲辛甘具足，正能解肝肾之所苦，而补其不足者也。强志者，肾藏志，益肾故也。除阴下痒湿，小便余沥者，祛肾家之湿热也。益肾补肝，则精血自足，故久服能轻身耐老。其主补中者，肝肾在下，脏中之阴也，阴足则中亦补矣。

【主治参互】同牛膝、枸杞子、续断、白胶、地黄、五味子、菟丝子、黄檗、山药，治肾虚腰痛，及下部软弱无力。

崔元亮《海上方》治肾虚腰痛：用杜仲去皮酥炙黄，一斤分作十剂，每夜取一剂，以水一升浸至五更，煎三分减一，取汁去滓，以羊肾三四枚切片放下，再煎三五沸，如作羹法，和以椒盐，空腹顿服。

《得效方》治风冷伤肾，腰背虚痛：杜仲一斤切炒，酒二升，渍十日，日服三合。

《肘后方》治病后虚汗,及目中流泪:杜仲、牡蛎等分,为末。卧时水服五匕,不止更服。

《简便方》治频惯堕胎,或三四月即堕者:于两月前,以杜仲八两,糯米煎汤浸透炒,去丝,续断二两,酒浸焙干为末,以山药五六两为末作糊,丸梧子大。每服五十丸,空心米饮下。

青娥丸,见补骨脂条下。

【简误】肾虚火炽者不宜用,即用当与黄檗、知母同入。

枫香脂

味辛、苦,平,无毒。主瘾疹风痒,浮肿,齿痛。一名白胶香。附:李时珍治一切痈疽,疮疥,金疮,吐血,咯血,活血生肌,止痛解毒,烧过揩牙,永无牙疾。

【疏】枫香脂属金有火,故其味辛苦,气平无毒。气薄味厚,阳中之阴也。入足厥阴,为活血凉血之药。凡热则生风,又血热则壅而发瘾疹。风为木化,风火相搏则为浮肿。苦平能凉血热,兼辛又能散风,故主血热生风之证。风火既散,则肌肉和而浮肿自消。齿痛亦因风热上攻,风势既散则痛亦止矣。

【主治参互】《袖珍方》治便痈脓血:白胶香一两为末,入麝香、轻粉少许,掺之。

《直指方》诸疮不合:白胶香、轻粉各二钱,猪脂和涂。

《儒门事亲》一切恶疮,水沉金丝膏:用白胶香、沥青各一两,以麻油、黄蜡各二钱,同熔化,入冷水中扯千遍,摊贴之。

《危氏得效方》年久牙疼:枫香脂为末,以香炉内灰和匀,每旦揩擦。

枫香,近世为外科要药,除外科无别用,故不著“简误”。

女贞实

味苦、甘,平,无毒。主补中,安五藏,养精神,除百疾。久服肥健,轻身不老。

【疏】女贞实禀天地至阴之气,故其木凌冬不凋。神农:味苦气平。《别录》:加甘无毒。观今人用以为变白多效者,应是甘寒凉血益血之药。气薄味厚,阴中之阴,降也。入足少阴经。夫足少阴为藏精之脏,人身之根本。虚则五脏虽无病而亦不安,百疾从生矣。经曰:精不足者,补之以味。盖肾本寒,因虚则热而软,此药气味俱阴,正入肾除热补精之要品。肾得补则五脏自安,精神自足,百疾去而身肥健矣。其主补中者,以其味甘,甘为土化,故能补中也。所主如上功能,则轻身不老盖有自矣。此药有变白明目之功,累试辄验,而经文不载,为阙略也。叶长子黑色者为女贞,叶微圆子红色者为冬青,亦能治风虚,补益肌肤。

【主治参互】同地黄、何首乌、人参、麦门冬、旱莲草、南烛子、牛膝、枸杞子、山药、没食子、桑椹子、黄檗、椒红、莲须,为变白要药。

同甘菊花、生黄地、蒺藜、枸杞子,能明目。

《简便方》治虚损百病,久服须白再黑,返老还童:用女贞实十月上巳日收,阴干,用时以酒浸一日,蒸透晒干一斤四两,旱莲草五月收,阴干,十两为末,桑椹子四月收,阴干十两为末,炼蜜丸如梧子大。每服七八十丸，淡盐汤下。若四月收桑椹，捣汁和药，七月收旱莲捣汁和药，即减蜜之半矣。

《济急仙方》治风热赤眼：冬青子不拘多少，捣汁重汤熬膏，净瓶收固，每用点眼。

《普济方》治一切眼疾：冬青叶研烂，入朴硝贴之。海上方也。

【简误】气味俱阴，变白家当杂保脾胃药，及椒红温暖之类同施。不则恐有腹痛作泄之患。

枸骨：《本经》附出女贞条下，不载气味所主。然观陈藏器云：其皮堪浸酒，补腰膝令健，枝叶烧灰淋汁，或煎膏，涂白癜风，亦可作稠煎傅之。应是苦寒无毒，气味俱阴，入肝入肾之药也。惟其入肝，故主白癜风，盖肝为风木之位，藏血之脏，血虚则发热，热甚则生风，苦寒能凉血清热，故主之也。其补腰膝令健者，腰为肾之府，肾虚则湿热乘之而腰膝不利，又肾为作强之官，虚则而软，故其性欲坚，急食苦以坚之。此药味苦入肾，正遂其欲坚之性耳。肾气既实则湿热自除，而腰膝自健矣。

【主治参互】秘方：取其叶煮饮，治痰火甚验。盖痰火未有不因阴虚火炎，上烁乎肺，煎熬津液而成。此药直入足少阴经补养阴气，则痰火自消，如釜底抽薪之意也。兼能散风毒恶疮。昔有老妓患杨梅结毒三十年者，有道人教以单服此药，疮愈而颜色转少，皆假其清热凉血之功耳。一名枢木。黑子者名极木，又名猫儿刺。用作罗经入地不差。

【简误】脾胃虚寒作泄，及火衰阴痿者，忌之。

蕤核

味甘，温、微寒，无毒。主心腹邪结气，明目，目赤痛，伤泪出，目肿眦烂，齆鼻，破心下结痰痞气。久服轻身，耐老不饥。

【疏】蕤核得土气以生。神农：味甘，气温。《别录》：加微寒无毒，气薄味厚，阳中之阴也。入足厥阴经。厥阴为风木之脏，开窍于目。风热乘肝则肝血虚而目为之病，或为赤痛肿伤，或为泪出眦烂，此药温能散风，寒能除热，甘能补血，肝气和而目疾悉瘳矣。其主心腹邪结气者，即邪热气也。热则生痰，痰碍中焦，气为之痞，甘寒除热，温主通行，热邪去而痰自不生，痰结解而气自通畅矣。鼻齆者，热在上焦心肺之分也。甘寒总能除上下之热，故亦主之。非养性益精之药，而云轻身益气不饥者，未必然也。

【主治参互】《和剂局方》春雪膏：治肝虚风热上攻，眼目昏暗，痒痛隐涩，赤肿羞明，迎风有泪，多见黑花：用蕤核去皮压去油二两，脑子二钱半，研匀，生蜜六钱和收，点眼。

《集效方》百点膏：治一切风热眼，蕤仁去油三钱，甘草、防风各六钱，黄连五钱，以三味煎取浓汁，次下蕤仁膏，日点。

【简误】目病非关风热，而因于肝肾两虚者，不宜用。凡修事，汤浸去皮尖，劈作两片，用芒硝、木通、通草同煎，一伏时取出，研膏入药。

丁香

味辛,温,无毒。主温脾胃,止霍乱拥胀,风毒诸肿,齿疳䘌。能发诸香。

【疏】丁香禀纯阳之气以生,故其味辛气温性无毒。气厚味薄,升也,阳也。入足太阴、足阳明经。其主温脾胃,止霍乱拥胀者,盖脾胃为仓禀之官,饮食生冷伤于脾胃,留而不去则为壅塞胀满,上涌下泄则为挥霍撩乱,辛温暖脾胃而行滞气,则霍乱止而拥胀消矣。齿疳䘌者,亦阳明湿热上攻也,散阳明之邪则疳䘌自除。疗风毒诸肿者,辛温散结,而香气又能走窍除秽浊也。

【主治参互】同白豆蔻、藿香、陈皮、厚朴、砂仁,治霍乱因于寒。加生姜、半夏,治吐呕因于寒冷伤胃,或寒月饱食受寒腹痛甚。同砂仁、厚朴、干姜、橘皮、草果、苍术、木香、麦糵,治小儿伤生冷腹痛。

刘氏《小儿方》治小儿虚寒吐泻:丁香、橘皮等分,姜汁糊丸绿豆大,米汤化下。

《全幼心鉴》治小儿脾胃虚寒,呕吐不止:丁香、半夏末各一钱,姜汁浸一夜,晒干为末,姜汁打面为丸黍米大。量大小,用姜汤下。

《和剂局方》治妇人产难:母丁香、乳香、麝香三件,用十分之三,各为末,腊月兔脑和杵为丸,如芡实大。每服一丸,酒下。

《梅师方》治乳头破裂:丁香末,傅之。

《证治要诀》食蟹致伤:丁香末,姜汤服五分。

入陈氏异功散，治痘疮虚寒之极，又值冬月寒气薄之发不出者。

【简误】丁香气味辛温，一切有火热证者忌之。非属虚寒，概勿施用。

沉香

微温。疗风水毒肿，去恶气。

【疏】沉香禀阳气以生，兼得雨露之精气而结，故其气芬芳，其味辛而无毒。气厚味薄，可升可降，阳也。入足阳明、太阴、少阴，兼入手少阴、足厥阴经。《本经》：疗风水毒肿者，即风毒水肿也。风为阳邪，郁于经络，遇火相煽，则发出诸毒，沉香得雨露之精气，故能解风火之毒。水肿者，脾湿也，脾恶湿而喜燥，辛香入脾而燥湿，则水肿自消。凡邪恶气之中人必从口鼻而入，口鼻为阳明之窍，阳明虚则恶气易入，得芬芳清阳之气则恶气除而脾胃安矣。

附录：李珣：味苦温，无毒。主心腹痛霍乱，中恶邪鬼疰，清人神，并宜酒煮服之。诸疮肿宜入膏用。日华子：味辛热，无毒，主调中，补五脏，益精壮阳，暖腰膝，去邪气，止转筋吐泻冷气，破痃癖，冷风麻痹，骨节不任，风湿皮肤痒，心腹痛，气痢。元素：补右肾命门相火。

【主治参互】同人参、菖蒲、远志、茯神、酸枣仁、生地黄、麦门冬，治思虑伤心，心气郁结不舒者。得木香、藿香、砂仁，治中恶腹中疞痛，辟一切恶气。

同苏子、橘红、枇杷叶、白豆蔻、人参、麦门冬，治胸中气结，或气逆不快。

《医垒元戎》治胞转不通，非小肠、膀胱、厥阴受病，乃强忍房事，或过忍小便所致，当治其气则愈，非利药可通也。沉香、木香各二钱，为末，白汤空腹服之，以通为度。

【简误】沉香治冷气、逆气、气郁、气结，殊为要药。然而中气虚，气不归元者忌之。心经有实邪者忌之。非命门真火衰者，不宜入下焦药用。

檀香

《本经》无正文。弘景云：白檀，消热肿。藏器：主心腹霍乱，中恶鬼气，杀虫。日华子云：檀香，热，无毒。治心痛，霍乱，肾气腹痛，浓煎服。水磨傅外肾，并腰肾痛处。详其所主诸证，亦是芬芳开发，辟恶散结除冷之药也。今人多供燃爇爇。非上乘沉水者不入药。

乳香

微温。疗风水毒肿。去恶气，疗风瘾疹痒毒。

【疏】乳香得木气而兼火化。《本经》：微温，大明辛热微毒，元素：苦辛。气厚味薄，阳也。入足太阴、手少阴，兼入足厥阴经。风水毒肿，邪干心脾，恶气内侵，亦由二经虚而邪易犯。瘾疹痒毒，总因心脾为风湿热邪所干致之。脾主肌肉，而痛痒疮疡皆属心火。此药正入二经，辛香能散一切留结，则诸证自瘳矣。

日华子云:煎膏止痛长肉。陈藏器云:治妇人血气,疗诸疮令内消。则今人用以治内伤诸痛,及肿毒,内服外敷之药,有自来矣。

【主治参互】同紫花地丁、白及、白敛、金银花、夏枯草、白芷、连翘、贝母、甘菊、甘草、穿山甲、没药,治一切痈疽疔肿。

同续断、牛膝、当归、红曲、牡丹皮、没药、地黄、川芎,治内伤胸胁作痛。

同没药、牛膝、泽兰、黑豆、蒲黄、五灵脂、延胡索、牡丹皮、山楂,治产后儿枕作痛。

入一切膏药,能消毒止痛。

《灵苑方》治甲疽胬肉,脓血疼痛不愈:用乳香为末,胆矾烧研,等分傅之,内消即愈。

《山居四要》治玉茎作肿:乳香、葱白等分,捣敷。

《简要济众方》难产催生:用明乳香为末,取母猪血和丸梧子大。每服五丸,酒下。

【简误】痈疽已溃不宜服。诸疮脓多时未宜遽用。

降真香

李珣云:味辛,温,无毒。烧之辟天行时气,宅舍怪异。小儿带之,辟邪恶气。

【疏】降真香,香中之清烈者也,故能辟一切恶气不祥。入药以番舶来者,色较红,香气甜而不辣,用之入药殊胜,色深紫者不良。上部伤,瘀血停积胸膈骨,按之痛,或并胁肋痛,此吐血候也,急以此药刮末,入药煎服之良。治内伤,或怒气伤肝吐血,用此以代郁金,神效。《名医录》云:周崇被海寇刃伤,血出不止,筋骨如断,用花蕊石散不效。军士李高用紫金散掩之,血止痛定,明日结痂如铁,遂愈,且无瘢痕。叩其方,则用紫藤香,瓷瓦刮下研末尔。云即降真之最佳者,曾救万人。

苏合香

味甘,温,无毒。主辟恶,杀鬼精物,温疟、蛊毒、痫痓,痓作痉。**去三虫,除邪,令人无梦魇。久服通神明,轻身长年。**

【疏】苏合香,聚诸香之气而成,故其味甘气温无毒。凡香气皆能辟邪恶,况合众香之气而成一物者乎?其走窍逐邪,通神明,杀精鬼,除魇梦、温疟、蛊毒,宜然矣。亦能开郁。

金樱子

味酸、涩,平、温,无毒。疗脾泄下痢,止小便利,涩精气。久服令人耐寒轻身。

【疏】金樱子得阳气而兼木化,故其味酸涩,气平温无毒。气薄味厚,阴中阳也。入足太阳,手阳明,兼入足少阴经。十剂云:涩可去脱。脾虚滑泄不禁,非涩剂无以固之。膀胱虚寒则小便不禁,肾与膀胱为表里,肾虚则精滑,时从小便出。此药气温味酸涩,入三经而收敛虚脱之气,故能主诸证也。精固则精气日生,而阳气充,骨髓满,故耐寒轻身也。

【主治参互】和芡实粉为丸,名水陆丹,益气补真。

孙真人《食忌》金樱子煎:霜后用竹夹子摘取,入木臼中杵去刺，劈去核。以水洗过捣烂，入大锅水煎，不得绝火，减半滤过，仍煎似稀饧。每服一匙，暖酒调服。活血驻颜，其功不可备述。

【简误】泄泻由于火热暴注者，不宜用。小便不禁，及精气滑脱，因于阴虚火炽而得者，不宜用。

放杖木

味甘，温，无毒。主一切风血。理腰脚，轻身，变白不老。浸酒服之。生温、括、睦、婺山中，树如木天蓼，老人服之，一月放杖，故以为名。

【疏】放杖木得土气以生，故味甘气温无毒。甘入脾而养血，温散风而通行，故主一切风血腰脚为病。变白易老，亦皆血虚不能荣养筋骨，及润毛发所致。甘能补血，血足则发自不白，身轻不老有自来矣。

神农本草经疏卷十三

木部中品

总九十二种，今疏其要者二十六种

桑根白皮叶、耳、椹、灰、枝、黄附　竹叶茹、沥附　吴茱萸　槟榔　栀子　麒麟竭　龙脑香　芜荑　枳壳　枳实　厚朴　茗、苦茶　山茱萸　紫葳　胡桐泪　猪苓　乌药　没药　安息香　仙人杖　海桐皮　大腹皮　合欢　五倍子　天竺黄　密蒙花

桑根白皮

味甘，寒，无毒。主伤中，五劳六极，羸瘦，崩中脉绝，补虚益气，去肺中水气，唾血热渴，水肿腹满胪胀，利水道，去寸白，可以缝金疮。出土上者杀人。

【疏】桑根白皮得土金之气，故味甘气寒而无毒。东垣、海藏俱云兼辛。然甘厚辛薄，降多升少，阳中阴也。入手太阴经。甘以固元气而补不足，辛以泻肺邪之有余，故能止嗽也。凡肺中有水气及肺火有余者宜之。伤中者，中气伤也。五劳者，五脏劳伤也。六极者，六腑之中气极也。羸瘦者，肌肉脱也。崩者中，血脱也。脉绝者，气血两虚之至，故脉不来也。之数者，皆由阴

不足则阳有余,阳有余则火盛而内热,火与元气不两立,火能消物,造化自然也。惟甘也,可以补元气;惟寒也,可以除内热。热除矣,元气生矣,则上来诸证自瘳。故《本经》:终之以补虚益气焉。《别录》:去肺中水气者,即十剂中云:燥可去湿,桑白皮之属是已。吐血热渴者,热伤肺,火炎迫血妄行,溢出上窍,而兼发热作渴也。其主水肿腹满胪胀者,即利水道,除湿补虚之功也。湿热盛则寸白生,消除湿热则虫自不能留也。缝金疮者,甘寒补益,宜于伤损也。

【主治参互】得天麦二冬、款冬花、百部、薄荷、甘草、沙参、贝母、枇杷叶、五味子,为治嗽要药。

得芍药、薏苡仁、木瓜、茯苓、橘皮、赤小豆,为治水肿之神剂。

《经验方》治咳嗽吐血甚者:鲜桑根白皮一斤,米泔浸三宿,刮去黄皮,剉细,入糯米四两,焙干为末。每服一钱,米饮下。

《肘后方》治消渴尿多:入地三尺桑根,剥取白皮,炙黄黑,剉,以水煮浓汁,随意饮之。亦可少入米,勿用盐。

《肘后方》治产后下血:炙桑白皮,煮水饮之。

《经验方》治坠马拗损:桑根白皮五斤,为末,以水五升煎膏,敷之便止。以后亦无宿血,终不发动。

《子母秘方》治小儿重舌:桑根白皮煮汁,涂乳上饮之。

《圣惠方》治小儿流涎,脾热也,胸膈有痰:新桑根白皮捣自然汁饮之,甚效。煎饮亦良。

《圣惠方》治小儿天吊惊痫:取家桑东行根,研汁服。

《千金方》治石痈坚硬不作脓者：桑白皮，阴干为末，烊胶和酒调傅，以软为度。

苏颂：取皮中白汁，主治小儿口疮白漫，拭净，涂之便愈。又涂金刃所伤燥痛，须臾血止，仍以白皮裹之，甚良。

时珍：取汁涂蛇、蜈蚣、蜘蛛伤，有验。

取枝烧沥，治大风疮疥，生眉发。

《子母秘录》治小儿鹅口：桑皮汁，和胡粉涂之。

《圣惠方》治小儿唇肿：桑木汁，涂之即愈。

《摘玄方》治破伤中风：桑沥、好酒，对和温服，以醉为度。醒服消风散。

【简误】肺虚无火，因寒袭之而发咳嗽者，勿服。

桑叶：主除寒热出汗。汁解蜈蚣毒。

【疏】叶《本经》：无气味。详其主治，应是味甘气寒性无毒。甘所以益血，寒所以凉血，甘寒相合，故下气而益阴，是以能主阴虚寒热，及因内热出汗。其性兼燥，故又能除脚气水肿，利大小肠。原禀金气，故又能除风。经霜则兼得天地之清肃，故又得能明目而止渴。发者，血之余也，益血故又能长发，凉血故又止吐血。合痈口，罨穿掌，疗汤火，皆清凉补血之功也。

【主治参互】四月采桑叶，酒拌，九蒸九曝，为末，胡麻或黑芝麻去壳，九蒸九曝，另磨如泥，各等分，炼蜜和为丸。每五六钱，空心饥时白汤下。能益气血，袪风。仙家饵之，为引年止饥之要药。

《普济方》治青盲洗法：昔武胜军宋仲孚，患此二十年，用此法二年,目明如故。摘青桑叶晒干,逐月按日就地上烧存性,每以一合于瓷器内煎,减二分,倾出澄清,温热洗目,至百度,屡试有验。正月初八,二月初八,三月初六,四月初四,五月初六,六月初二,七月初七,八月二十九,九月十二,十月十三,十一月初二,十二月三十。

《集简方》治风眼下泪:腊月不落桑叶,煎汤,日日温洗。或入芒硝。

《千金方》治头发不长:用桑叶、麻叶,煮泔水,沐之七日,可长数尺。

《圣济总录》治吐血不止:晚桑叶焙干研,凉茶服三钱,只一服止,后用补肝肺药。

《直指方》治痈口不敛。经霜黄桑叶,为末傅之。

《通玄论》治穿掌肿毒:新桑叶研烂,罨之即愈。

《医学正传》治汤火伤疮。经霜桑叶烧存性,为末,油和敷之,三日愈。

桑耳:味甘,有毒。黑者,主女子漏下赤白沃,血病症瘕积聚,阴痛,阴阳寒热,无子,疗月水不调。其黄熟陈白者,止久泄,益气,不饥。其金色者,治癖饮,积聚,腹痛,金疮。

桑耳煅存性,研细,香附、童便炒黑,研细,每用桑耳灰二分,香附三分,淡醋汤空心调服。治血崩奇效,过于他木耳。

桑椹:味甘,寒,无毒。单食,止消渴。陈藏器:利五藏、关节,通血气,久服不饥,安魂镇神,令人聪明,变白不老。多收曝干,为末,蜜丸,日服。时珍:捣汁饮,解中酒毒。酿酒服,利水气消肿。一名文武实。

【疏】桑椹者，桑之精华所结也。其味甘，其气寒，其色初丹后紫，味厚于气。合而论之，甘寒益血而除热，其为凉血补血益阴之药无疑矣。消渴由于内热津液不足，生津故止渴。五脏皆属阴，益阴故利五脏。阴不足则关节之血气不通，血生津满，阴气长盛，则不饥而血气自通矣。热退阴生则肝心无火，故魂安而神自清宁，神清则聪明内发，阴复则变白不老。甘寒除热，故解中酒毒。性寒而下行利水，故利水气而消肿。皆自然之道也。

【主治参互】寇宗奭曰：《本经》言桑甚详，独遗乌椹。然桑之精英，尽在于此。采摘微研，以布滤汁，石器熬成稀膏，量多少入蜜熬稠，贮瓷器中，每抄一二钱，食后、夜卧以沸汤点服。治服金石药发热口渴，生精神，及小肠热甚。

仙方：日干为末，蜜和丸，酒服亦良。

《四时月令》云：四月宜饮桑椹酒，能理百种风热。其法用桑椹汁三斗，重汤煮至一斗半，入白蜜二合，酥油一两，生姜汁一合，煮令得所，瓶收。每服一合，和酒饮之。亦可以汁熬烧酒藏之，经年味愈佳。

《普济方》治水肿胀满，水不下则满溢，水下则虚竭还胀，十无一活，宜用桑椹酒治之：桑白皮切，以水二斗，煮汁一斗，入桑椹再煮，取五升，以糯米饭五升，酿酒饮。

《保命集》治瘰疬结核，文武膏：用文武实，即桑椹子二斗，黑熟者，以布取汁，银石器熬成膏，每白汤调服一匙，日三服。

《千金方》治小儿赤秃：桑椹子取汁，频服。《圣济录》治小儿白秃：黑椹，入罂中，曝三七日，化为水，洗之三七日，神效。

《集简方》治阴证腹痛：桑椹绢包风干，过伏天，为细末。每服三钱，热酒下，取汗。

【简误】甘寒带滑，故润而下行，脾胃虚寒作泄者，勿服。

桑柴灰：味辛，寒，有小毒。淋取汁，与冬灰等分，同灭痣疵黑子，蚀恶肉。煮赤小豆食，大下水胀。傅金疮，止血生肌。

桑霜：即灰汁，以桑皮绵纸衬淘箩底，用滚水淋下，瓷器盛之，重汤煮干，别名木硇。能钻筋透骨，为傅痈疽，拔疔，引诸散毒药攻毒之要品。

得丹砂、雄黄、乳香、没药、牛黄、龙脑香、红白药子、白及、白敛，傅一切肿毒，止痛追毒有奇效。

得铁锈、蟾酥，可拔疔。

枝：味苦，平，性不冷不热。主遍体风痒干燥，火气脚气风气，四肢拘挛，上气眼晕，肺气咳嗽，消食，利小便。疗痈疽后渴，嫩条细捣一升，熬香煎饮。亦无禁忌。久服，终身不患偏风。

《圣惠方》治紫白癜风。桑枝十斤，益母草三斤，水五斗，慢煮至五升，去滓，再煎成膏，每卧时温酒调服半合，以愈为度。

桑黄：气味与白皮同。其除肺热之功，殆又过之。山家老桑树多生，湖桑少见。

同天门冬、百部、山栀、枇杷叶，治赤鼻有神。

竹叶

味辛,平,大寒,无毒。主胸中痰热,咳逆上气。

【疏】竹叶禀阴气以生,《本经》:味辛平,气大寒无毒。甄权言甘寒。气薄味厚,阴中微阳,降也。入足阳明,手少阴经。阳明客热则胸中生痰,痰热壅滞则咳逆上气,辛寒能解阳明之热结,则痰自消,气自下,而咳逆止矣。仲景:治伤寒发热大渴,有竹叶石膏汤,无非假其辛寒散阳明之邪热也。

【主治参互】煎汤调酸枣仁炒熟末五钱,临卧服,治心虚不得眠。

同麦门冬、酸枣仁、远志、丹参、茯神、丹砂、犀角,治心经蕴热,虚烦不眠。

入白虎汤治伤寒烦热,大渴引饮。

《肘后方》治时行发黄:竹叶五升,小麦七升,石膏三两,水一斗半,煮取七升,细服,尽剂愈。

淡竹茹

味甘,微寒,无毒。主呕啘,温气寒热,吐血,崩中。

【疏】竹茹虽与竹叶同本,然竹茹得土气多,故味带甘,气微寒无毒。入足阳明经。经曰:诸呕吐酸水,皆属于热。阳明有热则为呕啘,温气寒热,亦邪客阳明所致,甘寒解阳明之热则邪气退而呕啘止矣。甘寒又能凉血清热,故主吐血崩中,及女劳复也。

【主治参互】同木瓜、橘皮、麦门冬、枇杷叶、人参、芦根汁、石斛,治胃虚有热,呕啘不止。

《活人书》治伤寒愈后交接,妇劳复,头痛身热,耳鸣口渴,腰骨痛,男子卵肿股痛:竹皮一升,水三升,煮五沸,服汁。

又方,治妇人大病初愈,有所动劳,致热气冲胸,手足搐搦拘急,如中风状:淡竹青茹半斤,栝楼二两,水二升,煎一升,分二服。

【简误】胃寒呕吐,及感寒挟食作吐,忌用。

淡竹沥

味甘,大寒,无毒。疗暴中风痹,胸中大热,止烦闷,消渴,劳复。

【疏】竹沥,竹之津液也。经云:大寒,亦言其本性耳。得火之后,寒气应减,性滑流利,走窍逐痰,故为中风家要药。凡中风之证,莫不由于阴虚火旺,煎熬津液,结而为痰,壅塞气道,不得升降,热极生风,以致猝然僵仆,或偏痹不仁。此药能遍走经络,搜剔一切痰结,兼之甘寒能益阴而除热,痰热既祛则气道能利,经脉流转,外证自除矣。其主胸中大热,止烦闷者,取其甘寒清热益阴之功耳。观古人以竹沥治中风,则知中风未有不因阴虚痰热所致。不然,如果外来风邪,安得复用此甘寒滑利之药治之哉?

【主治参互】同贝母、栝楼仁、霞天膏、白芥子、苏子、橘红、郁金、童便、麦门冬,治似中风口眼㖞斜,语言蹇涩,或半身不遂等证。

《千金方》治中风口噤：竹沥加姜汁，日日饮之。

《梅师方》治产后中风口噤，身直面青，手足反张：以竹沥饮一二升，即苏。

《外台秘要》治破伤中风：凡闪脱折骨诸疮，慎不可当风用扇，中风则发痉口噤项急，杀人。亟饮竹沥二三升。忌饮食及酒。

《千金方》小儿伤寒：淡竹沥、葛根汁各六合，细细与服。

《至宝方》小儿狂语，夜后便发，竹沥夜服二合。

《产宝方》妇人胎动，妊娠因夫所动，困绝：以竹沥饮一升，立愈。

《梅师方》孕妇子烦：茯苓二两，竹沥一升，水四升，煎二升，分三服。

《千金方》：时气烦躁，五六日不解。青竹沥半盏，煎热，数数饮之。覆取微汗。

李绛《兵部手集》：咳嗽肺痿，大人小儿咳逆短气，胸中吸吸，咳出涕唾，嗽出臭脓：用淡竹沥一合，服之日三五次，以愈为度。

【简误】寒痰、湿痰，及饮食生痰，不宜用。

吴茱萸

味辛，温、大热，有小毒。主温中，下气，止痛，咳逆寒热，除湿血痹，逐风邪，开腠理，去痰冷，腹内绞痛，诸冷实不消，中恶心

腹痛，逆气，利五藏。

【疏】吴茱萸禀火气以生，故其味辛气温，有小毒。甄权：辛苦大热。气味俱厚，阳也。入足阳明、太阴，兼入足少阴、厥阴经。凡脾胃之气，喜温而恶寒，寒则中气不能运化，或为冷实不消，或为腹内绞痛，或寒痰停积，以致气逆发咳，五脏不利。辛温暖脾胃而散寒邪，则中自温，气自下，而诸证悉除。其主除湿血痹，逐风邪者，盖以风、寒、湿之邪多从脾胃而入，脾胃主肌肉，为邪所侵，则腠理闭密而寒热诸痹所从来矣。辛温走散开发，故能使风、寒、湿之邪从腠理而出，中恶腹痛，亦邪恶之气干犯脾胃所致，入脾散邪则腹痛自止矣。

【主治参互】仲景吴茱萸汤：治少阴病，吐利，手足逆冷，烦躁欲死者，吴茱萸一斤，人参二两，生姜六两，大枣十二枚劈，四味以水七升，煮二升，去滓温服七合，日三服。厥阴干呕吐涎沫、头痛者，同此方。

又，当归四逆加吴茱萸汤，治厥阴证，手足厥冷，脉细欲绝，其人内有久寒者：当归三两，芍药三两，炙甘草二两，通草二两，桂枝三两，细辛三两，生姜半斤，吴茱萸二升，大枣二十五枚，以水六升，清酒六升，同煮取五升，去滓，分五服。

《食疗》治冬月感寒：吴茱萸五钱，煎汤，服之取汗。

《圣惠方》治阴毒伤寒，四肢逆冷：用吴茱萸一升，酒拌湿，绢袋二个包，蒸极热，更互熨足心。候气透，痛亦即止，累有效。

《肘后方》治寒疝往来：吴茱萸一两，生姜半两，清酒一升，煎，分温服。

《圣惠方》治食已吞酸，胃虚冷者：吴茱萸汤泡七次，焙，干姜等分，为末，汤服一钱。

孙氏《仁存方》治多年脾泄，老人多此，谓之水土同化：吴茱萸三钱泡，入水煎汁，入盐少许，通口服。盖茱萸能暖膀胱，水道既清，大肠自固，他药虽热，不能分解清浊也。

《和剂局方》戊己丸：治脾胃受湿，下痢赤白，腹痛，米谷不化：吴茱萸、黄连、白芍药各一两，同炒为末，蒸饼丸梧子大。每服二三十丸，米饮下。

【简误】阳厥似阴，手足虽逆冷，而口多渴，喜饮水，大小便秘结，小便或通，亦赤涩短少，此火极似水，守真所谓禁栗如丧神守，皆属于火之谓耳。此与桂、附、干姜之类同忌。呕吐吞酸，属胃火者不宜用，咳逆上气，非风寒外邪及冷痰宿水所致，不宜用。腹痛属血虚有火者，不宜用。赤白下痢，病名滞下，因暑邪入于肠胃，而非酒食生冷，停滞积垢者，不宜用。小肠疝气，非骤感寒邪，及初发一二次者，不宜用。霍乱转筋，由于脾胃虚弱冒暑所致，而非寒湿生冷干犯肠胃者，不宜用。一切阴虚之证，及五脏六腑有热无寒之人，法所咸忌。

槟榔

味辛，温，无毒。主消谷，逐水，除痰癖，杀三虫，伏尸，疗寸白。

【疏】槟榔得天之阳气，地之金味，故味辛气温无毒。大明言涩，元素言苦，以其感盛夏之火气耳。气薄味厚，阳中微阴，降也。入手、足阳明经。夫足阳明为水谷之海，手阳明为传道之官，二经相为贯输，以运化精微者也。二经病则水谷不能以时消化，羁留而成痰癖，或湿热停久则变生诸虫。此药辛能散结破滞，苦能下泄杀虫，故主如上诸证也。甄权：宣利五脏六腑壅滞，破胸中气，下水肿，治心痛积聚。日华子：下一切气，通关节，利九窍，健脾调中，破症结。李珣：主贲豚气，五膈气，风冷气，脚气，宿食不消。皆取其辛温走散，破气坠积，能下肠胃有形之物耳。

【主治参互】同草果、枳实、橘皮，治食疟。加三棱、蓬莪、砜红、红曲、山楂、麦蘖，消一切坚硬肉食，及诸米面、生冷、食积成块作痛。

同黄连、扁豆、莲肉、橘红、白芍药、红曲、乌梅、葛根、枳壳，治滞下后重。

同雷丸、使君子、白芜荑、芦荟、肉豆蔻、胡黄连，治小儿疳蛔。

同楝根、鹤虱、锡灰、薏苡根、贯众、乌梅，治一切寸白虫。

同苍术、草果、青皮、甘草，治山岚瘴气发疟。

《直指方》心脾作痛：鸡心槟榔、高良姜各一钱半，陈米百粒，同以水煎，服之。

《广利方》脚气冲心，闷乱不识人：用白槟榔十二分，为末，分二服，空心暖小便调下，日二服。

《十便良方》虫痔里急：槟榔为末，每日空心以白汤调二钱。

《千金方》寸白虫病：槟榔二七枚，为末。先以水二升半煮槟榔片，取一升，空心调末方寸匕服之，经日虫尽出。未尽再服，以尽为度。

【简误】槟榔性能坠诸气，至于下极，病属气虚者忌之。脾胃虚，虽有积滞者不宜用。下利，非后重者不宜用。心腹痛，无留结及非虫攻咬者不宜用。凡病属阴阳两虚，中气不足，而非肠胃壅滞，宿食胀满者，悉在所忌。

栀子

味苦，寒、大寒，无毒。主五内邪气，胃中热气，面赤酒皰皶鼻，白癞赤癞，疮疡。疗目热赤痛，胸心大小肠大热，心中烦闷。

【疏】栀子感天之清气，得地之苦味，故其性无毒。气薄而味厚，气浮而味沉，阳中阴也。入手太阴、手少阴、足阳明经。少阴为君主之官，邪热客之，则五脏皆失所主。清少阴之热，则五内邪气自去，胃中热气亦除。面赤酒皰皶鼻者，肺热之候也。肺主清肃，酒热客之，即见是证，于开窍之所延及于面也。肺得苦寒之气则酒热自除，而面鼻赤色皆退矣。其主赤白癞疮疡者，即诸痛痒疮疡，皆属心火之谓。疗目赤热痛，及胸心大小肠大热，心中烦闷者，总除心肺二经之火热也。此药味苦气寒，泻一切有余之火，故能主如上诸证。

【主治参互】仲景治伤寒汗、吐、下后，虚烦不得眠，及心中懊憹者，有栀子豉汤：用栀子十四枚，香豉四合，水煎服。

入茵陈大黄汤，治伤寒湿热发黄，腹胀：栀子十四枚，茵陈六两，大黄三两，水一斗，先煮茵陈，减六升，内二味，煮取三升。分三服，小便当利，尿如皂角汁状，正赤，一宿腹减，黄从小便出也。

同甘草、黄檗，为栀子檗皮汤，亦治发黄身热。

同厚朴、枳实，为栀子厚朴汤。治伤寒下后心烦，腹满卧起不安者，得吐即愈。

同鼠矢作汤，治大病后劳复，小便不利者，小便利即愈。已上皆仲景法。

同连翘、麦门冬、竹叶、灯心草、生甘草、黄连，能泻心经有余之火。加赤茯苓、木通、滑石、泽泻，泻小肠火。

同桑黄或桑白皮、黄芩、甘草、桔梗、五味子、干葛，治酒热伤肺，发出鼻皶。

同茵陈蒿、滑石、车前子、秦艽、黄连、连钱草、苜蓿，治酒热发黄。

《梅师方》治热病后劳复，及因交接后发动，欲死不能语者：栀子三十枚，水三升，煎一升服，令微汗。

《救急方》治汤烫火伤：栀子末，和鸡子清浓涂之。

丹溪方：治胃脘火痛，山栀七枚炒，水一盏，煎七分，入生姜汁饮之，立止。

【简误】栀子禀至苦大寒之气，苦寒损胃而伤血。凡脾胃虚弱者忌之，血虚发热者忌之。性能泻有余之火，心肺无邪热者不宜用。小便不通，由于膀胱虚，无气以化，而非热结小肠者，不宜用。疮疡因气血虚不能收敛，则为久冷败疮，非温暖补益之剂则不愈。此所谓既溃之后，一毫寒药不可用是也。世人又以治诸血证，不知血得热则行，得寒则凝，瘀血凝结于中，则反致寒热，或发热劳嗽,饮食减少,为难疗之病。凡治吐血,法当以顺气为先,盖血随气而行,气降则火降,火降则血自归经,不求其止而止矣。此治疗之要法,不可违也。

麒麟竭

味甘、咸,平,有小毒。主五藏邪气,带下,止痛,破积血,金疮生肉。旧与紫铆同条,今分出。

【疏】麒麟竭禀土气而兼水化,故味甘咸,气平无毒。《丹房鉴源》云:禀于荧惑之气,生于汤石之阴,其色赤象火而味咸,则得阴气也。气薄味厚,阴也,降也。入足厥阴,手少阴经。甘主补,咸主消,散瘀血,生新血之要药。故主破积血,金疮止痛生肉。主五脏邪气者,即邪热气也。带下者,湿热伤血分所致也。甘咸能凉血除热,故悉主之。苏恭:主心腹卒痛。李珣:以之治伤折打损,一切疼痛,血气搅刺,内伤血聚者,诚为此耳。此药产外国,极难得真者。理伤折有夺命之功。

【主治参互】同乳香、没药、自然铜、麻皮灰、狗头骨煅存性、䗪虫、黄荆子、骨碎补,治一切打扑损伤。

同发灰、乳香、没药、片脑、轻粉、象牙末、红粉霜,为细末,掺一切金疮及肿毒,生肌止痛。

《广利方》金疮出血,麒麟竭末,傅之立愈。

《医林集要》产后血冲,心胸喘满,命在须臾:用血竭、没药各一钱,研,童便和酒调服。

《究原方》收敛疮口:血竭末一字,龙脑少许,大枣烧灰半钱，同研，津调涂之。

《摘玄方》胸中血块：血竭、没药各一两，滑石、牡丹皮各一两，同煮过，为末，醋糊丸梧子大，空心服之。

《医林集要》嵌甲疼痛，血竭末傅之。

【简误】凡使，勿用海母血，真相似，只是味咸并腥气。麒麟竭味微咸甘，似栀子气也。又云：嚼之不烂，如蜡者为上。凡血病无瘀积者，不必用。日华子云：此药性急，不可多使，却引脓。用时勿与众药同研，化作飞尘也。

龙脑香

味辛、苦，微寒，一云温平，无毒。主心腹邪气，风湿积聚，耳聋，明目，去目赤浮翳。

【疏】龙脑香禀火金之气以生。《本经》：味辛苦，气微寒无毒。其香为百药之冠。凡香气之甚者，其性必温热。李珣言温，元素言热，是矣。气芳烈，味大辛，阳中之阳，升也，散也。性善走窜开窍，无往不达。芳香之气，能辟一切邪恶，辛热之性，能散一切风湿，故主心腹邪气及风湿积聚也。耳聋者，窍闭也，开窍则耳自聪。目赤浮翳者，火热甚也，辛温主散，能引火热之气自外而出，则目自明，赤痛浮翳自去，此从治之法也。《别录》：又主妇人难产者，取其善走、开通关窍之力耳。

【主治参互】同乳香、没药、雄黄、红药子、乌鸡骨、白及、白敛、桑、卤碱、牛黄，傅一切疔肿痈疽，神效。

《圣济总录》目生浮翳：龙脑为末，日点三五度。

《御药院方》头目风热上攻：用龙脑末半两，南蓬砂末一两，频嗜两鼻。

濒湖《集简方》风热喉痹：灯心一钱、黄檗五分，并烧存性，白矾七分煅过，片脑三分，为末。每以一二分吹患处。此陆一峰家传绝妙方也。

又方：鼻中息肉垂下者，用片脑点之自入。

《夷坚志》伤寒舌出过寸者：梅花片脑半分，为末掺之，随手而愈。

又方：中风牙噤，无门下药者，开关散揩之。五月五日午时，用龙脑、天南星，等分为末，每以一字揩齿二三十遍，其口自开。

《经验方》痘疮狂躁，心烦气喘，妄语，或见鬼神，疮色赤未透者：用龙脑一钱，细研，旋以猪心血丸芡子大。每服一丸，紫草汤下。少时心神便定，得睡发疮。

《总微论》用猿猪第二番血清半杯，紫草汁半杯，和匀，入龙脑一分，温服。良久下瘀血一二行，疮即红活。此治痘疮黑靥恶候，医所不治者，百发百中。

【简误】宗奭云：此物大通利关膈热塞，大人小儿风涎闭塞，及暴得惊热，甚为济用，然非常服之药。震亨云：龙脑属火，世知其寒而通利，未达其热而轻浮飞越。喜其香而贵重，动辄与麝同为桂、附之助。然人之阳易动，阴易亏，不可不思。杲曰：龙脑入骨，风病在骨髓者，宜用之为引经。若风在血脉肌肉，辄用脑、麝，反引风入骨髓，如油入面，莫之能出也。观三公之言，则龙脑之为害可知。凡中风，非外来之风邪，乃因气血虚而病者忌之。

小儿吐泻后成惊者，为慢脾风，切不可服。急惊属实热可用，慢惊属虚寒不可用。眼目昏暗，属肝肾虚者不宜入点药，设误点之，必致昏暗难疗。

芜荑

味辛，平，无毒。主五内邪气，散皮肤骨节中淫淫温行毒，去三虫，化食，逐寸白，散肠中嗢嗢喘息。

【疏】芜荑禀金气而生于春阳之令。《本经》：味辛，气平无毒。甄权：加苦。李珣：加温。详其功用应是苦辛温平之药。非辛温则不能散五脏皮肤骨节中邪毒气，非苦平则不能去三虫，化食，逐寸白，疗肠中嗢嗢喘息。然察其所主，虽能除风淫邪气之为害，而其功则长于走肠胃，杀诸虫，消食积也。故小儿疳泻冷痢为必资之药。

【主治参互】同肉豆蔻、胡黄连、芦荟、使君子、青黛、五谷虫、雷丸、槟榔、橘皮，治小儿疳热泻痢，及腹大羸瘦面黄，好吃泥土。

《本事方》制杀诸虫：生芜荑、生槟榔各四两，为末，蒸饼丸如梧子。每服二十丸，白汤下。

钱氏《小儿直诀》疳热有虫瘦悴，久服充肌。用芜荑一两，黄连一两，为末，猪胆汁七枚，和入碗内，饭上蒸之，一日蒸一次，九蒸，乃人麝香半钱，汤浸蒸饼，和丸绿豆大。每服五七丸，至二十丸，米饮下。

《危氏得效方》虫牙作痛：以芜荑仁，安蛀孔中及缝中，甚效。

入药用大者，小者即榆荚，不堪入药。

除痔证杀虫外，他用甚稀，故不著“简误”。

枳壳

味苦、酸，微寒，无毒。主风痒麻痹，通利关节，劳气咳嗽，背膊闷倦，散留结，胸膈痰滞，逐水消胀满，大肠风，安胃止风痛。

【疏】枳壳气味所主，与枳实大略相同，但枳实形小，其气全，其性烈，故善下达，如少年猛悍之将，勇往直前，而一无回顾者也。枳壳形大，其气散，其性缓，故其行稍迟，是以能入胸膈肺胃之分，及入大肠也。其主风痒麻痹，通利关节，止风痛者，盖肺主皮毛，胃主肌肉，风、寒、湿入于二经，则皮肤瘙痒，或作痛，或麻木。此药有苦泄辛散之功，兼能引诸风药入于二脏，故为治风所需。风邪既散，则关节自然通利矣。其疗劳气咳嗽，背膊闷倦者，盖亦指风寒郁于上焦，则肺气滞而为闷倦咳嗽。经曰：肺苦气上逆，急食苦以泄之。枳壳味苦能泄至高之气，故主之也。又肺与大肠为表里，风邪入肺则并入大肠，风热相搏而为肠风下血，苦寒下泄之气，则血热清而风自除矣。其主散留结、胸膈痰滞，逐水消胀满，安胃，诸证悉与枳实相同，第其气稍缓耳。

【主治参互】同苏子、橘皮、桔梗、木香、白豆蔻、香附，治上焦壅气胀满因于寒。

同黄连、槐花、干葛、防风、荆芥、芍药、黄芩、当归、生地黄、地榆、侧柏叶，治肠风下血初起者，神效。

同荆芥、苦参、防风、苍耳草、败蒲，煎汤沐浴，治风疹作痒。

同槟榔、芍药、黄连、升麻、葛根、甘草、红曲、滑石，治滞下里急后重。

得人参、麦冬，治气虚大便不快。

同肉桂，治右胁痛。

【简误】枳壳泄肺，能损至高之气，肺气虚弱者忌之。脾胃虚，中气不运，而痰壅喘急者忌之。咳嗽不因于风寒入肺气壅者，服之反能作剧。咳嗽阴虚火炎者，服之立致危殆。一概胎前产后，咸不宜服。今世多用以治妇人胎气不安，或至八九月为易产之剂，动辄资用。殊不知妇人怀孕，全赖气血以养胎，气血充足则胎自易产。且娠妇至八九月，精神困倦，四肢软弱，饮食减少，动息喘促何？莫非虚弱之证，而更用此耗散之药耶？正经所谓损不足而虚其虚，岂不大谬哉！古方有瘦胎饮者，为湖阳公主而设，以彼奉养太过，其气必实，故用此以耗其有余之气，则胎易产。今人不知古人立方之意，一概滥施。误甚！误甚！

枳实

味苦、酸，寒、微寒，无毒。主大风在皮肤中，如麻豆苦痒，除寒热结，止痢，长肌肉，利五藏，益气轻身，除胸胁痰癖，逐停水，破结实，消胀满，心下急痞痛，逆气胁风痛，安胃气，止溏泄，明目。

【疏】枳实感天地苦寒之气以生，故其味苦，气寒无毒。《别录》、雷公加酸，甄权加辛。察其功用，必是苦为最，而酸辛次之。气味俱厚，阴也。入足阳明太阴经。细详神农主治，与本药气味大不相侔，究其所因，必是枳壳所主。盖二物古文原同一条，后人分出时误入耳。其《别录》所主除胸胁痰癖，逐停水，破结实，消胀满，心下急痞痛，逆气胁风痛，安胃气，止泄泻者，是其本分内事，皆足阳明、太阴受病。二经气滞则不能运化精微，而痰癖、停水、结实、胀满所自来矣。胃之上口名曰贲门，贲门与心相连，胃气壅则心下亦自急痞痛，邪塞中焦，则升降不舒而气上逆。肝木郁于地下，则不能条达而胁痛，得其破散冲走之力，则诸证悉除。所以仲景下伤寒腹胀实结者，有承气汤；胸中痞痛者，有陷胸汤。洁古：疗心下痞满者，有枳术丸。壅滞既去，则胃气自安，而溏泄亦止矣。末云明目者，经曰：目得血而能视。气旺乃能生血，损气破散之性岂能明目哉？无是理也。

【主治参互】同三棱、蓬莪、青皮、槟榔，为消磨坚积之剂，然须能食、脾胃健者宜之。

同白术、橘皮、厚朴、甘草、砂仁为枳术丸，治心下痞满因于食。

入陷胸汤，治伤寒寒热结胸。

入大小承气汤，治伤寒热邪入里，结实胀满，痛不可当，数日不更衣者。

【简误】此药性专消导，破气损真。观朱震亨云：泻痰有冲墙倒壁之力，其为勇悍之气可知。凡中气虚弱，劳倦伤脾，发为痞满者，当用补中益气汤，补其不足则痞自除，此法所当忌也。胀满非实邪结于中下焦，手不可按，七八日不更衣者，必不可用。挟热下痢，亦非燥粪留结者，必不可用。伤食停积，多因脾胃虚，不能运化所致，慎勿轻饵。如元气壮实有积滞者，不得已用一二剂，病已即去之。即洁古所制枳术丸，亦为脾胃有积滞者设，积滞去则脾胃自健。故谓之益脾胃之药，非消导之外，复有补益之功也。时医不识病之虚实，药之补泻，往往概施，损人真气，为厉不浅。设误投之，虽多服参耆补剂，亦难挽其刻削之害也。世人多蹈其弊，故特表以为戒。

厚朴

味苦，温、大温，无毒。主中风伤寒，头痛寒热惊悸，气血痹，死肌，去三虫，温中益气，消痰下气，疗霍乱，及腹痛胀满，胃中冷逆，胸中呕不止，泄痢，淋露，除惊，去留热，心烦满，厚肠胃。

【**疏**】厚朴禀地二之气以生，兼得乎春阳之气而成，故其味苦，其气温。甄权：苦辛大热。应是辛热苦温之药。辛热太过，则其性宜有毒，以其得阳气之正，故无毒耳。气味俱厚，阳中之阴，降也。入足太阴、手足阳明经。其主中风伤寒，头痛寒热，气血痹，死肌者，盖以风寒外邪伤于阳分，则为寒热头痛。风、寒、湿入腠理，则气血凝涩而成痹，甚则肌肉不仁。此药辛能散结，苦能燥湿，温热能祛风寒，故悉主之也。《别录》：又主温中，消痰，下气，疗霍乱及腹痛胀满，胃中冷逆，胸中呕不止，泄痢，心烦满者何？莫非肠胃气逆壅滞，及痰饮留结，饮食生冷所致。得此下泄开通，温热暖胃，则诸证不求其止而止矣。至于淋露，虽属下焦为病，然多因胃家湿热下流，三虫亦肠胃湿热所生，苦能燥湿杀虫，故亦主之也。《本经》又主惊悸，及《别录》：除惊去留热者,皆非其所宜。惊悸属心虚,于脾胃绝无相干。气味大温之药,又岂能去留热哉?至益气,厚肠胃,盖亦指邪气去,正气自益之谓,积滞消,肠胃自厚之意耳。非消散之外,复有补益之功也。用者详之。

【主治参互】同陈皮、枳壳、麦糵、草果、山楂、砂仁、矾红,治伤食腹胀。

同橘皮、黄连、甘草、苍白术、葛根,治湿热作泻。

同槟榔、木香、黄连、滑石、橘皮、甘草、白芍药,治滞下初起。

同白术、人参、白芍药、茯苓,消腹胀。

佐生姜、橘皮、藿香、砂仁、半夏,止胃寒呕吐。

同三棱、蓬莪、槟榔、人参、青皮,治积年冷癖坚块。

同苍术、橘皮、甘草,为平胃散,治胸中敦厚之气,使饮食倍增。

《圣惠方》治痰壅呕逆,心胸满闷,不下饮食:用厚朴一两,姜汁炙黄为末,米饮调下二钱匕。

张仲景《金匮》方治腹胀脉数,厚朴三物汤:用厚朴半斤,枳实五枚,以水一斗二升,煎取五升,入大黄四两,再煎取三升,温服一升。转动更服,不动勿服。

又,七物厚朴汤,治腹痛胀满:用厚朴半斤,甘草、大黄各三两,枣十枚,枳实五枚,桂二两,生姜五两,以水一斗,煎取四升,温服八合,日三。呕者加半夏五合。

【简误】厚朴气味辛温,性复大热,其功长于泄结散满,温暖脾胃。一切饮食停积,气壅暴胀,与夫冷气逆气,积年冷气入腹,肠鸣虚吼，痰饮吐沫，胃冷呕逆，腹痛泄泻，及脾胃壮实之人偶感风寒，气实人误服参耆致成喘胀，诚为要药。然而性专消导，散而不收，略无补益之功。故凡呕吐不因寒痰冷积，而由于胃虚火气炎上；腹痛因于血虚脾阴不足，而非停滞所致；泄泻因于火热暴注，而非积寒伤冷；腹满因于中气不足，气不归元，而非气实壅滞；中风由于阴虚火炎，猝致僵仆，而非西北真中寒邪；伤寒发热头疼而无痞塞胀满之候；小儿吐泻乳食，将成为慢惊；大人气虚血槁见发膈证；老人脾虚不能运化，偶有停积；娠妇恶阻，水谷不入；娠妇胎升眩晕，娠妇伤食停冷，娠妇腹痛泻痢，娠妇伤寒伤风，产后血虚腹痛，产后中满作喘，产后泄泻反胃，以上诸证，法所咸忌。若误投之，轻病变重，重病必危。世人不究其原，一概滥用，虽或一时未见其害，而清纯冲和之气，默为之耗矣，可不慎哉！

茗、苦茶

茗味苦，微寒，无毒。主瘘疮，利小便，去痰热渴，令人少睡。

苦茶：主下气消食。

【疏】茗禀土中之清气，兼得春初生发之意，《本经》：味甘，气微寒，无毒。藏器言苦，然亦有不苦者。气薄味厚，阴中微阳，降也。入手太阴、少阴经。太阴为清肃之脏，喜凉而恶热，热则生痰而津液竭，故作渴也。瘘疮者，大肠积热也。小便不利者，小肠热结也。甘寒入心肺而除热则津液生，痰热解，脏气既清，腑病不求其止而止矣。令人少睡者，盖心藏神，神昏则多睡，清心经之热,则神常自惺寂,故不寐也。下气消食者,苦能下泄,故气下火降而兼涤除肠胃,则食自消矣。

【主治参互】同黄连、酸枣仁生用、通草、莲实,治多睡好眠。

同当归、川芎、乌梅、黑豆、生地黄、土茯苓、甘菊花,治头痛因于血虚有火者。

《直指方》热毒下痢:蜡茶为末,蜜水煎服,白痢以姜汁同水煎服。两三服即愈。

【简误】凡茶之种类极多,方宜大异,要皆以味甘不涩,气芬如兰,摘于夏前者为良。夫茶禀天地至清之气,生于山谷硗瘠砂土之中,不受纤芥秽滓,专感云露之气以为滋培,故能涤肠胃一切垢腻,宁非木中清贵之品哉!昔人多以其苦寒不利脾胃,及多食发黄消瘦之说,此皆语其粗恶苦涩,品质最下者言之耳。昔雅州蒙山出一种茶,服四两即为地仙,岂有味甘气芬者,饮之反致疾耶?但苦涩野气,叶瘘茎枯,非道地所产者,服之不利心脾,故不宜饮。酒后不宜用,能成饮证。

山茱萸

味酸,平,微温,无毒。主心下邪气寒热,温中,逐寒湿痹,去三虫,肠胃风邪寒热,疝瘕,头风风气去来,鼻塞,目黄,耳聋,面疱,温中下气,出汗,强阴益精,安五藏,通九窍,止小便利。久服轻身,明目,强力长年。

【疏】山茱萸感天地春生之气,兼得木之酸味,神农气平。《别录》:微温。总言其得春气之正耳。岐伯、甄权加辛。然尝其味，必是酸多辛少。入足厥阴、足少阴经。阳中之阴，降也。其治心下邪气寒热，肠胃风邪寒热，头风风气去来，鼻塞，面皰者，皆肝肾二经所主，二经虚热，故见前证。肝为风木之位，经曰：诸风掉眩，属肝木。此药温能通行，辛能走散，酸能入肝而敛虚热，风邪消散则心下肠胃寒热自除，头目亦清利，而鼻塞、面皰悉愈也。逐寒湿痹者，经曰：邪之所凑，其气必虚。总藉其辛温散结，行而能补也。至于三虫，亦肠胃湿热所生，湿去则虫自除。能温中则气自下，汗自出矣。凡四时之令，春气暖而生，秋气凉而杀，万物之性，喜温而恶寒，人身精气亦赖温暖而后充足。况肝肾在下，居至阴之位，非得温暖之气则孤阴无以生。此药正入二经，气温而主补，味酸而主敛，故精气益而阴强也。精益则五脏自安，九窍自利。又肾与膀胱为表里，膀胱虚寒，则小便不禁；耳为肾之外窍，肾虚则耳聋。肝开窍于目，肝虚则邪热客之而目黄。二经受寒邪则为疝瘕，二脏得补则诸证无不瘳矣。轻身强力长年者，益精安五脏之验也。

【主治参互】同菟丝子、肉苁蓉、巴戟天、鹿茸、牛膝、白胶、车前子、枸杞子、生地黄、沙苑蒺藜、麦门冬，能添精固髓，暖腰膝，益阳道，令人有子。

同人参、五味子、牡蛎、益智子，治老人小便淋沥及遗尿。

同人乳、沙苑蒺藜、熟地黄、人参、麦门冬、牛膝、甘菊花，治脑骨痛。脑为髓之海，髓足则脑痛自除。

同石菖蒲、甘菊花、地黄、黄檗、五味子，治肾虚耳聋。

同杜仲、牛膝、地黄、白胶、山药，治肾虚腰痛。

入六味地黄丸，为肾虚而有湿热者所须。

【简误】命门火炽，强阳不痿者忌之。膀胱热结，小便不利者，法当清利，此药味酸主敛，不宜用。阴虚血热不宜用，即用当与黄檗同加。

紫葳

味酸，微寒，无毒。主妇人产乳余疾，崩中，症瘕，血闭寒热羸瘦，养胎。

【疏】紫葳，即凌霄花也。禀春气以生，故其味酸，气微寒，无毒。花开于夏而色赤，味应带苦，入肝行血之峻药。故主妇人产乳余疾，及崩中，症瘕，血闭寒热羸瘦诸证。至于养胎，决非其性所宜，用者慎之。

【主治参互】同当归、红花、川芎、牛膝、地黄、延胡索、桃仁、苏方木、五灵脂，治壮实妇人经闭。

《普济方》婴儿百日内无故口青不饮乳：同凌霄花、大蓝叶、芒硝、大黄，等分为末，以羊髓和丸梧子大。每研一丸，乳送下，便能吃乳。热者可服，寒者忌之。

【简误】紫葳长于破血消瘀。凡妇人血气虚者，一概勿施。胎前断不宜用。

胡桐泪

味咸、苦，大寒，无毒。主大毒热，心腹烦满，水和服之取吐。又主牛马急黄黑汗，水研三二两灌之，立瘥。

【疏】胡桐泪禀地中至阴之气，而兼水化，故味咸苦，气大寒，无毒。气味俱厚，阴中之阴也。入足阳明经。经曰：热淫于内，治以咸寒。又曰：在高者，因而越之。苦以涌吐，寒以胜热，故主大毒热，心腹烦满，取吐而效也。牛马性热而又犯热病，所以急黄黑汗也，咸寒能除大热，故亦主之。日华子以之治风虫牙齿痛。李珣谓其能治骨槽风，齿䘌。元素言瘰疬非此不能除。皆资其苦能杀虫，咸能入骨软坚，大寒能除极热之用耳。

【主治参互】《圣惠方》牙疼出血：胡桐泪半两，研，入麝香少许，夜夜贴之。

又方，牙疳宣露，脓血臭气者：胡桐泪一两，枸杞根一升。每用五钱，煎水热漱。

《圣济总录》牙齿蠹黑，乃肾虚也。胡桐泪一两，丹砂半两，麝香一分，为末掺之。除口齿药外，他用甚稀，故不著"简误"。

猪苓

味甘、苦，平，无毒。主痎疟，解毒蛊疰不祥，利水道。久服轻身耐老。

【疏】猪苓禀戊土之阳气，得风木之阴气，《本经》谓其味甘，应兼淡苦，其气平而无毒。气味俱薄，降也，阳中阴也。入足太阳、足少阴经。其主痎疟者，疟必由暑，暑必兼湿，淡以利窍，引暑湿之气从小便出，所以分消之也。淡渗之性，故利水道。湿胜则身重，湿去则身轻。利窍之药，必能走泄精气，其曰久服耐老，必无是理矣。解蛊毒疰不祥，义将安出？亦未可尽信也。

【主治参互】入五苓散，为除湿之要药。

佐白芍药、白茯苓、人参、橘皮、术、泽泻，治水肿之属阳分者。

佐白芍药、生地黄、桑寄生、桑根白皮、茯苓、泽泻、琥珀、石斛、薏苡仁、肉桂，治水肿之属阴分者，均为要药。其功长于利水，故善除湿。

【简误】寇宗奭曰：猪苓利水之功多，久服必损肾气，昏人目。洁古曰：淡渗太燥，能亡津液，无湿证勿服。皆确论也。有湿尚宜暂用，久服断乎不可。

乌药

味辛，温，无毒。主中恶心腹痛，蛊毒疰杵鬼气，宿食不消，天行疫瘴，膀胱肾间冷气攻冲背膂，妇人血气，小儿腹中诸虫。

【疏】乌药禀地二之气以生，故味辛气温无毒。然尝其味，亦带微苦，气亦微香。气厚于味，阳也。入足阳明、少阴经。其主中恶心腹痛，疰忤鬼气，天行疫瘴者，皆足阳明受病。阳明开窍于口鼻。凡邪恶鬼忤，与夫疫瘴之气侵入，悉从口鼻而入。此药辛温暖胃，辟恶散邪，故能主诸证也。胃暖则宿食自消，辛散则蛊毒亦解。又肾与膀胱为表里，虚则寒客之而冷气攻冲背膂，辛温能散寒邪，其性又善下走，则冷气攻冲自止也。性温走泄，故复能散妇人血凝气滞，微苦而辛，故又能疗小儿腹中诸虫也。

【主治参互】同沉香、木香、白豆蔻、香附、橘皮、槟榔，治妇人气实，暴气壅胀。

《济生方》治七情郁结，上气喘急：用四磨汤降中兼升，泻中带补。其方以人参、乌药、沉香、槟榔，各磨浓汁七分，煎，细细咽之。

《和剂局方》乌沉汤，治一切气，一切冷，补五脏，调中壮阳，暖腰膝，去邪气，冷风麻痹，膀胱、肾间冷气攻冲背膂，俯仰不利，风水毒肿，吐泻转筋，症癖刺痛，中恶心腹痛，鬼气疰忤，天行瘴疫，妇人血气痛：用天台乌药一百两，沉香五十两，人参三两，炙甘草四两，为末。每服半钱，姜盐汤空心点服。

【简误】乌药辛温散气，病属气虚者忌之。世人多以香附同用，治女人一切气病，不知气有虚有实，有寒有热。冷气暴气用之固宜，气虚气热用之能无贻害耶？以故妇人月事先期，小便短赤，及咳嗽内热，口渴口干舌苦，不得眠，一切阴虚内热之病，皆不宜服。

没药

味苦，平，无毒。主破血止痛，疗金疮，杖疮，诸恶疮，痔漏，卒下血，目中翳晕痛肤赤。

【疏】没药禀金水之气以生，故味苦平无毒。然平应作辛，气应微寒。气薄味厚，阴也，降也。入足厥阴经。凡恶疮痔漏，皆因血热瘀滞而成。外受金刃及杖伤作疮，亦皆血肉受病，血肉伤则瘀而发热作痛。此药苦能泄，辛能散，寒能除热。水属阴，血亦属阴，以类相从，故能入血分散瘀血，治血热诸疮，及卒然下血证也。肝开窍于目，目得血而能视，肝经血热则目为赤痛浮翳，散肝经之血热则目病除矣。

【主治参互】同延胡索、乳香、干漆、鳖甲、琥珀为末，治产后血晕，有神效。

加人参、泽兰、生地、益母草、苏木，作汤送前药。治儿枕痛，及恶露未净，腹痛寒热等证，立效。

同乳香、白及、白敛、紫花地丁、半枝莲、夏枯草、忍冬藤、连翘、甘菊、贝母，治一切痈疽疔肿。

同乳香、当归、牡丹皮、牛膝、续断、川芎、番降香、穿山甲，治内伤胸胁骨痛。

入一切膏药，能消毒止痛长肉。

《御药院方》筋骨损伤：米粉四两炒黄，入没药、乳香末各半两，酒调成膏，摊贴之。

《奇效良方》金刃所伤未透膜者：乳香、没药各一钱，以童子小便半盏，酒半盏，温化服之。

《图经本草》妇人腹痛内伤疠刺：没药末一钱，酒服便止。又治妇人血晕，方同。

《妇人良方》产后恶血：没药、血竭末各一钱，童便、温酒各半盏，煎沸服，良。

《危氏得效方》女人异疾，月事退出，皆作禽兽之形，欲来伤人，先将绵塞阴户，乃顿服没药末一两，白汤调下，即愈。

【简误】孕妇不宜服。凡骨节痛，与夫胸腹胁肋痛，非瘀血停留，而因于血虚者不宜用。产后恶露去多，腹中虚痛者不宜用。痈疽已溃不宜用。目赤肤翳，非血热甚者不宜用。大概其功长于通滞血,血滞则气亦壅,气血壅滞则经络满急,经络满急故发肿作痛,打扑踠跌亦伤经络血分,血气不行故壅滞作肿痛也。没药善通壅滞之血,血行则气亦行,气血流通则肿痛自止矣。故为诸疮痈,及金疮、杖疮、跌扑伤损、腹中血结作痛之要药,而不主诸虚也。

安息香

味辛,苦,平,无毒。主心腹恶气,鬼疰。

【疏】安息香禀火金之气而有水,故味辛苦,气平而芳香,性无毒。气厚味薄,阳也。入手少阴经。少阴主藏神,神昏则邪恶鬼气易侵,芳香通神明而辟诸邪,故能主鬼疰恶气也。

【主治参互】同鬼臼、犀角、牛黄、丹砂、乳香、苏合香、龙齿、雄黄、麝香,治鬼疰尸疰,杀痨虫,寐魇暴亡,及大人小儿卒中邪恶气。

《奇效良方》小儿惊邪:安息香一豆许,烧之自除。

【简误】病非关邪恶气侵犯者,不宜服。

仙人杖

味咸,平一云冷**,无毒。主哕气呕逆,辟痁,小儿吐乳,大人吐食,并水煮服。小儿惊痫及夜啼,安身伴睡良。又主痔病,烧为末,服方寸匕。**

【疏】仙人杖,此笋之将成竹时立死者。得笋之气已过,禀竹之性未全,故味咸气平无毒。其功用在竹茹、竹黄之间。所主哕气呕逆，小儿吐乳，辟疰，大人吐食，痔疮者，竹茹之用也。疗小儿惊痫，及夜啼者，竹黄之用也。虽其形已瘘，而其性尚存，故能疗诸证也。

又秘方：用此蘸麻油于空室中燃之，取滴下油涂痈疽已溃，长肉如神。

他用甚稀，故无“主治”、“简误”。

海桐皮

味苦，平，无毒。主霍乱、中恶，赤白久痢。除疽䘌疥癣，牙齿虫痛，并煮服及含之。水浸洗目除肤赤。

【疏】海桐皮禀木中之阴气以生，《本经》：味苦气平无毒。然详其用，味应带辛。气薄味厚，阴中阳也。入足太阴、阳明经。二经虚则外邪易入，为霍乱中恶，辛以散之。湿热内侵为疳䘌，久痢，苦以泄之。又脾胃主肌肉，湿热浸淫则生虫而为疥癣，苦能杀虫，平即微寒，湿热去而疥癣除矣。其主漱齿洗目者，亦取其寒杀虫，辛平散风热之意耳。李珣：以之治腰脚不遂，血脉顽痹，腿膝疼痛之证，其为辛苦之剂无疑矣。

【主治参互】《续传信方》治腰膝痛不可忍：用海桐皮二两，牛膝、芎䓖、羌活、地骨皮、五加皮各一两，甘草半两，薏苡仁二两，生地黄十两，浸洗焙干剉细，以绵包裹，入无灰酒二斗浸之，冬二七日，夏一七日，空心饮一盏，每日早、午、晚各饮一盏，长令醺醺。合时不得添减，禁毒食。此药治因风湿、湿热流注下焦腰膝为病，若因阴虚血少火炽而得者勿服。同真川槿皮、轻粉、蛇床子、山大黄，为末，傅癣疮。

【简误】腰痛，非风湿者不宜用。

大腹皮

微温，无毒。主冷热气攻心腹，大肠蛊毒，痰膈醋心。并以姜、盐同煎，入疏气药良。

【疏】大腹皮，即槟榔皮也。其气味所主，与槟榔大略相同。第槟榔性烈，破气最捷，腹皮性缓，下气稍迟。入足阳明、太阴经。二经虚则寒热不调，逆气攻走，或痰滞中焦，结成膈证，或湿热郁积，酸味醋心。辛温暖胃，豁痰通行下气，则诸证除矣。大肠蛊毒，以其辛散破气而走阳明，故亦主之也。

【主治参互】同白术、茯苓、车前子、木瓜、桑白皮、五加皮、猪苓、泽泻、薏苡仁、蠡鱼，治水肿有效，虚者加人参。

【简误】鸩鸟多集槟榔树上，凡用槟榔皮，宜先洗去黑水，复以酒洗，后以大豆汁再洗过，晒干，入灰火煨用。性与槟榔相似。病涉虚弱者，概勿施用。

合欢

味甘，平，无毒。主安五藏，利心志，令人欢乐无忧。久服轻身，明目，得所欲。

【疏】合欢禀土气以生，故味甘气平无毒。入手少阴、足太阴经。土为万物之母，主养五脏，心为君主之官，本自调和。脾虚则五脏不安，心气躁急则遇事拂郁多忧。甘主益脾，脾实则五脏自安;甘可以缓,心气舒缓则神明自畅而欢乐无忧,神明畅达则觉照圆通,所欲咸遂矣。嵇叔夜《养生论》云:合欢蠲忿,正此之谓欤。其主轻身明目,及大明主消痈疽,续筋骨者,皆取其能补心脾,生血脉之功耳。

【主治参互】与白蜡同入膏,能长肌肉,续筋骨,甚捷。

《独行方》肺痈唾浊,心胸甲错:取夜合皮一掌大,水三升,煎取一半,分二服。

《百一选方》扑损折骨:夜合树皮,去粗皮,炒黑色四两。芥菜子炒一两,为末。每服二钱,温酒卧时服,以滓外傅,接骨神妙。

子,合橘核、木瓜、牛膝,能治疝。湿热者加黄檗,寒湿者加茴香子。

气味和平,与病无忤,故不著"简误"。

五倍子

味苦、酸,平,无毒。疗齿宣疳䘌,肺藏风毒流溢皮肤,作风湿癣疮,瘙痒脓水,五痔下血不止,小儿面鼻疳疮。

【疏】五倍子得木气兼金水之性,其味苦酸涩,气平无毒。气薄味厚,敛也,阴也。入手太阴、足阳明经。《本经》:主齿宣疳䘌,风湿癣疮,及小儿面鼻疳疮者,皆从外治,取其苦能杀虫,酸平能敛浮热,性燥能主风湿疮痒脓水。五痔下血者,大肠积热也,大肠与肺为表里,肺得敛肃则大肠亦自清宁也。藏器:疗肠虚泄利。日华子:主生津液,消酒毒。时珍谓其敛肺降火,化痰饮，止咳嗽，消渴，盗汗，敛溃疮，金疮，收脱肛，子肠坠下者，悉假其入肺清金，收敛固脱之功耳。

【主治参互】同地骨皮、小蓟、皮硝、甘草、苦参、葱头，煎汤洗杨梅结毒。

《集灵方》自汗、盗汗：用五倍子研末，津调填脐中，缚定，一夜即止。

化痰生津，噙化丸：用五倍子安大钵头内，用煮糯米粥汤浸，盖好安静处，七日后常看，待发芽黄金色，又出黑毛，然后将箸试之，若透内无硬，即收入细瓦钵中。擂如酱，连钵日中晒至上皮干了。又擂匀，又晒，晒至可丸，方丸弹子大，晒干收用。其味甘酸，能化一切胶痰。

又方，脾泄久利：五倍子炒半斤，陈仓米炒一升，丁香、细辛、木香各三钱，川椒五钱，为末，每服一钱，蜜汤下，日二服。忌生冷鱼肉。

《和剂局方》玉锁丹：治肾经虚损，心气不足，思虑太过，真阳不固，溺有余沥，小便白浊如膏，梦中频遗，盗汗虚烦，食减乏力。此方性温不热，极有神效。五倍子一斤，白茯苓四两，龙骨二两，为末，水糊丸梧子大。每服七十丸，食前盐汤送下。日三服。

《百一选方》脏毒下血：五倍子不拘多少为末，大鲫鱼一枚，去肠胃鳞鳃，填药令满，入瓶内煅存性，为末。每服一钱，温酒下。

《直指方》大肠痔疾：五倍子煎汤熏洗，或烧烟熏之，自然收缩。

《三因方》脱肛不收：用五倍子末三钱，入白矾少许，水一碗，煎汤洗之，立效。

《妇人良方》产后肠脱：五倍子末掺之。

《博济方》风毒攻眼，肿痒涩痛不可忍者，或上下睑赤烂，或浮翳瘀肉侵睛。神效驱风散：五倍子一两，蔓荆子一两半，为末，每用二钱，水二盏。铜石器内煎汁，去滓，乘热洗。大能明目去涩。

杨子建《护命方》牙龈肿痛：五倍子两许，瓦焙，研末，以半钱傅痛处，片时唾去涎。内服去风热药。

《端效方》白口恶疮，状似木耳。不拘大人小儿，并用五倍子、青黛等分为末，以筒吹之。

《儒门事亲》赴筵散：治口舌生疮。五倍子、蜜陀僧等分，为末。将水漱过，干贴之。《院方》加晚蚕蛾。

《杏林摘要》鱼口疮毒，初起未成脓者，用五倍子炒黄研，入百草霜等分，以腊醋调涂患处，一日一夜即消。

《拔萃方》一切金疮：五倍子、降真香等分，炒，研末，傅之，皮肉自痊。

【简误】五倍子，性燥急而专收敛，咳嗽由于风寒外触者忌之。泻痢，非肠虚脱者忌之。咳嗽由于肺火实甚者忌之。若误服之，反致壅塞喘满，以其酸敛太骤，火气无从泄越故耳。

天竺黄

味甘，寒，无毒。主小儿惊风天吊，镇心，明目，去诸风热，疗金疮，止血，滋养五藏。

【疏】天竺黄，竹之津气结成。其气味功用，与竹沥大同小异。第竹黄气微寒而性亦稍缓，故为小儿家要药。入手少阴经。小儿惊风天吊，诸风热者，亦犹大人热极生风之候也。此药能除热养心，豁痰利窍，心家热清而惊自平，主君安而五脏咸得滋养，故诸证悉除也。明目疗金疮者，总取其甘寒凉血清热之功耳。

【主治参互】同牛黄、犀角、丹砂、茯神、琥珀、酸枣仁、远志、钩藤钩，治小儿惊痫瘨疾。有痰者加牛胆南星、贝母、竹沥。属虚者去南星，加人参。

钱乙方：小儿惊热：天竺黄二钱，雄黄、牵牛末各一钱，研匀，面糊丸粟米大，每服三五丸，薄荷汤下。

除小儿惊痫痰热外，无别用，故不著"简误"。

密蒙花

味甘，平、微寒，无毒。主青盲，浮翳赤涩多眵泪，消目中赤脉，小儿麸豆，及疳气攻眼。

【疏】密蒙花禀土气以生，其蕊萌于冬而开于春，故气平微寒，味甘而无毒，为厥阴肝家正药。观《本经》所主，无非肝虚有热所致。盖肝开窍于目，目得血而能视，肝血虚则为青盲、肤翳，肝热甚则为赤肿眵泪赤脉，及小儿豆疮余毒，疳气攻眼。此药甘以补血,寒以除热,肝血足而诸证无不愈矣。好古谓其润肝燥,守真以之治畏日羞明,诚谓此也。形与芫花相似。但芫花狭小而密蒙花差大为异,用者宜详辨之。

【主治参互】同空青、木贼、生地黄、蝉蜕、白蒺藜、谷精草、决明子、羚羊角,治青盲翳障。

同甘菊花、枸杞子、生地黄、白蒺藜、谷精草,治肝肾虚,目不能远视。

同黄连、赤芍药、防风、荆芥穗、黄檗、甘菊花、甘草、龙胆草,治风热湿热眼赤痛。

同胡黄连、白芜荑、使君子、蝉蜕、木贼、芦荟,治小儿疳积,眼目不明。

疗眼疾外无他用,故不著“简误”。

神农本草经疏卷十四

木部下品

总九十九种，今疏其要者二十九种。

巴豆　蜀椒　皂荚子、刺附　诃黎勒　楝实根附　椿木叶樗木附　郁李仁　无食子　黄药根　雷丸　苏方木　胡椒　南烛枝叶　橡实　石南　益智子　紫荆木　紫真檀　乌桕木根皮　杉材　接骨木　桦木皮　木鳖子番木鳖附　钩藤　赤柽木　水杨叶嫩枝　柞木皮　棕榈　木槿

巴豆

味辛，温，生温，熟寒，有大毒。主伤寒、温疟寒热，破症瘕结聚坚积，留饮痰癖，大腹水胀，荡涤五藏六府，开通闭塞，利水谷道，去恶肉，除鬼毒蛊疰邪物，杀虫鱼，疗女子月闭，烂胎，金疮脓血，不利丈夫阴，杀斑猫毒。可炼饵之，益血脉，令人色好，变化与鬼神通。

【**疏**】巴豆生于盛夏六阳之令，而成于秋金之月，故味辛气温，得火烈刚猛之气，故其性有大毒。《别录》言生温、熟寒，恐熟亦不甚寒。气薄味厚，降也，阳中阴也。入手足阳明经。其主破症瘕结聚坚积，留饮痰癖，大腹水肿，鬼毒蛊疰邪物，女人月闭

者，皆肠胃所治之位，中有实邪留滞，致生诸病。故肠胃有病，则五脏六腑闭塞不通，此药禀火性之急速，兼辛温之走散，入肠胃而能荡涤一切有形积滞之物，则闭塞开，水谷道利，月事通，而鬼毒蛊疰邪物悉为之驱逐矣。温疟者，亦暑湿之气入于肠胃也。肠胃既清，则温疟自止。火能灼物，故主烂胎及去恶肉。性热有大毒，则必有损于阴，故不利丈夫阴。《本经》又主伤寒寒热，及《别录》炼饵之法，悉非所宜。岂有辛热大毒之物，而能治伤寒寒热，及益血脉，好颜色之理哉？

【主治参互】同白矾枯过，去巴豆，单用矾研细，吹入喉中，流出热毒涎，喉即宽，治急喉痹如神。

一味炒，烟尽存性，研膏，治痈疽溃后腐肉不落，傅上即拔毒去瘀生新。

《外台秘要》飞尸鬼击中恶，心痛腹胀，大便不通，走马汤：用巴豆二枚，去皮心熬黄，杏仁二枚，以绵包椎碎，热汤一合，捻取白汁，服之，当下而愈。量老少用之。

《琐碎录》天丝入咽：凡露地饮食，有飞丝入上，食之令人咽喉生疮。急以白矾、巴豆烧灰，吹入即愈。

《经验方》耳卒聋闭：巴豆一粒，绵裹，针刺孔通气，塞之取效。

《普济方》一切恶疮有虫者：巴豆三十粒，麻油煎黑，去豆，以油调硫黄、轻粉末，频涂取效。

仲景三物白汤：治伤寒懊憹满闷，身无热者，为寒结胸，用桔梗三分，巴豆一分去皮心熬黑，贝母三分，二味为末，内巴豆臼中杵之，以白汤和服。强人半钱，弱者减之。病在膈上必吐。在膈下必利，不利进热粥一杯，利过不止，进冷粥一杯。

【简误】元素曰：巴豆乃斩关夺门之将，不可轻用。世以之治酒病膈气，以其辛热能开通肠胃郁结耳。第郁结虽开，而血液随亡，真阴亏损。从正曰：伤寒、风温、小儿痘疮、妇人产后，用之下膈，不死亦危。奈何庸人畏大黄而不畏巴豆，以其性热而剂小耳。岂知蜡匮之，犹能下后使人津液枯竭，胸热口燥，耗却天真，留毒不去，他病转生。观二公之言，则巴豆之为害昭昭矣。然而更有未尽者，巴豆禀火烈之气，沾人肌肉无有不灼烂者。试以少许轻擦完好之肤，须臾即发出一泡。况肠胃柔脆之质，下咽则徐徐而走，且无论下后耗损真阴，而腑脏被其熏灼，能免无溃烂之患耶？凡一概汤散丸剂，切勿轻投，即不得已急证，欲借其开通道路之力，亦须炒熟，压令油极净，入分许即止，不得多用。

蜀椒

味辛，温、大热，有毒。主邪气咳逆，温中，逐骨节皮肤死肌，寒湿痹痛，下气，除六腑寒冷，伤寒，温疟，大风汗不出，心腹留饮宿食，肠澼下痢，泄精，女子字乳余疾，散风邪，瘕结水肿，黄疸，鬼疰蛊毒，杀虫、鱼毒。久服头不白，轻身增年。开腠理，通血脉，坚齿发，调关节，耐寒暑。可作膏药。多食令人乏气。口闭者杀人。

【疏】蜀椒禀火金之气，得南方之阳，受西方之阴。《本经》：味辛气温。《别录》：大热有毒。气味俱厚，阳也。入手足太阴，兼入手厥阴经。其主邪气咳逆，皮肤死肌，寒湿痹痛，心腹留饮宿食，肠澼下痢，黄疸，水肿者，皆脾肺二经受病。肺出气，主皮毛；脾运化，主肌肉。肺虚则外邪客之，为咳逆上气。脾虚则不能运化水谷，为留饮宿食，肠澼下痢，水肿，黄疸。二经俱受风、寒、湿邪，则为痛痹，或成死肌，或致伤寒温疟。辛温能发汗，开腠理，则外邪从皮肤而出。辛温能暖肠胃，散结滞，则六腑之寒冷除，肠胃得温则中焦治，而留饮、宿食、肠澼下痢、水肿、黄疸，诸证悉愈矣。其主女子字乳余疾者，亦指风寒外侵，生冷内停而言。泄精、瘕结，由下焦虚寒所致。此药能入右肾命门，补相火元阳，则精自固而结瘕消矣。疗鬼疰蛊毒，杀虫、鱼毒者，以其得阳气之正，能破一切幽暗阴毒之物也。外邪散则关节调，内病除则血脉通。佐补阴凉血之药，则头不白，齿发坚，耐寒暑，轻身增年所自来矣。

【主治参互】同女贞子、牛膝、地黄、何首乌、旱莲草、枸杞子、没食子、桑椹子、黄檗、人参、南烛子，能乌须黑发，悦色驻颜。

空心单服，能收轻粉、水银毒。

椒红丸：治元脏伤惫，目暗耳聋。服此百日，觉身轻少睡，足有力，是其效也。服及三年，心智爽悟，目明倍常，面色红悦，髭发光黑。用蜀椒去目及闭口者，炒出汗，曝干，捣取红一斤，以生地黄捣自然汁，入砂器中煎至一升，候稀稠得所，和椒末丸梧子大。每空心暖酒下三十丸。合药时勿令妇人、鸡犬见。

孙真人方：心腹冷痛，以布裹椒安痛处，用熨斗熨令椒出汗，即止。

《普济方》飧泄不化，及久利：小椒一两炒，苍术二两土炒，研末，醋糊丸梧子大。每五十丸，米饮下。

《经验方》囊疮痛痒：红椒七粒，葱头七个，煎水洗之。

《大全良方》寒湿脚气：川椒二三升，疏布囊盛之，日以踏脚。

入仲景乌梅丸，治蛔厥。

宗奭方：治盗汗，将椒目微炒，研细，用半钱，以生猪上唇煎汤一合，睡时调服，无不效。

甄权方：治肾虚耳中如风水鸣，或如钟磬之声，卒暴聋者，用椒目、巴豆、菖蒲，同研细，以松脂、黄蜡溶和为挺，纳耳中抽之。一日一易，神验。

《千金方》水气肿满：椒目炒捣细，每酒服方寸匕。

【简误】椒禀纯阳之气，乃除寒湿，散风邪，温脾胃，暖命门之圣药。然而肺胃素有火热，或咳嗽生痰，或嘈杂醋心，呕吐酸水，或大肠积热下血，咸不宜用。凡泄泻由于火热暴注，而非积寒虚冷者忌之。阳痿脚弱，由于精血耗竭而非命门火衰虚寒所致者，不宜入下焦药用。咳逆非风寒外邪壅塞用，不宜用。字乳余疾，由于本气自病者，不宜用。水肿、黄疸，因于脾虚而无风湿邪气者，不宜用。一切阴虚阳盛，火热上冲，头目肿痛，齿浮，口疮，衄血，耳聋，咽痛，舌赤，消渴，肺痿咳嗽，咯血吐血等证，法所咸忌。

皂荚

味辛、咸，温，有小毒。主风痹死肌，邪气风头泪出，利九窍，杀精物，疗腹胀满，消谷，除咳嗽，囊结，妇人胞不落，明目益精，可为沐药。

【疏】皂荚禀木气而兼火金之性，故味辛微咸，气温有小毒。气味俱厚，浮而散，阳也。入足厥阴，手太阴、阳明经。厥阴为风木之脏，其主风痹死肌，头风泪出者，皆厥阴风木为病。得金气之厚者，能胜木，禀辛散之性者，能利窍。木气平，关窍利，则风邪散，诸证除也。关窍既利则神明自通，精物邪气安得不去哉？又厥阴之脉，循阴器而络于肝，厥阴客寒为囊结，辛温散厥阴之寒，则囊结解矣。肺受风寒所迫为咳嗽，入肺散邪则咳嗽止矣。咸能软坚，温主通行，辛能开窍横走，故又主腹胀满，消谷及妇人胞不落也。宣壅导滞之性，而云益精明目，无是理矣！

子：气味与皂荚同。炒，舂去赤皮，以水浸软，煮熟，糖渍食之，疏导五脏风热壅滞，及治大肠虚秘，瘰疬，恶疮肿毒。

刺：功用与荚同。第其锐利，能直达疮所，为痈疽、妒乳、疔肿未溃之神药。苏颂以米醋熬嫩刺，作煎涂癣疮，有奇效。又治疠风恶疮，胎衣不下，杀虫。凡痈疽已溃，不宜服，孕妇亦忌之。

【主治参互】同真珠、象牙末、牛黄、冰片、白僵蚕、滴乳石、土茯苓，治蛀疳神效。

孙用和稀涎散：治中风昏昏如醉，形体不收，或倒或不倒，或口角流涎，斯须不治，便成大病。此证风涎潮于上，胸痹不通，急宜吐之。用大皂荚,肥实不蛀者四挺,去黑皮,白矾明煮一两,为末。每用半钱,重者三字,温水调灌。不大呕吐,只是微微稀冷涎,或出一升、二升,当待醒,醒乃用药调治,不可便大吐之,恐过剂伤人,累效不能尽述。

《圣惠方》胸中痰结:皂荚三十挺,去皮切,水五升,浸一夜,挼取汁,慢熬至可丸,如梧子大。每食后,盐浆水下十丸。

又,钓痰膏:用半夏醋煮过,以皂角膏和匀,入明矾少许,以柿饼捣膏,丸如弹子大,噙之。

《千金方》二便关格:皂荚烧研,粥饮下三钱,立通。《宣明方》铁脚丸同。

《千金方》齆鼻不通,皂角末吹之。

《十全方》风虫牙痛:猪牙皂角、食盐等分,为末,日揩之。

《袖珍方》便毒肿痛:猪牙皂角七片,煨黄去皮弦,出火毒,为末,空心温酒服五钱。妇人妒乳同。

《直指方》便毒痈疽:皂角一条,醋熬膏,傅之,屡效。

《儒门事亲》便痈初起:皂角子七枚,研末水服,效。

阮氏《经验方》年久瘰疬:用不蛀皂角子一百粒,米醋一升,蓬砂二钱,同煮干,炒令酥。看疬子多少,如一个服一粒,十个服十粒,细嚼米汤下,酒浸煮服亦可。一云:虚人不可用蓬砂。

同蝉蜕、白僵蚕、杏仁、芭蕉根、白毛藤、土茯苓、独核肥皂仁、白藓皮、连翘、薏苡仁、萆薢、汉防己,治下疳广疮,神效。

同连翘、白芷、甘菊、紫花地丁、白及、金银花、甘草、鼠粘子、茜草、地榆,治下部痈疽肿毒。

《神仙传》崔言患大风恶疾，双目昏盲，眉发自落，鼻梁崩倒，势不可救，遇异人传方：用皂角刺三斤，烧灰，蒸一时久，日干为末。食后浓煎大黄汤调一匕，饮之，一旬眉发再生，肌润目明。

【简误】皂荚利九窍，疏导肠胃壅滞，洗垢腻，豁痰涎，散风邪。暴病气实者，用之殊效。第似中风证，由于阴虚火炎，煎熬津液，结而为痰，热极生风，以致猝然仆蹶。世人多以稀涎散吐之，损其不足，竭其津液，津液愈耗则经络无以荣养，为拘挛偏废之证矣，法所最忌也。孕妇忌服。

诃黎勒

味苦，温，无毒。主冷气心腹胀满，下食。

【疏】诃黎勒，其味苦涩，其气温而无毒。苦所以泄，涩所以收，温所以通。惟敛故能主冷气心腹胀满，惟温故能下食。甄权用以止水道，萧炳用以止肠澼久泄，苏颂用以疗肠风泻血，带下，朱震亨用以实大肠，无非苦涩收敛治标之功也。

【主治参互】得人参，治肺虚受寒喘嗽。

得橘皮、砂仁，主冷气入内，心腹胀满，及因寒食不下。

得益智，止气虚寒小水不禁。

佐樗根白皮，止肠澼泻血。

佐白术、莲实，止久泄因于虚寒。

同蛇床子、五味子、山茱萸、杜仲、续断，止虚寒带下。

同人参、肉豆蔻，则实大肠。

【简误】诃子性温而味涩，涩主敛，不主散。故咳嗽因于肺有实热，泄泻因于湿热所致，气喘因于火逆冲上，带下因于虚热，而不因于虚寒，及肠澼初发，湿热正盛，小便不禁，因于肾家虚火，法并忌之。至于滞下必本湿热，喘嗽实由肺火，用之立致杀人，不可不深戒也。东垣谓苦重泻气，酸轻不能补肺，故嗽药中不用，亦此意耳。

楝实

味苦，寒，有小毒。主温疾，伤寒大热烦狂，杀三虫，疥疡，利小便水道。

根：微寒，疗蛔虫，利大肠。即金铃子。

【疏】楝实禀天之阴气，得地之苦味，故其味苦气寒，极苦而寒，故其性有小毒。气薄味厚，阴也，降也。入足阳明、手足太阴经。经曰：冬伤于寒，春必病温。其主温疾，伤寒大热烦狂者，总因寒邪郁久，至春变为温病，邪在阳明也。苦寒能散阳明之邪热，则诸证自除。膀胱为州都之官，小肠为受盛之官，二经热结，则小便不利。此药味苦气寒，走二经而导热结，则水道利矣。湿热郁积则内生诸虫，湿热浸淫则外为疥疡，得大寒极苦之物，则湿热散，故能疗诸虫及疥疡也。

根：气味相同，故亦主杀虫，利大肠耳。

【主治参互】同牛膝、木瓜、橘核、荔枝核、杜仲、巴戟天、乌秾树子、菻香，治肾虚疝气。

《澹寮方》楝实丸：治癞疝肿痛，或钓肾偏坠，痛不可忍，用川楝子肉五两，分作五分，一分用破故纸二钱炒黄；一分用小茴香三钱，食盐半钱同炒；一分用斑蝥七枚，去头足同炒；一分用莱菔子一钱同炒；一分用牵牛子三钱同炒。炒完，拣去食盐、莱菔子、牵牛、斑蝥，只留故纸、茴香，同研为末，以酒打面糊丸梧子大。每五十丸，空心酒下。

根，同白芜荑、槟榔、鹤虱、黄连、牵牛、雷丸、使君子、锡灰、乌梅、芦荟，杀肠胃一切虫。

《集简方》治小儿蛔虫：楝根皮，同鸡卵煮熟，空心服之。次日虫下。

【简误】脾胃虚寒者不宜用。

椿木叶

味苦，有毒。主洗疮疥，风疽。皮：主疳䘌。樗木根、叶尤良。雷公云：凡使椿根，不近西头者为上。采出拌生葱蒸半日，剉细，以袋盛，挂屋南阴干用。

【疏】椿禀地中之阴气以生，《本经》：味苦有毒。甄权言微热。震亨言凉而燥。然考其用，必是微寒苦燥之药。入手足阳明经。《本经》：主疳䘌及洗疥疮风疽。藏器：去口鼻疳虫疥䘌者，因肠胃有湿热，故现是证。苦凉而燥，所以外治皆得也。藏器：又主杀蛔虫，蛊毒，下血，及赤白久痢。日华子：主肠风泻血。萧炳云：得地榆主疳痢。孟诜云：止女子血崩，及产后血不止，赤带。皆取其苦能燥湿，寒能除热，涩能收敛之功耳。采得去粗皮，蜜炙用。樗功用相同。

【主治参互】《存仁方》下血经年：樗根白皮三钱，水一盏，煎七分，入酒半盏服。

《外台秘要》小儿疳痢困重者：用樗根白皮捣粉，以水和枣作大馄饨子，日晒少时，又捣，如此三遍，以水煮熟，空腹吞七枚，重者不过七服愈。

《子母秘录》小儿疳疾：椿根白皮，日干二两为末，以粟米淘净研浓汁，和丸梧子大。十岁儿三四丸，米饮下。量大小加减，仍以一丸纳竹筒中，吹入鼻内，三度良。

《经验方》下利清血，腹中刺痛：椿根白皮，洗刮晒研，醋糊丸梧子大。空心米饮下三四十丸。

《妇人良方》产后肠脱，不能收拾者：樗根取皮焙干一握，水五升，连根葱五茎，汉椒一撮，同煎至三升，去渣，倾盆内。乘热熏洗，冷则再热，一服可作五次用。洗后睡少时。忌盐、酢、酱、面、发风毒物，及用心劳力等事。

丹溪方：女人白带：椿根白皮、滑石等分，为末，粥丸梧子大。空腹白汤下一百丸。

寇宗奭云：洛阳一女子，年四十六七，耽饮无度，多食鱼蟹，蓄毒在脏，日夜二三十泻，大便与脓血杂下，大肠连肛门痛不堪忍。医以止血痢药不效，又以肠风药则益甚，盖肠风则有血无脓。如此半年，气血渐弱，食减肌瘦，服热药则腹愈痛，血愈下；服冷药则注泄食减；服温平药则病不知。如此期年，垂命待尽。或人教服人参散，一服知，二服减，三服脓血皆定，遂常服之而愈。其方治大肠风虚，饮酒过度，挟热下痢脓血痛甚，多日不瘥。用樗根白皮一两，人参一两，为末。每服二钱，空心米饮调服。

忌油腻、湿面、青菜、果子、甜物、鸡、猪、鱼、羊、蒜、薤等。

【简误】脾胃虚寒者不可用。崩带属肾家真阴虚者,亦忌之,以其徒燥故也。凡滞下积气未尽者,亦不宜遽用。不入汤煎。

郁李仁

味酸,平,无毒。主大腹水肿,面目四肢浮肿,利小便水道。

【疏】郁李仁得木气而兼金化,《本经》:味酸,气平无毒。元素言辛苦。性润而降下,阴也。入足太阴,手阳明、太阳经。其主大腹水肿,面目四肢浮肿者。经曰:诸湿肿满,皆属脾土。又曰:诸腹胀大,皆属于热。脾虚而湿热客之,则小肠不利,水气泛溢于面目四肢,辛苦能润热结,降下善导癃闭,小便利则水气悉从之而出矣。甄权:主肠中结气,关格不通。日华子云:泄五脏膀胱结痛,宣腰胯冷脓,消宿食下气。元素云:破血润燥。李杲云:专治大肠气滞,燥涩不能。均得之矣。

【主治参互】同当归、地黄、麻仁、麦门冬、桃仁、生蜜、肉苁蓉,治大便燥结不通,甚者加大黄。

《杨氏产乳》肿满气急不得卧,用郁李仁一大合,捣,和面作饼吃。入口即大便通,泄气便愈。

【简误】郁李仁,性专降下,善导大肠燥结,利周身水气。然而下后多令人津液亏损,燥结愈甚,乃治标救急之药。津液不足者,慎勿轻用。

无食子

味苦，温，无毒。主赤白痢，肠滑，生肌肉。

【疏】无食子禀春生之气，兼得西北金水之性，故味苦气温无毒。金主敛肃，大肠属金，以类相从，故主赤白痢，肠滑。春为发生之令，温能和脾胃，养腠理，故主生肌肉。水为润下，色黑而象肾，故李珣以之益血生精，和气安神，乌髭发，治阴痿诸证也。得温暖之气，复兼收敛之性，故为固涩精气之要药。雷公云：凡使勿犯铜铁，并被火惊者，用颗小无杴米者妙，用浆水于砂盆中研令尽，焙干再研，如乌犀色入药。

【主治参互】同莲须、女贞子、枸杞子、地黄、南烛子、何首乌、黄精、旱莲草、术、人参，为乌须发之胜药。

同覆盆子、牡蛎、枸杞子、五味子、车前子、地黄、莲须、龙骨、鹿茸、沙苑蒺藜、鱼膘胶、砂仁、黄檗，能补益精气，治一切梦遗泄精。

仲景方：治阴汗，用无食子烧灰，先以汤浴了，布裹灰扑之，甚良。

《宫气方》小儿久痢：没食子二个，熬黄研末，作馄饨食之。

《圣济总录》牙齿疼痛：绵裹无食子末一钱，咬之，涎出吐去。

《圣惠方》大小口疮：没食子炮三分，甘草一分，研末，掺之。月内小儿，生者少许，置乳上吮之，入口即啼，不过三次。

《奇效方》足趾肉刺：无食子三枚，肥皂荚一挺，烧存性，为末，醋和傅之，立效。

【简误】赤白痢,由于湿热郁于肠胃,兼积滞多者,不宜用。

黄药根

味苦,平,无毒。主诸恶肿疮瘘,喉痹,蛇犬咬毒。研水服之,亦含亦涂。

【疏】黄药根得土中至阴之气以生,故其色黄味苦,气平无毒。平即兼凉,日华子:加凉是矣。气薄味厚,降多升少,阴也。入手少阴、足厥阴经。诸恶肿疮瘘,皆营气不从,逆于肉里所致。盖营主血,肝、心又主血,藏血之脏,二经得苦凉之气,则血热解,营气和,标证不求其止而止矣。经曰:一阴一阳结为喉痹。一阴者,少阴君火也;一阳者,少阳相火也。解少阴之热,相火自不妄动,而喉痹瘳矣。蛇犬咬毒,亦血分受热毒所伤故也。苦寒能凉血,得土气之厚者又能解百毒也。日华子:以之疗马病。盖马性多热,亦取其苦寒除热之义耳。

【主治参互】同忍冬藤、夏枯草、白及、白敛、紫花地丁、甘菊、茜草、连翘、牛蒡子、白芷、贝母、白药子之属,治一切疔肿痈疽。《本经》并载赤药,俗名红药子。予尝得一方,以之为君,每四两加白及、白敛各一两,乳香、没药各五钱,丹砂、雄黄各三钱,麝香、龙脑香各一钱,为细末。量疮大小,蜜调敷疮四围,中留大孔,以绵纸护之,时时以米醋润之。其痛即减,亦复易溃易收。治一切发背、痈疽俱神效。阴毒尤要。如无赤药子,以黄药子代之。

孙思邈《千金月令》方:疗忽生瘿疾,以万州黄药子半斤,须紧重者为上。如轻虚,即是他州者,力慢,须用加倍。取无灰酒一斗,投药入中,固济瓶口。以糠火烧一伏时,待酒冷乃开。时时饮一杯,不令绝酒气。经三五日后,常把镜自照,觉消即停饮,不尔便令人项细也。

《圣惠方》治吐血不止:黄药子一两,水煎服。

《简要济众方》治鼻衄不止:黄药子为末,每服二钱,煎薄胶汤下。良久,以新水调面一匙头服之。

禹讲师《经验方》产后血晕,恶物冲心,四肢冰冷,唇青,腹胀,昏迷:红药子一两,头红花二钱,水二盏,妇人油钗二只,同煎一盏服。大小便俱利,血自下也。

【简误】痈疽已溃不宜服。痈疽发时,不焮肿,不渴,色淡,脾胃作泄者,此为阴证,当以内补为急,解毒次之,药子之类宜少服,只可外敷。

雷丸

味苦、咸,寒、微寒,有小毒。主杀三虫,逐毒气,胃气热。利丈夫,不利女子。作摩膏,除小儿百病,逐邪气恶风汗出,除皮中热,结积蛊毒,白虫寸白自出不止。久服令人阴痿。

【疏】雷丸禀竹之余气,兼得地中阴水之气以生。《本经》:味苦气寒。《别录》:加咸,有小毒。黄帝、岐伯、桐君、扁鹊云甘。详其所主,应是苦咸为胜。气薄味厚,阴也,降也。入手足阳明经。其主杀三虫,白虫寸白自出者,肠胃湿热甚也。逐毒气,胃中热,邪气恶风汗出,皮中热,结积者,肠胃邪热盛也。苦寒能除二经湿热邪气,则上来诸证自除。作摩膏治小儿百病者,以小儿好食甘肥,肠胃类多湿热虫积,苦能杀虫除湿,咸寒能清热消积,故主之也。凡蛊毒必热,必辛苦寒能除辛热,故又主解蛊毒也。利丈夫,不利女子者,盖以男子属阳,得阴而生,故喜阴寒之味。女子属阴,得阳而长,故不利阴寒之物也。《别录》又云:久服令人阴痿,正见其过于苦寒,偏至之气能令阳道痿也。

【主治参互】同芜荑、使君子、芦荟、五谷虫、胡黄连、青黛,治小儿疳蛔,有神。

同槟榔、鹤虱、楝根、贯众、牵牛、锡灰、薏苡根,杀肠胃一切虫。

《经验方》下寸白虫:雷丸水浸去皮,切焙为末。五更初,食炙肉少许,以稀粥饮服一钱匕。须上半月服,虫乃下。

除杀虫外,他用甚稀,故不著"简误"。惟赤色者能杀人,用时细择去之。

苏方木

味甘、咸,平,无毒。主破血。产后血胀闷欲死者,水煮,若酒煮五两,取浓汁服之效。

【疏】苏方木禀水土之气以生,故其味甘咸,气平无毒。好古:加辛。降多于升,阳中阴也。入足厥阴,兼入手少阴,足阳明经。凡积血,与夫产后血胀闷欲死,无非心肝二经为病。此药咸主入血,辛能走散,败浊瘀积之血行,则二经清宁,而诸证自愈。日华子:主妇人血气心腹痛,月候不调,及蓐劳,排脓止痛,消痈肿，扑损瘀血，女人失音血噤。《海药》：主虚劳，血癖，气壅滞，产后恶露不净，心腹搅痛，及经络不通。悉取其入血行血，辛咸消散，亦兼有软坚润下之功，故能祛一切凝滞留结之血，妇人产后，尤为所须耳。

【主治参互】同泽兰、川芎、麦门冬、生地黄、蒲黄、人参、童便、益母草、牛膝、黑豆、荆芥穗，治产后血晕，有神。

同山楂、延胡索、牡丹皮、泽兰、当归、五灵脂、赤芍药、红花，治产后儿枕作痛。加入乳香、没药，治产后血癖不消，因寒而得者，加炒黑干姜、桂各少许。

同延胡索、牡丹皮、牛膝、当归、地黄、芍药、续断，治妇人月候不调。煎浓汁，加入乳香、没药、血竭、自然铜、䗪虫、麻皮灰、黄荆子等末，量病轻重，调服四五钱，治跌扑损伤如神。

胡氏方：产后气喘，面黑欲死，乃血入肺也，用苏木二两，水二碗，煮一碗，入人参末五钱服。随时加减，神效不可言。名参苏饮。

【简误】产后恶露已尽，由血虚腹痛者，不宜用。

胡椒

味辛，大温，无毒，主下气，温中，去痰，去脏腑中风冷。

【疏】胡椒禀天地纯阳之气以生，故其味辛，气大温。性虽无毒，然辛温太甚，过服未免有害。气味俱厚，阳中之阳也。入手足阳明经。其主下气，温中，去痰，除脏腑中风冷者，总因肠胃为寒冷所乘，以致脏腑不调，痰气逆上，辛温暖肠胃而散风冷，则痰气降，脏腑和，诸证悉瘳矣。

【主治参互】《食疗》治心腹冷痛：胡椒三七枚，清酒吞之。

《卫生易简方》夏月冷泻及霍乱：用胡椒碾细，饭丸梧子大，每米饮下四十丸。

【简误】胡椒，辛温大热纯阳之药也。凡胃冷呕逆，宿食不消，或霍乱气逆，心腹冷痛，或大肠虚寒，完谷不化，或寒痰冷积，四体如冰，兼杀一切鱼、肉、鳖、蕈等毒，诚为要品。然而血分有热，与夫阴虚发热咳嗽，吐血，咽干口渴，热气暴冲目昏，口臭，齿浮，鼻衄，肠风脏毒，痔漏泄澼等证，切勿轻饵。误服之，能令诸病即时作剧。慎之！慎之！

南烛枝叶

味苦，平，无毒。止泄，除睡，强筋，益气。久服轻身，长年，令人不饥，变白去老。取茎叶捣碎渍汁，浸粳米，九浸九蒸九曝，米粒紧小，正黑如瑿珠，袋盛之，可适远方。日进一合，不饥，益颜色，坚筋骨能行。取汁炊饭，名乌饭，亦名乌草，亦名牛筋，言食之健如牛筋也。

【疏】南烛禀春生之气以生，《本经》言其味苦气平，性无毒。然尝其味，亦多带微涩。其气平者，平即凉也。入心、脾、肾三经之药。十剂云：涩可去脱。非其味带涩，则不能止泄；非其气本凉，则不能变白。发者，血之余也；颜色者，血之华也。血热则鬓发早白，而颜枯槁，脾弱则困倦嗜卧而气力不长，肾虚则筋骨软弱而行步不前。入心凉血，入脾益气，入肾添精，其云轻身长年，令人不饥者，非虚语矣。凡变白之药，多是气味苦寒，有妨脾胃，惟南烛气味和平，兼能益脾，为修真家所须。

子：味甘、酸。其功效尤胜枝叶。真变白、驻颜、轻身却老之良药也。牧童食之，辄止饥渴，亦一验矣。

【主治参互】孙思邈《千金月令》方：南烛煎，益髭发及容颜，兼补暖。三月三日采叶并蕊子，入大净瓶中，以童子小便浸满瓶，固济其口。置闲处，经一周年取开。每用一匙，温酒调服，极有效验。同旱莲草、没食子、地黄、桑椹、枸杞、山茱萸、何首乌、白蒺藜，为乌须发之圣药。

气味和平，性复无毒，除变白外，无他用，故不著"简误"。

橡实

味苦，微温，无毒。主下痢，厚肠胃，肥健人。其壳为散，及煮汁服，亦主痢，并堪染用。

【疏】橡实感天地微阳之气，兼得秋时收敛之性，故其味苦，气微温，性无毒，气薄味厚，阳中阴也。入手足阳明，足太阴、少阴经。夫脾胃为五脏根本，一身之最要，喜温暖而恶寒湿，寒湿则违其性，故宜急食苦以燥之。此药味苦能除其所恶，气温能遂其所喜，故主厚肠胃，肥健人也。得收敛之性，故又主下痢，及日华子涩肠止泻诸治，兼能涩精。煮食复能止饥御歉岁。

壳：气味与实相同，而涩则过于实。故亦主下痢，并堪染皂也。

【主治参互】《圣惠方》水谷下痢，日夜百余行者：橡实二两，楮叶炙一两,为末。每服一钱,食前乌梅汤调下。

《直指方》下痢脱肛:橡斗子,烧存性,研末,猪脂和傅。

【简误】湿热作痢者不宜用。

石南

味辛、苦,平,有毒。主养肾气,内伤阴衰,利筋骨皮毛,疗脚弱,五藏邪气,除热。女子不可久服,令思男。

【疏】石南得火金之气,故其味辛苦,气平有毒。然观其用,当是金胜火微,其性应云有小毒。可升可降,阴中阳也。入足厥阴,足少阴经。少阴属水,得金气之厚者能生水,故主养肾气。又肾为阴中之阴,肝为阴中之阳,二经俱在下而主筋骨。二经得所养,则内伤阴衰自起,筋骨皮毛自利,而脚弱自健也。湿热之邪留滞五脏,则筋骨、皮毛、气血,皆为之病矣。邪热散,则诸病自瘳。女子久服思男者,以其补肾气,助阳火耳。

【主治参互】同巴戟天、肉苁蓉、锁阳、鹿茸、枸杞子、山茱萸,治肾经虚寒,精滑精冷。

同白蒺藜、桑叶、何首乌、淫羊藿、巴戟天、五加皮、菟丝子、威灵仙、虎骨,治肝肾为风、寒、湿所乘,以致痹弱不能行动。

【简误】肾虚而阳道数举者,不宜用。脚弱由于肝肾虚,而不由于风、寒、湿客下部者,不宜用。

益智子

味辛，温，无毒。主遗精虚漏，小便余沥，益气安神，补不足，安三焦，调诸气。夜多小便者，取二十四枚，碎，入盐同煎服，有奇验。

【疏】益智子仁，得火土金之气，故其味辛，其气温，其性无毒。入足太阴、足少阴经。惟辛故所以散结，惟温故所以通行。其气芳香，故主入脾。其禀火土与金，故燥而收敛。以其敛摄，故治遗精虚漏，及小便余沥。此皆肾气不固之证也。肾主纳气，虚则不能纳矣。又主五液，涎乃脾之所统，脾肾气虚，二脏失职，是肾不能纳，脾不能摄，故主气逆上浮，涎秽泛滥而上溢也。敛摄脾肾之气，则逆气归元，涎秽下行。宜东垣用以治客寒犯胃，和中益气，及人多唾。王好古谓：益智本脾家药，主君相二火。故用以益脾胃，理元气，补肾虚滑沥。刘河间又谓：益智辛热，能开发郁结，使气宣通。皆以其香可入脾开郁，辛能散结，复能润下，于开通结滞之中，复有收敛之义故也。

【主治参互】益智在集香丸则入肺，在四君子汤则入脾，在大凤髓丹则入肾。当于补药中兼用，不宜多服。

佐人参、茯苓、半夏、橘皮、车前子，则摄涎秽立效。

同藿香、苏子、橘皮、枇杷叶、木瓜，止逆气上壅。

同五味子、山茱萸、炒盐、人参，治小便频数淋沥。

同人参、干姜、橘皮、藿香，治因寒犯胃作呕吐。

【简误】益智乃脾肾二经之药，其用专在脾，所以亦能入肾者,辛以润之之故也。然其气芳香,性本温热,证属燥热,病人有火者,皆当忌之。故凡呕吐由于热,而不因于寒;气逆由于怒,而不由于虚;小便余沥由于水涸精亏内热,而不由于肾气虚寒;泄泻由于湿火暴注,而不由于气虚肠滑,法并忌之。

紫荆木

味苦,平,无毒。主破宿血,下五淋。浓煮服之。

【疏】紫荆木皮,内禀天地清寒之性,外感南方初阳之气,故其味苦,气平。花、木色皆紫,藏器言寒无毒。入足厥阴经血分。寒胜热,苦泄结,紫入荣,故能活血破血,消肿毒,下五淋也。花、梗:气味、功用并同。

【主治参互】《仙传外科》发背初生,一切痈疽皆治:单用紫荆皮为末,酒调箍住,自然撮小不开。内服柞木饮子,乃救贫良剂也。并可内服。

杨清叟《仙传方》冲和膏:治一切痈疽、发背、流注,诸肿毒,用紫荆皮三两炒,独活炒三两,赤芍药炒二两,生白术一两,木蜡炒一两,为末。用葱汤调热敷。血得热则行,葱能散气也。疮不甚热者,酒调之,痛甚者加乳香。

除痈毒外,他用甚稀,故无“简误”。

紫真檀

味咸,微寒。主恶毒风毒。

【疏】紫真檀禀水气以生,故其味咸,气微寒,性应无毒。气味俱厚,阳中阴也。入足厥阴经。其主恶毒、风毒者,凡毒必因热而发,热甚则生风,而荣血受伤,毒乃生焉。此药咸能入血,寒能除热,则毒自消矣。弘景以之傅金疮,止血、止痛者,亦取此意耳。宜与番降真香同为极细末,傅金疮良。

乌桕木根皮

味苦,微温,有毒。主暴水,症结积聚。

【疏】乌桕木根皮,禀火金之气以生,《本经》味苦气微温。日华子言凉。然详其用,应是辛苦温之药,而其性则有毒也。与巴豆、牵牛大略相似。性沉而降,阳中阴也。入手足阳明经。其主暴水、症结积聚者,皆二经为病,苦能泄,辛能散,温能通行肠胃,则诸证无不除矣。

【主治参互】《肘后方》二便关格,二三日则杀人:乌桕东南根白皮,干为末,热水服二钱。

【简误】水肿多属脾虚不能制水,以致水气泛滥,法当补脾实土为急,此药必不可轻用。如果元气壮实者,亦须暂施一二剂,病已即去之。

杉材

微温,无毒。主疗漆疮。

【疏】杉材得阳气而兼金化,《本经》:气微温,无毒。日华子加辛。气味芬芳,可升可降,阳也。入足阳明经。《本经》:主疗漆疮,及苏恭疗脚气肿满者,皆从外治,取其芬芳能解漆气之秽恶，辛温能散湿毒之冲逆也。苏恭又云：服之治心腹胀痛，去恶气。日华子云：治霍乱上气。无非假其下气散邪，辛温开发之功耳。木皮：主金疮血出，及汤火伤灼，取老树皮烧存性，研傅之。或入鸡子清调傅，一二日愈，香油亦可。

【主治参互】同橘皮、木瓜、香薷、砂仁、白扁豆、石斛，治暑月霍乱转筋。

柳柳州纂《救三死方》云：元和十年二月得脚气，夜半痞绝，胁有块，大如石，且死，困不知人三日，家人号哭。荥阳郑洵美传杉木汤，服半食顷，大下三行，气通块散。方用杉木节一大升，橘叶切一大升，无叶则以皮代之，槟榔七枚，童子小便三大升，共煮一大升半，分为两服。若一服得快，即停后服。此乃死病，会有教者，乃得不死。恐人不幸病此，故传之。

危氏《得效方》小儿阴肿赤痛，日夜啼叫，数日退皮，愈而复作：用老杉木烧灰，入腻粉，清油调傅，效。

《救急方》臁疮黑烂多年：老杉木节烧灰，麻油调，隔箬叶摊贴系定，数易即愈。

除转筋、脚气外，他用甚稀，故不著“简误”。

接骨木

味甘、苦，平，无毒。主折伤，续筋骨，除风痒龋齿。可作浴汤。

【疏】接骨木禀土气以生，故其味甘苦，气平无毒。甘能入脾养血，故主折伤，续筋骨。苦凉能除风湿浮热，故主风痒龋齿也。《千金方》打伤瘀血，及产妇恶血，一切血不行，或行不止，并煮汁服。

【主治参互】《易简方》治折伤筋骨：接骨木半两，乳香半钱，芍药、当归、川芎、自然铜各一两，为末。化黄蜡四两，投药搅匀，众手丸如芡实大。若止损伤，酒化一丸，若碎折筋骨，先用此敷贴，乃服。

无别用，故不著“简误”。

桦木皮

味苦，平，无毒，主诸黄疸。浓煮汁饮之，良。

【疏】桦木皮生于西北阴寒之地，故其味苦气平无毒，气味俱薄。降多升少，阴也。入足阳明经。五疸皆湿热郁于阳明所致。苦平能除湿热，故主诸疸也。藏器以之治伤寒，时行热毒疮，宗奭以之治肺风毒，皆取其苦凉能散风邪热毒之义耳。

【主治参互】《灵苑方》乳痈初发，肿痛结硬欲破，一服即瘥。以北来真桦皮，烧存性研，无灰酒服方寸匕，即卧，觉即瘥也。

唐瑶《经验方》乳痈腐烂：靴内年久桦皮烧灰，酒服一钱，日一服。

《和剂局方》肺风毒疮，遍身疮疥如疠，及瘾疹瘙痒，面上风刺，妇人粉刺，并用桦皮散主之：桦皮烧灰四两，枳壳去穰烧四两，荆芥穗二两，炙甘草一两，各为末，杏仁水煮过，去皮尖二两，研如泥，研匀。每服二钱，食后温酒调下，疮疥甚者日三服。

【简误】脾胃弱，易于作泄者忌之。

木鳖子

味甘，温，无毒。主折伤，消结肿恶疮，生肌，止腰痛，除粉刺黑䵟，妇人乳痛，肛门肿痛。

【疏】木鳖子禀火土之气，感长夏暑热之令以生，故其味甘，气温无毒。味厚于气，可升可降，阳也。为散血热、除痈毒之要药。夫结肿恶疮，粉刺䵟䵳，肛门肿痛，妇人乳痈等证，皆血热所致。折伤则血亦瘀而发热。甘温能通行经络，则血热散，血热散则诸证无不瘳矣。其止腰痛者，盖指湿热客于下部所致，而非肾虚为病之比也。用者详之。

【主治参互】孙用和《秘宝方》肛门痔痛：用木鳖仁三枚，砂盆擂如泥，入百沸汤一碗，乘温先熏后洗，日用三次，仍涂少许。

《圣惠方》耳卒热肿：木鳖子仁一两，赤小豆、大黄各半两，为末，每以少许生油调涂之。

【简误】木鳖子味虽甘，而气则大温。《本经》虽云无毒，然亦未免有毒。但宜外用，勿轻内服。刘绩《霏雪录》云：木鳖子有毒，不可食。昔蓟门有人生二子，恣食成痞，其父得一方，以木鳖子煮猪肉食之。其幼子当夜死，长子明日死。其为毒虽未如此之厉，然亦必非纯粹之物也。

番木鳖：形小于木鳖，而色白，味苦，气寒，性无毒。主伤寒热病，咽喉痹痛，消痞块，并含之咽汁。《医方摘要》治喉痹作痛，用番木鳖、青木香、山豆根等分，为末，吹之。

【简误】番木鳖，性大寒，味至苦，凡病人气血虚弱，脾胃不实者，慎勿用之。

钩藤

微寒，无毒。主小儿寒热，十二惊痫。

【疏】钩藤禀春气以生。《本经》：气微寒，无毒。保升言苦，甄权言甘平。应是甘苦俱不甚，气味悉和平者也。为手少阴、足厥阴经要药。少阴主火，厥阴主风，风火相搏，则为寒热惊痫。此药气味甘寒，直走二经，则风静火息而肝心宁，寒热惊痫自除矣。甄权：主小儿惊啼，瘈疭热壅，客忤胎风者，亦此意耳。

【主治参互】得远志、茯神、琥珀、枣仁、丹砂、牛黄、天竺黄、犀角屑、生地黄、龙齿、麦门冬、金箔，治小儿惊痫瘈疭。有痰加竹沥、南星、橘红。

《圣济录》小儿惊热：钩藤一两，消石半两，炙甘草二钱五分，为散。每服半钱，温水服，日三服。

《圣惠方》卒得痫疾：钩藤、炙甘草各二钱，水五合，煎二合。每服枣许，日五、夜三。

除小儿惊痫外，无他用，故不著“简误”。

赤柽木

无毒。主剥驴马血入肉毒。取以火炙熨之，亦可煮汁浸之。

【疏】赤柽木禀春阳之气以生，故其色青而叶稍带微赤，凌冬不凋。其味甘咸，其气温而无毒。浮而升，阳也。入足阳明，手太阴、少阴经。观《本经》载其能解驴马血入肉发毒者，盖以驴马性热，故多毒，生时汗气沾人即能为病，所以剥时热血入肉亦能致毒。此药味甘咸，甘得土气，咸得水气，故能入血解血分之毒也。近世又以治痧疹热毒不能出，用为发散之神药。经曰：少阴所至为疡疹。正刘守真所谓“诸痛痒疮疡，皆属心火”之旨也。盖热毒炽于肺胃，则发斑疹于肌肉间，以肺主皮毛，胃主肌肉也。此药正入肺、胃、心三经。三经毒解则邪透肌肤而内热自消。此皆开发升散，甘咸微温之功用也。

【主治参互】同石膏、知母、薄荷、荆芥、玄参、牛蒡子、麦门冬、竹叶、连翘、黄芩、甘草之属，治瘢疹发不出，或虽发不透。如热甚毒炽，舌生芒刺，大渴，谵语，瘢色紫黑者，加入三黄石膏汤内，大效。

单用及兼各药，并主痧疹首尾诸证。

治一切风，不问远近，用赤柽木叶半斤，切，荆芥半斤，水五升，煮二升，澄清，入白蜜五合，竹沥五合，新瓶盛之，油纸封，入重汤煮一伏时，每服一小盏，日三服。

酒多致病，长寿仙人柳，晒干为末，每服一钱，温酒下。

气味甘温，性复无毒，除痧疹外，他用甚稀，故不著“简误”。

水杨叶嫩枝

味苦，平，无毒。主久痢赤白，捣和水绞取汁，服一升，日二，大效。

【疏】水杨叶嫩枝，生于涯涘之旁，得水土之阴气偏多，故味苦气平无毒。久痢赤白，肠胃湿热也。得苦凉之气，则湿热散，痢自止。今人又用以治痈肿痘疮，多效。魏直《博爱心鉴》云：

痘疮数日陷顶,浆滞不行,或风寒所阻者,宜用水杨枝叶,无叶用枝五斤,流水一大釜,煎汤温浴之,如冷添汤。良久,照见累起有晕丝者,浆行也。如不满,再浴之,力弱者,只洗头面手足。如屡浴不起者,气血败矣,不可再浴。始出及痒塌者,皆不可浴。痘不行浆,乃气滞血涩,腠理闭密,或风寒外阻而然。浴令暖气透达和畅,郁蒸气血通彻,每随暖气而发,行浆贯满,功非浅也。若内服助气血药,藉此升之,其效更速。直见一妪,在村中用此有验。叩得其方,行之百发百中。慎勿易之,诚有燮理之妙也。

柞木皮

味苦,平,无毒。治黄疸病。皮烧末,服方寸匕。

【疏】柞木,即凿子木,处处山中有之。叶小而有细齿,光滑而韧,其木及叶丫皆有针刺,经冬不凋,五月开碎白花,不结子,木心里皆白色。《本经》:味苦气平无毒。然其性又善下达。主黄疸病者,盖黄疸因湿热郁于肠胃而发,此药苦能燥湿,微寒能除热,兼得下走利窍之性,则湿热皆从小便出而黄自退矣。今世又以为治难产、催生之要药,亦取其下达利窍之性耳。同鱼膘、人参、千里马、百草霜、牛膝、白芷、当归、益母草,为催生圣药。

无别用,故不著"参互"及"简误"。

棕榈皮

平,无毒。止鼻洪,吐血,破症,治崩中,带下,肠风,赤白痢。入药烧灰用,不可绝过。

【疏】棕榈皮禀微阳之气以生，故其味苦涩，气平无毒。《本经》主诸病，皆烧灰用者，凡血得热则行，得黑灰则止，故主鼻洪，吐血。苦能泻热，涩可去脱，故主崩中，带下，及肠风，赤白痢也。止血固脱之性，而能消瘀血，故能破症也。凡失血过多，内无瘀滞者用之切当，与乱发灰同入更良。如暴得吐血，瘀滞方动，暴得崩中，恶露未竭，湿热下痢，初发肠风，带下方炽，悉不宜遽用，即用亦无效。入药须年久败者良。

木槿

平，无毒。止肠风泻血，又止痢后热渴。作饮服之，令人得睡。入药炒用。

【疏】木槿，《本经》气平无毒。详其主治，应是味苦气寒，清热滑利之药。肠风泻血，湿热留中也。痢后作渴，余热在经，津液不足也。夜卧少睡，心经蕴热，虚烦不宁也。苦寒能除诸热，滑利能导积滞，故主如上等证。今人用治癣疮，多取川中所产，肉厚而色红者弥良。花：功用相同，作汤代茶，兼能治风。

【主治参互】《扶寿方》牛皮癣：川槿皮一两，大风子肉十五个，半夏五钱剉，河水、井水各一碗，浸六七宿，入轻粉一钱，秃笔扫涂，覆以青衣，数日有臭涎出妙。忌澡浴。

《简便方》癣疮有虫：川槿皮煎，入肥皂，浸水频频擦之。或以槿皮浸汁，磨雄黄尤妙。

神农本草经疏卷十五

人　部

总二十五种，今疏其要者十一种，又陈藏器三种。

发髲　乱发　人乳汁　头垢　人牙齿　人屎人中黄附　人溺秋石附　溺白垽　妇人月水经衣附　浣裈汁妇人裈裆附　怀妊妇人爪甲　天灵盖　人胞胞衣水附　初生脐带

发髲

味苦，温、小寒，无毒。主五癃关格不通，利小便水道，疗小儿痫，大人痓。仍自还神化。合鸡子黄煎之，消为水，疗小儿惊热。雷敩云：是男子二十已来无疾患，颜色红白，于顶心剪下者。入丸药膏中用，先以苦参水浸一宿，漉出，入瓶子以火煅赤，放冷研用。

【疏】发者，血之余也。经曰：男子八岁，肾气盛，齿更发长。是发因人之血气以为生长荣枯也。故血盛之人则发润而黑，血枯之人则发燥而黄。《本经》：用发髲之意，为是故尔。其味苦气温。《别录》：小寒，无毒。入手足少阴经。大人痓，小儿惊痫，皆心肝二经血虚而有热也。发为血之余，故能入心、入肝益血。微寒而苦又能泄热，所以疗小儿惊痫及大人痓也。心与小肠为表里,肾与膀胱为表里,心肾有热则二腑亦受病。此药能入心除热,入肾益阴,则水道利,五癃关格俱通矣。是以古人治惊,多用茯苓、琥珀、竹叶之类,取其分利心经之热自小肠出也。日华子:主止血闷血晕,金疮伤风,及煎膏长肉消瘀血者,悉取其入心走肝,益血除热之功耳。自还神化之事,未见别方,大抵以火煅之,复化而凝成血质,此即自还神化之谓。是因血而生,复还为血,非神化而何?

乱发:微温。主咳逆,五淋,大小便不通,小儿惊痫,止血。鼻衄,烧之吹内立已。

【疏】乱发即常人头上堕下者。其气味所主,与发髲相似,第其力稍不及耳。以发髲一时难得,故《别录》重出此条,以便临时取用。疗体实不甚相远也。

【主治参互】《和剂局方》肠风黑散:治肠风泻血,用乱发一两半,荆芥二两,槐花、槐角各一两,以上共煅为末。枳壳、甘草各一两半,为末,和前末匀。每服二钱,水一盏,煎七分,空心服,温酒调下亦得。

刘禹锡《传信方》孩子热疮:乱发一团如梨子大,鸡子黄十个煮熟,同于铫子内熬至甚干,始有液出,旋置盏中,液尽为度。用敷疮上,外即以苦参粉掺之,神效。

又方,小儿断脐,即用清油调发灰傅之,不可伤水。脐湿不干,亦傅之效。

《千金方》小儿惊啼:乱油发烧研,乳汁或酒服少许,良。

《圣惠方》鼻血不止:乱发烧灰,吹之。

又方，诸窍出血：头发、败棕、陈莲蓬，并烧灰，等分。每服三钱，童便、温酒调下。

《妇人良方》女人漏血：乱发洗净，烧研，空心温酒服一钱。

入诸膏药内，能消毒止痛，长肉生肌。

《肘后方》女劳黄疸，膏发煎：用猪膏半斤，乱发鸡子大三团，和煎，发消药成矣。分再服，病从小便中出也。

【简误】发灰，走血分而带散。其主诸血证，亦是血见灰则止，取其治标之义居多。若欲全仗其补益，未必能也。经熬煅成末后，气味不佳，胃弱者勿服。入外科药殊有神效。

人乳汁

主补五藏，令人肥白悦泽。《唐本》注：疗目赤痛多泪，解独肝牛肉毒，合豉浓汁饮之，神效。

【疏】人乳乃阴血所化，生于脾胃，摄于冲任，未受孕则下为月水，既受孕则留而养胎，已产则赤变为白，上为乳汁。此造化玄微之妙，人身转运之神也。其味甘，气平无毒。入心、入肾、入脾、润肺，益寿延年之圣药也。气血之液，故能补五脏，五脏得补，则气血充实而体自肥白悦泽也。经曰：目得血而能视。乳为血化，故能疗目赤痛多泪，甘能解毒，故又主解独肝牛肉毒也。

【主治参互】《摄生众妙方》接命丹：治男妇气血衰弱，痰火上升，虚损之证；又治中风瘫痪，手足疼痛，不能动履等证。用人乳二杯，香甜白者为佳，以好梨汁一杯，和匀，银石器内顿滚。每日五更一服，能消痰补虚，生血延寿。此以人补人之妙法也。

《圣惠方》眼热赤肿：人乳半合，古文钱十文，铜器中磨令变色，稀稠成煎，瓶收，日点数次。或以乳浸黄连，蒸热洗之。

《万氏家抄方》一切虚损劳证，太乙神应丸：人乳一碗，磁器煮干焙燥，牛乳一碗，同前制，杜仲三两，破故纸二两半，白藓皮、白茯苓、牛膝、当归各二两，黍米金丹一个晒干，即初生儿口中血珠，共为末，蜜丸桐子大。每服一丸，夜间噙化。

【简误】乳属阴，其性凉而滋润，血虚有热，燥渴枯涸者宜之。若脏气虚寒，滑泄不禁，及胃弱不思食，脾虚不磨食，并不宜服。

头垢

主淋闭不通。梳上者，名百齿霜。

【疏】头垢，头上垢腻也。其性滑润而下走，故《本经》主淋闭不通，及弘景疗噎疾。其味苦温，能走阳明，故又主劳复，及妇人吹乳也。

【主治参互】同白芷、贝母、半夏为丸，酒下。治妇人吹乳。

同山茨菰、橘叶、鼠粪、人爪、蒲公英、柴胡、山豆根、白芷、连翘、贝母、夏枯草、忍冬藤，治乳岩、乳痈，神效。

《类要方》天行热病后劳复：含头垢枣核大一枚，良。

《外台秘要》预防劳复：伤寒初愈，欲令不劳复者，头垢烧研，水丸梧子大，饮服一丸。

《卫生宝鉴》妇人吹乳：百齿霜，以无根水丸梧子大，每服三丸。

数条之外无别用,故不著“简误”。

人牙齿

平。除劳,治疟,蛊毒气。入药烧用。

【疏】牙齿者,肾之标,骨之余也。经云:男子三八肾气平,而真牙生;五八肾气衰,而齿槁。以肾主骨故也。其味甘咸,气热有小毒。其主除劳治疟者,盖劳乃劳极精气乏绝,肾家亏损所致也。齿牙为肾气所生,以类相从,适还其本,故主之也。疟亦因劳而发,非夏伤暑、秋为疟之比,故亦主之。味甘而咸,所以能解蛊毒气也。今世又以之治痘疮倒靥、乳痈未溃,为必须之药。

【主治参互】钱氏《小儿方》痘疹倒靥:人牙烧存性,入麝香少许,温酒服半钱。

闻人规《痘疹论》人牙散:治痘疮方出,为风寒外袭,或变黑,或青紫,此倒靥也。宜温肌发散,使热气复行而斑自出。用人牙不拘多少,瓦罐固济,煅过,出火毒,研末。出不快而黑陷者,猿猪血调下一钱;因误服凉药,血涩倒陷者,入麝香,温酒服之,其效如神。

《肘后方》乳痈未溃:人牙齿烧研,酥调敷之。

《直指方》阴疽不发,头凹沉黯,不疼无热,内服补散不起,用人牙烧过,穿山甲炙,各一分,为末。分作二服,用当归、麻黄煎汤下。外以姜汁和面傅之。

【简误】近世用人牙治痘疮陷伏,称为神品。然一概用之,贻害不浅。夫齿者,肾之标,骨之余也。痘疮则毒自肾出,方长之际,外为风寒秽气所冒,腠理闭塞,血涩不行,毒不能出,或变黑倒靥,宜用此以酒、麝达之,窜入肾经,发出毒气,使热令复行,而疮自红活,盖劫剂也。若伏毒在心,昏冒不省人事,及气虚色白痒塌,不能作脓,热沸紫泡之证,止宜解毒补虚。苟误用此,则郁闷声哑,反成不治之证,可不慎哉!其除劳治疟,《本经》虽言之,今世亦稀用。

人屎

寒。主疗时行大热狂走,解诸毒。宜用绝干者,捣末,沸汤沃服之。

【疏】人之五谷入胃,津液上升为气血,糟粕下降而成粪。其本原以化过,但存极苦大寒之气味耳。入足阳明经。经曰:阳明实热,则登高而歌,弃衣而走。苦寒能除阳明之热,故疗时行大热狂走也。凡毒必热必辛,苦寒能除辛热,故又主解诸毒也。苏恭云:新者封疔肿,一日根烂。盖疔肿乃风火之毒气结成,得大寒极苦之气,则风火散,根自烂也。今世人又以之治痘疮血热,紫黑倒靥者,殊效。

粪清:腊月截淡竹,去青皮,塞口,纳粪坑中,积年得汁,甚黑而苦。主天行热狂,热疾,中恶,蕈毒,恶疮,瘟病垂死者,皆瘥,一名黄龙汤,俗名金汁。

人中黄:即多年厕坑中,砖上所凝结黄垩是也。药性治疗大约与人屎同,解胃家热毒有效。

【主治参互】《斗门方》热病发狂,奔走似癫,如见鬼神,久不得汗,及不知人事者:以人中黄入大罐内,以泥固济,煅半日,去火毒,研末。新汲水服三钱,未退再服。

寇宗奭《衍义》大热狂渴:干陈人屎,为末,于阴地净黄土中作五六寸小坑,将末三两匙于坑中,以新汲水调匀,良久澄清,细细与饮,即解。

《儒门事亲》四灵无价散:治痘疮黑陷,腹胀危笃者,此为劫剂。用人粪、猫粪、猪犬粪等分,腊月初旬收埋高燥黄土窖内,至春取出,砂罐盛之,盐泥固济,炭水煅,令烟尽为度。取出为末,入麝香少许,研匀,瓷器密封收之,一岁一字,二岁半钱,三岁一钱,蜜水调下,须臾疮起。

《千金方》疔肿初起:刮破,以热屎傅之,干即易。

又方,五色丹毒:黄龙汤饮二合,并涂之良。

陶弘景:解药箭毒,交广夷人用焦铜为箭镞,更以毒药物汁渍之,射人才伤皮便死。惟饮粪汁即解。

【简误】伤寒、温疫,非阳明实热者不宜用。痘疮,非火热郁滞,因而紫黑干陷倒靥者,不宜用,以其苦寒之极耳。

人溺

疗寒热头疼温气。童男者尤良。

【疏】人溺,乃津液之浊者,渗入膀胱而出。其味咸,气寒无毒,为除劳热骨蒸,咳嗽吐血,及妇人产后血晕闷绝之圣药。晋褚澄《劳极论》云:降火甚速,降血甚神,饮溲溺百不一死,服凉药百不一生。言其功力之优胜也。经云:饮入于胃,游溢精气,上输于脾,脾气散精,上归于肺,通调水道,下输膀胱。故人服小便入胃,亦随脾之气上归于肺,下通水道而入膀胱,乃循其旧路也。故能治肺病引火下行。凡人精气,清者为血,浊者为气,浊之清者为津液,清之浊者为小便,与血同类也。故其味咸而走血,咸寒能伏虚热,使火不上炎而血不妄溢,是以能疗诸血证也。苏恭:主久嗽上气,失声。及日华子:止劳渴,润心肺,疗血闷热狂,扑损瘀血在内晕绝,止吐血,鼻衄,皮肤皴裂,难产,胞衣不下诸证,悉由此故。《本经》:主寒热头疼温气者,咸寒能除邪热故耳。法当热饮,热则于中尚有真气在,其行自速,冷则惟存咸味、寒性矣。

【主治参互】同枇杷叶、天门冬、麦门冬、苏子、桑白皮、沙参、五味子、生地黄、款冬花、百部,治阴虚咳嗽声哑,喉间血腥气。

同苏木、番降香、续断、牛膝、牡丹皮、蒲黄,治内伤吐血,或瘀血停留作痛。

同泽兰、荆芥、白芷、续断、延胡索、牛膝、苏木、黑豆,治产后血晕,虚者加人参。

凡产后温饮一杯,可免血晕,至三日后止之。

中暍昏倒,以热小便灌下即活。

《圣济总录》头痛至极:童便一盏,豉心半合,同煎至五分,温服。

孟诜《必效方》骨蒸发热:童便五升,煎取一升,以蜜三匙和之。每服二碗,半日更服。此后常服自己小便,轻者二十日,重者五十日瘥。

《圣惠方》绞肠痧痛：童便乘热服之，即瘥。

仲景方：中暑昏闷，夏月在途中热死，急移阴处，就掬道上热土，拥脐上作窝，令人溺满，暖气透脐即苏。乃服地浆、蒜水等药。

《千金方》金疮出血不止，饮人尿五升。

《外科发挥》折伤跌扑，童便入少酒饮之，推陈致新，其功甚大。

《千金方》火烧闷绝，不省人事者，新尿顿服二三升良。

《通变要法》人咬手指，瓶盛热尿浸一宿，即愈。

《普济方》赤眼肿痛。自己小便乘热抹洗，即闭目少顷。此以咸寒内有真气，故能退去邪热也。

【简误】人溺滋阴降火，除骨蒸，解劳乏，治诸吐衄，咯血唾血，其效甚速。《褚澄遗书》云：人喉有窍则咳血杀人。喉不停物，毫发芥蒂必咳，血既渗入，愈渗则愈咳，愈咳愈渗，惟饮溲溺则百不一死。若服寒凉则百不一生。其为肺肾有火者必须之物。第其性稍寒，惟不利于脾胃虚寒，或溏泄，及阳虚无火食不消者，咸在所忌。今世人类用秋石，此乃水澄火炼，真元之气尽失，其功不逮童便多矣。况难多服，久服则咸能走血，使血凝泣为病。

溺白垽

疗鼻衄,汤火灼疮。

【疏】溺白垽,即人中白,乃人溺之积气结成。其味咸,气凉,无毒,能泻肝、肾、三焦、膀胱有余之火。《本经》疗鼻衄,及大明治传尸劳热,肺痿,心膈热,吐血,羸瘦,渴疾者,以其能入诸经泻去火邪也。凉能除热,故又治汤火灼疮。今人以之治口舌生疮,疳䘌等证,多效,是其除热降火之验也。

【主治参互】同冰片、硼砂、青黛、黄檗、牙硝、白矾,治口舌生疮,及小儿走马牙疳口臭。

《经验方》鼻衄不止:人中白焙干,入麝香少许,温酒调服,立效。

又方,小儿口疳:人中白煅,黄檗蜜炙焦,为末,等分,入冰片少许,以青布拭净,掺之,累效。

妇人月水

解箭毒,并女劳复。陈藏器云:经衣:主金疮血涌出,炙热熨之。又烧灰傅虎狼伤疮,及箭镞毒入腹。

【疏】经云:女子二七天癸至,任脉通,太冲脉盛,月事以时下。谓之天癸者,乃天一所生之水也。上应太阴,下应海潮,月有盈亏,潮有朝汐,故月事一月一行,与之相符也。其味咸,咸为水化,凡毒得水则解,故能解箭毒也。女劳复者,热病新瘥后交感而得。其证发热烦躁,少腹阴囊牵引而痛,以前病余热未除,阴精复损,故有是证。月水乃阴中有阳之物,能补阴除热,故主之也。金疮及虎狼伤疮,皆血分受伤为病,以类相从,乃所以补其不足也。童女首经,名红铅,能回垂绝之阳气,第一时难得耳。如女子自受胎时,算至十四岁足,即于是日是时经至者,此为正鼎,其经为上药。用法招摄,于经将至时,真气先到,采入身中,名得大药,可以接命。即《首楞经》所载精仙是也。绝非入炉交感,亦非情想得通,故亦成仙道耳。

【主治参互】扁鹊方:丈夫热病后,交接复发,忽卵缩入腹,腹痛欲死。烧女人月经赤衣为末,热水服方寸匕,即定。并治女劳色疸。

《千金方》男子阴疮,因不忌月事行房,阴物溃烂:用室女血衲,瓦上烧存性,研末,麻油调傅。

《博物志》:交广夷人以焦铜和毒药于箭镞上,中人即沸烂,须臾骨坏而死。但服月水、屎汁解之。

【简误】月水虽能治病,然秽污不洁之物,故女子入月时,人宜远之。其升丹煎膏治药,及小儿出痘,切须避忌。如犯之,则药不灵,痘变坏也。红铅,其性质乃阳气凝结而成,火盛人不宜单服,须多服人乳,并入童溺乃佳。

浣裈汁

解箭毒,并女劳复亦善。

妇人裈裆,主阴易病。当阴上割取,烧末服方寸匕。童女裈益佳。若女患阳易,即须男子裈也。阴易病者,人患时行,病起

后交合,阴阳便即相著,甚于本病。其候小便赤涩,寒热甚,头痛,腰痛,耳鸣,眼花,服此便通利。

【疏】裈裆居下体,得阴气胜,取其以类相从、气相感,能导邪热,故主阴阳易病也。

【主治参互】仲景方:阴阳易病,身体重,少气,腹里急,或引阴中拘急,热上冲胸,头重不欲举,眼中生花,膝胫拘急者,烧裈散主之。取中裈近阴处,烧灰,水服方寸匕,日三服,小便即利,阴头微肿则愈。男用女,女用男。

《千金方》胞衣不下,以本妇裈,覆井上即下。

怀妊妇人爪甲

取细末,置目中去翳障。

【疏】爪者,筋之余,肝胆之外候也。经曰:多食辛,则筋急而爪枯。以辛能散真气而走筋也。《本经》:独用怀妊妇人者,盖妇人气血充实,乃能受孕,取其有生长力紧之意也。其味甘咸,气平无毒。目中翳障,肝经血虚也。爪甲乃肝之余气所生,而性又带散,故点目能去翳障也。寇宗奭:以众人甲,刮取细末嗃鼻内,治鼻衄立愈。兼能催生,利小便,止尿血,散乳痈等用。

【主治参互】《圣惠方》胞衣不下,取本妇手足爪甲,烧灰,酒服。

又方,一切目疾:以木贼草擦取爪甲末,同丹砂等分,研匀,以露水搜丸芥子大。每以一粒,点入目内。或用乳汁和亦得。并治飞丝入目。

天灵盖

味咸,平,无毒。主传尸尸疰,鬼气伏连,久瘴劳疟,寒热无时者。烧令黑,细研,白饮和服,亦合丸散用。

【疏】天灵盖,乃死人脑盖骨也。不用他骨,而用此者,以人生时,脑为诸阳之会,而此骨则一身众骨之主也。其主传尸尸疰,鬼气伏连者,取其同类之气,引出邪魅,则其魂魄飞越,不复附人,故得瘥也。久瘴劳疟,寒热无时者,亦邪恶之气侵入也。辟恶散邪是其能事,故亦主之。

【主治参互】同鬼臼、干漆、象胆、獭肝、丹砂、胡黄连,入滋阴药内治传尸劳。

同牛黄、象牙末、蛀竹屑、血竭、乳香、没药、黄蜡、明矾、真珠,作丸,治杨梅结毒。

《痘疮经验方》:痘疮陷伏,灰平不长,此系虚寒证。用天灵盖烧研,酒服三分。

【附】化尸场上人骨,取为细末,傅金疮,止血长肉,及恶疮不收敛。并能治打扑折伤,人受杖时服之,不痛,不肿,不烂。

【简误】天灵盖治劳瘵者,以其有尸鬼劳虫为害,取其逐散邪也。今人虚损劳怯,皆系色欲过度,损伤真阴,实无鬼气淹伏,何得用此幽暗不祥之物治之哉?其痘疮虚寒陷伏,或为邪气所触发不出者,不过借其阳气所结之余,逐散其邪以发出耳,非正治也。若血热烦躁,疮干紫黑者,用之必致危殆不救。慎之!慎之!

人胞

主血气羸瘦，妇人劳损，面皯皮黑，腹内诸病渐瘦瘁者，以五味和之，如餢飳法与食之，勿令知。一名紫河车。

【疏】夫人有生之初，揽父精母血以成胚胎，外即有衣一层裹之，即胞也。至十月降生时，随儿后出。其味甘咸，气温无毒。血气羸瘦，妇人劳损，面皯皮黑，腹内诸病渐瘦瘁者，皆荣血不足，精气亏损也。此药得精血之气而结，能从其类以补之，是以主诸证也。今世以之治男女一切虚损劳极，为益血补精气之用。

【主治参互】同人参、黄耆、鹿茸、白胶、当归、补骨脂、五味子、巴戟天，治真阳虚极，畏寒足冷。

吴球大造丸：治虚劳骨蒸，女人无子，及多生女，月水不调，小产难产，服之必主有子。危疾将绝者，一二服可更活一二日，其补气血之功力可见也。久服耳目聪明，须发乌黑，延年益寿，有夺造化之功，故名大造丸。用紫河车一具，男用女胎，女用男胎，初生者，米泔洗净，淡酒蒸熟，捣晒研末。败龟板、童便浸三日，酥炙黄二两，黄檗、杜仲各一两半，牛膝一两二钱，生地黄二两半入砂仁六钱，白茯苓二两，绢袋盛入瓦罐酒煮七次，去茯苓、砂仁不用，杵地黄为膏听用，天门冬、麦门冬、人参各一两二钱净，夏月加五味子七钱，俱忌铁器，为细末，地黄膏加酒、米糊，丸小豆大。每服八九十丸，空心盐汤下。女人去龟板，加当归二两。男子遗精，女人漏下，并加牡蛎粉一两，去人参。

【简误】人胞乃补阴阳两虚之药，以其形质亦得男妇坎离之气而成,如阴阳两虚者,服之有返本还元之功,诚为要药也。然而阴虚精涸,水不制火,发为咳嗽、吐血、骨蒸、盗汗等证,此属阳盛阴虚,法当壮水之主以制阳光,不宜服此并补之剂,以耗将竭之阴也。胃火齿痛,法亦忌之。

胞衣水:味辛,无毒。主小儿丹毒,诸热毒发寒热不歇,狂言妄语,头上无辜发竖,虚痞等证。天行热病,饮之立效。此即胞衣埋地下久远化为水者,得地中之阴气,其气必寒,辛寒而走足阳明经,故主如上诸证也。南人以甘草、升麻和人胞,瓶盛埋之,三五年后掘出,取为药也。

初生脐带

主疟。烧为灰,饮下之。

【疏】脐者,命蒂也。当心肾之中,为真元归宿之处。胎在母腹,脐连于胞,喘息呼吸滋养之妙,从此而通。胎出母腹,脐带剪断,则一点真元之气,从此而归入命门丹田。故脐为命蒂,而脐带亦真气会聚之所也。《本经》:以之治疟者,应是久疟虚寒之甚,借其气以补不足也。今世以小儿脱下脐带,烧灰与服,可解胎中一切毒,及免惊风痘患,亦取裨补真元耳。

【主治参互】《全幼心鉴》脐汁不干:绵裹落下脐带,烧研一钱,入当归头末一钱,麝香一字,掺之。

《保幼大全》预解胎毒:脐带烧灰,以乳汁调服。或入辰砂少许,可免痘患。

无毒而主疗甚稀,不著“简误”。

神农本草经疏卷十六

兽部上品

总二十种，今疏其要者十种。

龙骨齿附　麝香　牛黄　熊脂胆、掌附　象牙胆、皮附　白胶　阿胶　牛乳　酥　乳腐

龙骨

味甘，平，微寒，无毒。主心腹鬼疰，精物老魅，咳逆，泄痢脓血，女子漏下，症瘕坚结，小儿热气惊痫。疗心腹烦满，四肢枯痿，汗出，夜卧自惊，恚怒伏气在心下，不得喘息，肠痈内疽，阴蚀，止汗，缩小便，溺血，养精神，定魂魄，安五藏。

白龙骨：疗梦寐泄精，小便泄精。

齿：主小儿、大人惊痫，癫疾狂走，心下结气，不能喘息，诸痉，杀精物，小儿五惊十二痫，身热不可近，大人骨间寒热。又杀蛊毒。得牛黄、人参良。畏石膏。忌鱼及铁。

【疏】龙禀阳气以生，而伏于阴，为东方之神，乃阴中之阳，鳞虫之长，神灵之物也。故其骨味甘平，气微寒，无毒。内应乎肝，入足厥阴、少阳、少阴，兼入手少阴、阳明经。神也者，两精相合，阴阳不测之谓也。神则灵，灵则能辟邪恶、蛊毒、魇魅之气，

及心腹鬼疰、精物老魅，遇之则散也。咳逆者，阳虚而气不归元也。气得敛摄而归元，则咳逆自止。其性涩以止脱，故能止泄痢脓血，因于大肠虚而久不得止，及女子漏下也。小儿心肝二脏虚则发热，热则发惊痫，惊气入腹则心腹烦满，敛摄二经之神气而平之，以清其热则热气散，而惊痫及心腹烦满皆自除也。肝气贼脾，脾主四肢，故四肢痿枯。肝宁则热退，而脾亦获安，故主之也。汗者，心之液也。心气不收，则汗出。肝、心、肾三经虚，则神魂不安而自惊，收敛三经之神气，则神魂自安。气得归元，升降利而喘息自平，汗自止也。肝主怒，肝气独盛，则善恚怒。魂返乎肝，则恚怒自除。小肠为心之腑，膀胱为肾之腑，二经之气虚脱，则小便多而不禁。脏气敛则腑亦随之，故能缩小便，及止梦寐泄精，小便泄精，兼主溺血也。其主养精神，定魂魄，安五脏者，乃收摄神魂，闭涩精气之极功也。又主症瘕坚结，肠痈，内疽，阴蚀者，以其能引所治之药，粘着于所患之处也。

按：龙骨入心、肾、肠、胃。龙齿单入肝、心。故骨兼有止泻涩精之用，齿惟镇惊安魂魄而已。凡用龙骨，先煎香草汤洗二度，捣粉，绢袋盛之。用燕子一只，去肠肚，安袋于内，悬井上面，一宿取出，研粉。入补肾药中，其效如神。又法：酒浸一宿，焙干，研粉，水飞三度用。如急用，以酒煮焙干。或云：凡入药须水飞过，晒干。每斤用黑豆一斗，煮一伏时，晒干用。否则着人肠胃，晚年作热也。

【主治参互】仲景方：同牡蛎，入柴胡、桂枝各汤内，取其收敛浮越之正气，固脱而镇惊。

同远志等分为末，炼蜜丸如梧子大，朱砂为衣。每服三十丸，莲心汤下，治劳心梦遗。

《梅师方》睡即泄精：白龙骨四分，韭子五合，为散。空心酒服方寸匕。

又方泄泻不止：白龙骨、白石脂等分，为末，水丸梧子大。紫苏、木瓜汤下，量大人小儿用。亦治久痢休息。

姚和众方：久痢脱肛，白龙骨粉，扑之。

龙齿同荆芥、泽兰、牡丹皮、苏木、人参、牛膝、红花、蒲黄、当归、童便，治产后恶血扑心，妄语癫狂，如伤害发狂者。切不可认作伤寒治，误则杀人。

同牛黄、犀角、钩藤钩、丹砂、生地黄、茯神、琥珀、金箔、竹沥、天竺黄、苏合香，治大人小儿惊痫癫疾。

【简误】龙骨味涩而主收敛。凡泄痢肠澼，及女子漏下崩中、溺血等证，皆血热积滞为患，法当通利疏泄，不可便用止涩之剂，恐积滞瘀血在内，反能为害也，惟久病虚脱者，不在所忌。

麝香

味辛，温，无毒。主辟恶气，杀鬼精物，温疟，蛊毒，痫痓，去三虫，疗诸凶邪鬼气，中恶心腹暴痛，胀急痞满，风毒，妇人难产，堕胎，去面䵳音孕**，目中肤翳。久服除邪，不梦寤魇寐，通神仙。**忌大蒜。

【疏】陶弘景云：麝常食柏叶，又啖蛇。予以为其香必非因啖蛇而结。苏颂乃云：夏月食蛇多，至寒则香满，入春脐内急痛，自以爪剔出。陶云：五月得香，往往有蛇皮骨，岂有食蛇逾一年，而皮骨尚不化者乎？不知麝乃山兽，好食香木芳草，如柏叶之类，故其气聚于脐，而结成是香。或遇蛇亦啖，但不结香耳。如必啖蛇多而后有香，则此药必大毒难近之物，安得味辛气温无毒耶？甄权言苦辛，其香芳烈，为通关利窍之上药。凡邪气着人，淹伏不起，则关窍闭塞，辛香走窜，自内达外，则毫毛骨节俱开，邪从此而出。故主辟恶气，杀鬼精物凶邪，蛊毒，温疟，中恶心腹暴痛，胀急痞满，风毒诸证，其主痫痓者，借其气以达于病所也。苦辛能杀虫，故主去三虫。辛温主散，故能去面䵳，及目中肤翳。性能开窍，故主难产堕胎也。走窜之性，而云久服除邪，不梦寤魇寐，通神仙者，凡香皆能辟除恶气而通神明，故有是功能也。日华子云：纳子宫，暖水脏，止冷带疾。《药性论》：主小儿惊痫客忤，蚀一切痈疽脓水。今人又以治中风、中气、中恶、痰厥猝仆。兼入膏药、傅药，皆取其通窍开经络、透肌骨之功耳。

【主治参互】同犀角、牛黄、琥珀、龙齿、远志、丹砂、铅丹、金箔、菖蒲、真珠、茯神、天竺黄，治心气虚怯，惊邪癫痫，或梦寐纷纭，鬼交鬼疰，及小儿急惊，大人中恶等证。

同白及、白敛、红白药子、雄黄、乌鸡骨煅、乳香、没药、冰片，为末。傅一切痈疽疔肿，有神。

《济生方》中风不省：麝香二钱，研末，入清油二两，和匀，灌之即苏。

又方，食诸果成积伤脾，作胀气急，用麝香一钱，生桂末一两，饭和丸，绿豆大。大人十五丸，小儿七丸，白汤下。盖果得麝即落，木得桂即枯故也。

夏子益《奇疾方》口内肉球，根如线，五寸余，如钗股，吐出乃能食物，捻之则痛彻心者：麝香一钱，研，水服之，日三，自消。

《续千金方》催生易产：麝香一钱，水研服。

《经验方》鼠咬成疮：麝香封之，妙。并治蚕咬成疮。

【简误】麝香走窜飞扬，内透骨窍脏腑，外彻皮肉及筋。其性能射，故善穿透开散。东垣云：凡风病在骨髓者，用之使风邪得出。若在肌肉，用之反引风入骨。丹溪云：五脏之风，不可用麝香以泻卫气。二公之言，诚得其旨矣。凡似中风，小儿慢脾风，与夫阴阳虚竭，发热，吐血，盗汗，自汗，气虚眩晕，气虚痰热，血虚痿弱，血虚目翳，心虚惊悸，肝虚痫痉，产后血晕，胎前气厥，诸证之属于虚者，法当补益，概勿施用。即如不得已欲借其开通关窍于一时，亦宜少少用之，勿令过剂，苏省开通之后，不可复用矣。孕妇不宜佩带。劳怯人亦忌之。李廷飞云：不可近鼻，有白虫入脑，患癞。久带其香透关，令人成异疾。

牛黄

味苦，平，有小毒。主惊痫寒热，热盛狂痉，除邪逐鬼。疗小儿百病，诸痫热口不开，大人狂癫，又堕胎。久服轻身增年，令人不忘。人参为之使。恶常山。畏牛膝、干漆。

【疏】牛为土畜，其性甘平，惟食百草，其精华凝结为黄，犹人身之有内丹也。故能解百毒而消痰热，散心火而疗惊痫，为世神物，诸药莫及也。凡牛生黄，则夜视其身有光，皮毛润泽，眼如血色，盖得气之精而形质变化自有异也。或云牛病乃生黄者，非也。《本经》：味苦气平。《别录》：有小毒。吴普云：无毒。然必无毒者为是。入足厥阴、少阳，手少阴经。其主小儿惊痫，寒热热盛口不能开，及大人癫狂痫痉者，皆肝心二经邪热胶痰为病。心热则火自生焰，肝热则木自生风，风火相搏，故发如上等证。此药味苦气凉，入二经而能除热消痰，则风火息，神魂清，诸证自瘳矣。鬼邪侵着，因心虚所致。小儿百病多属胎热，入心养神，除热解毒，故悉主之也。性善通窍，故能堕胎。善除热益心，故能令人不忘。非久服多服之药。其云轻身延年者，盖指病去则身自轻安，而得尽其天年也。

【主治参互】同犀角、琥珀、天竺黄、钩藤钩、茯神、真珠、金箔、麝香、丹砂，治小儿惊痫百病。

入外科内服药，能解疔肿痈疽毒。并可入傅药，止痛散毒如神。

同犀角、生地黄、牡丹皮、竹叶、麦门冬，治小儿五色丹毒。

同钟乳石、真珠、猪牙皂角、象牙末、白僵蚕、红铅、片脑、明矾、没药、蛀竹屑、天灵盖，为丸。土茯苓汤下，治结毒有神。

姚和众方：小儿初生三日，去惊邪，辟恶气：以牛黄一豆许，以蜜少许，研匀，绵蘸令儿吮之，一日令尽。

《外台秘要》小儿七日口噤：牛黄为末，以淡竹沥化一字，灌之。更以猪乳滴之。

钱氏《小儿方》初生胎热，或身体黄者，以真牛黄一豆大，入蜜调膏，乳汁化开，时时滴儿口中。兼治腹痛夜啼。

《总微录》小儿热惊，或惊痫嚼舌，迷闷仰目：牛黄一杏仁大，竹沥、姜汁各一合，和匀与服。

又方，小儿积热毛焦，睡语、欲发惊者：牛黄六分，朱砂五钱，同研。以犀角磨汁，调服一钱。

王氏《痘疹方》痘疮黑陷：牛黄二粒，朱砂一分，研末。蜜浸胭脂，取汁调搽，并可内服。

【简误】牛黄，治小儿百病之圣药。盖小儿禀纯阳之气，其病皆胎毒痰热所生，肝心二经所发。此药能化痰除热，清心养肝，有起死回生之力。惟伤乳作泻、脾胃虚寒者，不当用。

熊脂

味甘，微寒、微温，无毒。主风痹不仁筋急，五藏腹中积聚，寒热羸瘦，头疡白秃，面皯皰，食饮吐呕。久服强志，不饥，轻身长年。

【疏】《诗》云：惟熊惟罴，男子之祥。取其为阳兽而强力壮毅也。《本经》：味甘，气微寒。《别录》：微温无毒。其主风痹不仁筋急者，盖风为阳邪，熊为阳兽，其气温，能通行经络，其性润，能滋养肝脾，故主之也。滑泽而通行，故主五脏腹中积聚，及食饮吐呕。甘寒而强力，故能主寒热羸瘦，轻身。性润而疏风，故能主头疡白秃，面皯皰也。久服强志，不饥长年，甚言其补虚壮筋骨之功耳。熊掌，乃八珍之一，食之可御风寒，益气力。肉与脂同功。河间云：熊肉振羸。是因其气有余，以补不足者也。

熊胆

味苦，寒，无毒。疗时气热盛变为黄疸，暑月久痢，疳䘌，心痛疰忤。《药性论》：小儿五疳，杀虫治恶疮。

【疏】熊胆气味与象胆同，其所主亦相似。时气热盛变为黄疸，热邪在足太阴也。久痢，疳䘌，湿热在手阳明也。心痛疰忤，热邪在手少阴也。入三经而除热邪，故能疗诸证也。极苦而寒，故又能杀虫，治恶疮，点痔。

【主治参互】《齐东野语》赤目障翳：熊胆丸以胆少许化开，入片脑一二厘，研匀，点上绝妙。

《圣惠方》小儿鼻蚀：熊胆半分，汤化抹之。

《外台秘要》十年痔疮。熊胆涂之，神效，一切方不及也。或加入片脑少许，以猪胆汁和涂，亦妙。

《保幼大全》诸疳羸瘦：熊胆、使君子末，等分研匀，瓷器蒸溶，蒸饼丸麻子大。每米饮下二十丸。

【简误】凡胆，皆极苦寒而能走肝胆二经，泻有余之热，盖以类相从也。小儿疳积，多致目内生翳障者，以肝脾二脏邪热壅滞，则二脏之气血日虚，闭塞日甚故也。用此泻肝胆脾家之热，则内邪清而外障去矣。如不因疳证而目生翳障，及痘后蒙闭者，多因肝肾两虚，宜滋阴养血清热为急，诸胆皆不得用。有痼疾者，不可食熊肉，令终身不愈。

象牙

无毒。主诸铁及杂物入肉，刮取屑，细研，和水傅疮上，立出。

【疏】象牙，《本经》：无气味。日华子云平，《海药》云寒，应是甘寒无毒之物。象性勇猛，而牙善蜕，故能出一切皮肉间有形滞物，如经所言也。又能治邪魅惊悸风痫，及恶疮拔毒，长肉生肌，去漏管等用。

【主治参互】同明矾、黄蜡、牛角鳃、铅花、金头蜈蚣、猬皮、猪悬蹄，治通肠漏，能去漏管。

防杨梅结毒，载牛黄条内。

王氏《痘疹方》痘疹不收：象牙屑，铜铫炒黄红色，为末。每服七八分，白汤下。

又方，针箭入肉。象牙末，水和傅之，即出也。

日华子：治小便不通，象牙生煎服之。小便过多，烧灰饮下。

象胆

主明目，及治疳，治疮肿，以水化涂之。治口臭，以绵裹少许贴牙根，平旦漱去，数度即瘥。

【疏】象胆，苦寒之物也。入肝脾二经，肝热则目不明。脾家郁热则成疳积，或口臭。苦寒除二经之热，故能主诸证。苦寒凉血解毒，故又能主疮肿也。今世治疳证、痨瘵、传尸多用之，总取其苦寒能杀疳虫痨虫，兼除脏腑一切热结也。

【主治参互】同獭肝、芦荟、干漆、胡黄连、青黛、鬼臼、丹砂，入滋肾药内，治传尸痨瘵。

《圣济总录》内障目翳：用象胆半两，鲤鱼胆七枚，熊胆一分，牛胆半两，麝香一分，石决明一两，为末，糊丸绿豆大。每茶下十丸，日二。

象皮：其性最易收敛，人以钩刺插入皮中，拔出半日，其疮即合，故入膏散，为长肉合金疮之要药。

【简误】象胆苦寒之极，不利脾胃。凡疳证脾弱者，目病血虚者，咸不宜多服。

象牙及皮，气味和平，于脏腑无迕，故不著“简误”。

白胶

味甘，平，温，无毒。主伤中，劳绝，腰痛，羸瘦，补中益气，妇人血闭无子，止痛安胎。疗吐血下血，崩中不止，四肢酸疼，多汗淋露，折跌伤损。久服轻身延年。一名鹿角胶。得火良，畏大黄。

【疏】白胶是熬鹿角而成，故其味甘，气平。《别录》：温，无毒。气薄味厚，降多升少，阳中之阴也。入足厥阴、少阴，手少阴、厥阴经。经曰：劳则喘且汗出，内外皆越，中气耗矣。故凡作劳之人，中气伤绝，四肢作痛多汗，或吐血下血，皆肝心受病。此药味甘气温，入二经而能补益中气，则绝伤和，四肢利，血自止，汗自敛也。折跌伤损，则血瘀而成病，甘温入血通行，又兼补益，故折跌伤损自愈。妇人血闭无子，乃崩中淋露，胎痛不安，腰痛羸瘦者，皆血虚肝肾不足之候。温肝补肾益血，则诸证自退而胎自得所养也。血气生，真阳足，故久服能轻身延年耳。更治尿血，溺精，疮疡肿毒及漏下赤白。妇人久服，能令有子。

【主治参互】同牛膝、牡丹皮、麦门冬、地黄、真苏子、郁金、白芍药、当归、童便、续断，治劳伤吐血。

同山茱萸、枸杞子、鹿茸、地黄、麦冬、杜仲、补骨脂、怀山药、车前子、五味子、巴戟天、莲须，治肾虚阳痿，精寒无子。加入当归、紫石英，治妇人血闭，子宫冷，服之受孕。

《外台秘要》虚劳尿精及尿血：白胶二两炙，酒二升，顿和温服。

《肘后方》妊娠卒下血：以酒煮胶二两，消尽顿服。

【简误】鹿乃仙兽，纯阳之物也。其治劳伤羸瘦，益肾添精，暖腰膝，养血脉，强筋骨，助阳道之圣药也。然而肾虚有火者，不宜用，以其偏于补阳也。上焦有痰热，及胃家有火者，不宜用，以其性热复腻滞难化也。凡吐血下血，系阴虚火炽者，概不得服。

阿胶

味甘，平，微温，无毒。主心腹内崩，劳极洒洒如疟状，腰腹痛，四肢酸疼，女子下血，安胎，丈夫小腹痛，虚劳羸瘦，阴气不足，脚酸不能久立，养肝气。久服轻身益气。一名傅致胶。得火良，薯蓣为之使。畏大黄。凡用以蛤粉炒，或酒化成膏亦得。

【疏】阿胶，旧云煮牛皮作之。藏器与苏颂皆云是乌驴皮，其说为的。其功专在于水。按阿井在山东兖州府东阿县，乃济水之伏者所注，其水清而重，其色正绿，其性趋下而纯阴，与众水大别。《本经》:味甘气平。《别录》:微温无毒。元素云:性平味淡。气味俱薄,可升可降,阳中阴也。入手太阴,足少阴、厥阴经。其主女子下血,腹内崩,劳极洒洒如疟状,腰腹痛,四肢酸疼,胎不安,及丈夫少腹痛,虚劳羸瘦,阴气不足,脚酸不能久立等证。皆由于精血虚,肝肾不足,法当补肝益血。经曰:精不足者,补之以味。味者,阴也。补精以阴,求其属也。此药得水气之阴,具补阴之味,俾入二经而得所养,故能疗如上诸证也。血虚则肝无以养,益阴补血,故能养肝气。入肺肾补不足,故又能益气,以肺主气,肾纳气也。气血两足,所以能轻身也。今世以之疗吐血、衄血、血淋、尿血、肠风下血、血痢、女子血气痛、血枯、崩中、带下、胎前产后诸疾,及虚劳咳嗽,肺痿,肺痈脓血杂出等证神效者,皆取其入肺入肾,益阴滋水,补血清热之功也。

【主治参互】同天、麦门冬,栝楼根、白药子、五味子、桑白皮、剪草、生地黄、枸杞子、百部、苏子、白芍药,治肺肾俱虚,咳嗽吐血。

同杜仲、枸杞子、白芍药、山药、麦门冬、地黄、黄耆、人参、青蒿、续断、黄柏,治妇人崩中漏血。

同白芍药、炙甘草、麦冬、地黄、白胶、当归、枸杞子、杜仲、续断,治妇人胎痛,或胎漏下血。

《直指方》老人虚秘:阿胶炒二钱,葱白三根,水煎化,入蜜二匙,温服。

仲景方:黄连阿胶汤,治少阴病,得之二三日以上,心中烦,不得卧者。用阿胶三两,黄连四两,黄芩一两,芍药二两,鸡子黄二枚,以水五升,先煮三物,取二升,去滓,内胶烊尽,小冷,内鸡子黄,搅令相得。温服七合,日三。

《和剂局方》治肠胃气虚,冷热不调,下痢赤白,里急后重腹痛,小便不利,用阿胶二两炒,黄连三两,茯苓二两,为末,捣丸梧子大。每服五十丸,米汤下,日三。

《千金翼》吐血不止:阿胶炒二两,蒲黄六合,生地黄三两,水五升,煮三升,分服。兼治衄血。

《梅师方》妊娠下血不止:阿胶三两炙为末,酒一升煎化,服即愈。

《产宝方》胶艾汤:妊娠胎动,阿胶、艾叶各二两,葱白一升,水四升,煮一升,分服。

【简误】此药多伪造,皆杂以牛马皮、旧革鞍靴之类,其气浊秽,不堪入药。当以光如瑿漆,色带油绿者为真。真者折之即断,亦不作臭气,夏月亦不甚湿软。如入调经丸药中,宜入醋,重汤顿化和药。其气味虽和平,然性粘腻,胃弱作呕吐者,勿服。脾虚食不消者,亦忌之。

牛乳

微寒。补虚羸,止渴。

乳腐

味甘,微寒,无毒,主润五藏,利大小便,益十二经脉。

【疏】牛乳乃牛之血液所化,其味甘,其气微寒,无毒,甘寒。

能养血脉,滋润五脏,故主补虚羸止渴。及乳腐所主皆同也。日华子:主养心肺,解热毒,润皮肤者,亦此意耳。肝:味苦、甘,气和平,食之能补肝,治雀盲。

【主治参互】同人乳、羊乳、梨汁、芦根汁、蔗浆,熬膏,治反胃噎膈,大便燥结。宜时时饮之,兼能止消渴。

夏子益《奇疾方》肉人怪病:人顶生疮,五色如樱桃状,破则自顶分裂,连皮剥脱至足,名曰肉人。常饮牛乳自消。

【简误】患冷气人忌之,与酸物相反,令人腹中症结。脾胃作泄者,亦不得服。

酥

微寒。补五藏,利大肠,主口疮。

【疏】酥乃牛乳所出,乳之精华也。其味甘,气微寒无毒,性滑泽。五脏皆属阴,酥乃阴血之精华,故能补五脏。血枯火盛,大肠燥结,及口舌生疮,甘寒除热补血,故主利大肠、口疮也。

按:酥酪醍醐,总成于牛乳,但有精粗之别耳。其性大抵皆滋润滑泽,宜于血热枯燥之人。其功不甚相远,故二物不复载。

【主治参互】凡一切药用酥炙者,取其润燥兼能益精髓,补血脉,又有渗入骨肉,使骨易糜之功。

《外台秘要》一切肺病咳嗽,脓血不止:用好酥五十斤,炼三遍,当出醍醐。每服一合,日三服,以瘥为度,神效。

【简误】性能利窍,骤食之使人遗精。

神农本草经疏卷十七

兽部中品

总十七种，今疏其要者九种。

白马茎屎、溺附　鹿茸角、髓、肾、肉附　牛角䚡胆、肉附　羖羊角肝、肾、肉、血附　牡狗阴茎头骨、血肉附　羚羊角　犀角　虎骨　兔头骨脑、肝、肉附

白马茎

味咸、甘，平，无毒。主伤中，脉绝，阴不起，强志益气，长肌肉肥健，生子，小儿惊痫。阴干百日用。

【疏】马，火畜也。其阴茎又纯阳之物也。故能主男子阴痿，坚强，房中药多用之。《本经》：味咸气平。《别录》：甘无毒。察其功用，气平应作温。非甘温则不主伤中脉绝，以甘能补血脉，温能通经络故耳。阳衰则阴不起而生长之道绝，咸温走下焦，补助真阳则阴自起，精自暖，故能令人有子也。气属阳，阳得补故能益气。肾藏志，肾气足故能强志。甘温补血脉而助真气，故又能长肌肉肥健也。《别录》又主小儿惊痫者，似非其所长，应是误入耳。凡收当取银色无病白马，春月游牝时，力势正强者。生取阴干百日，用时以铜刀切片，将生羊血拌蒸半日，去血，晒干，剉用。

【主治参互】得肉苁蓉、巴戟天、山茱萸、菟丝子、真阳起石、人参、鹿茸、狗阴茎，作丸。治真阴虚脱，阴痿不起，下元冷惫等证。

【简误】马阴茎，乃纯阳之物也。凡阴虚火盛者，不得服。人但喜其温暖，滋助阳道，少年多欲者，房中术用之，仗其力势，恣欲无节，以致损竭真阴，多成劳瘵，不可不戒也。

马通

微温。主妇人崩中：止渴，及吐、下血，鼻衄，金疮止血。

【疏】白马通，《本经》虽云微温，然必是苦而凉者也。惟其苦凉所以能疗诸血热证，止渴。及孟诜主阴阳易、垂死者，绞汁服也。

白马溺

味辛，微寒。主消渴，破症坚积聚，男子伏梁积疝，妇人瘕疾。铜器盛饮之。

【疏】白马溺，昔有人与其奴皆患心腹痛病。奴死剖之，得一白鳖，赤眼，仍活。以诸药纳口中，终不死。有人乘白马观之，马尿堕鳖而鳖缩。遂以灌之，即化成水。其人乃服之，疾亦愈。观其气味，不应有如是之功。乃知物性畏忌，各有所制，如刀柄之刈三棱而化为水，正以遇其所制之物故也。《本经》云：气微寒。然详其用，必是微温，味应带咸，辛咸温俱足，所以能疗经所言诸证。

【主治参互】《千金方》：食发成瘕，咽中如有虫上下者，白马尿饮之，佳。

《鲍氏方》利骨取牙：白马尿浸茄秆三日，炒，为末，点牙即落。

【简误】无积聚症瘕者，不得服。胸中虚痞误作伏梁，服之有损。

鹿茸

味甘、酸，温、微温，无毒。主漏下恶血，寒热惊痫，益气，强志，生齿，不老。疗虚劳洒洒如疟，羸瘦，四肢酸疼，腰脊痛，小便利，泄精，溺血，破留血在腹，散石淋，痈肿，骨中热，疽痒。痒应作疡。凡用取形如分歧马鞍，茸端如玛瑙红玉，破之肌如朽木者最良。先以酥薄涂匀，于烈炎中燎去毛，再炙。

【疏】鹿茸禀纯阳之质，含生发之气，故其味甘气温。《别录》言酸微温。气薄味厚，阴中之阳也。入手厥阴、少阴，足少阴、厥阴经。妇人冲任脉虚则为漏下恶血，或瘀血在腹，或为石淋；男子肝肾不足则为寒热惊痫，或虚劳洒洒如疟，或羸瘦，四肢酸疼，腰脊痛，或小便数利，泄精溺血。此药走命门、心包络，及肾肝之阴分，补下元真阳，故能主如上诸证，及益气、强志、生齿、不老也。痈肿疽疡，皆荣气不从所致。甘温能通血脉，和腠理，故亦主之。日华子：主补男子腰肾虚冷，脚膝无力，夜梦鬼交，精溢自出；女人崩中漏血，赤白带下。炙末，空心酒服方寸匕。

【主治参互】同牛膝、杜仲、地黄、山茱萸、补骨脂、巴戟天、山药、肉苁蓉、菟丝子，治肾虚腰痛，及阴痿不起。

《澹寮方》斑龙丸：治诸虚，用鹿茸酥炙，鹿角胶炒成珠，鹿角霜、阳起石煅红醋淬，肉苁蓉酒浸，酸枣仁、柏子仁、黄耆各一两，地黄九蒸八钱，朱砂半钱，各为末，酒糊丸梧子大。每空心酒下五十丸。昔西蜀市中有一道人货之,一名茸珠丹。每醉高歌曰:“尾间不禁沧海竭,九转灵丹都漫说。惟有斑龙顶上珠,能补玉堂关下穴。”朝野遍传之,即此方也。

《普济方》鹿茸酒:治阳事虚痿,小便频数,面色无光,用嫩鹿茸一两,去毛切片,山药末一两,绢袋裹,置酒瓮中,七日后开瓮,日饮三杯。将茸焙干作丸服。

《本事方》阴虚腰痛,不能反侧:鹿茸、菟丝子各一两,茴香半两,为末,以羊肾二对,和酒煮烂,捣如泥,和丸梧子大,阴干。每服三五十丸。酒下,日三服。

《济生方》室女白带,因冲任虚寒者:鹿茸酒蒸焙二两,金毛狗脊、白敛各一两,为末,用艾煎醋,打米糊丸梧子大。每酒下五十丸,日二服。

“简误”同白胶。

鹿角

味咸,无毒。主恶疮痈肿,逐邪恶气,留血在阴中,除小腹血急痛,腰脊痛,折伤恶血,益气。杜仲为之使。

【疏】鹿,山兽,属阳。夏至解角者,阴生阳退之象也。麋,泽兽,属阴。冬至解角者,阳生阴退之象也。是以麋茸补阴,鹿茸补阳,角亦如之。凡角初生软嫩者为茸,禀壮健之性,故能峻补肾家真阳之气。熬成白胶,则气味甘缓,能通周身之血脉。生角则味咸,气温,惟散热、行血、消肿、辟恶气而已。咸能入血软坚,温能通行散邪,故主恶疮痈肿,逐邪恶气,及留血在阴中,少腹血急痛,折伤恶血等证也。肝肾虚则为腰脊痛,咸温入肾补肝,故主腰脊痛。气属阳,补阳故又能益气也。日华子云:水磨服,治脱精,尿血,夜梦鬼交。醋磨汁,涂疮疡痈肿热毒。火炙热,熨小儿重舌,鹅口疮。孟诜云:蜜炙研末酒服,轻身,强骨髓,补阳道绝伤。又治妇人梦与鬼交者,酒服一撮,即出鬼精。烧灰治女子胞中余血不尽欲死者,悉取其入血行血,散热消肿,补阳辟邪之意也。

【主治参互】《济生方》骨虚劳极,面肿垢黑,脊痛不能久立,血气衰惫,发落齿槁,甚则喜唾:用鹿角屑二两,牛膝一两半,为末,炼蜜丸梧子大。每服五十丸,空心盐汤下。

《肘后方》肾虚腰痛如锥刺,不能动摇:鹿角屑三两,炒黄研末。空心温酒服方寸匕,日三。

《子母秘录》产后腹痛,瘀血不尽者,鹿角烧研,豉汁服方寸匕,日三。并治产后血晕。

《千金方》蹉跌损伤,血瘀骨痛:鹿角末,酒服方寸匕。

濒湖方:痈疖肿痛毒:鹿角尖,磨浓汁涂之。

【简误】无瘀血停留者不得服。阳盛阴虚者忌之。胃火齿痛亦不宜服。

髓

味甘,温。主丈夫女子伤中绝脉,筋急痛,咳逆。以酒和服之良。

【疏】髓者,精血之纯懿,内充以实骨者也。鹿禀纯阳,故其髓味甘,气温,性能补血而润燥,所以主一切血脉不和,如伤中脉绝,筋急痛及咳逆也。日华子:同蜜煮服壮阳道,令人有子。同地黄汁煎膏服,填骨髓,壮筋骨。治呕吐者亦此意也。

肾

平。主补肾气。

【疏】鹿性淫，一牡常御百牝，肾气有余故也。故服之能壮阳道，补肾家不足。

鹿肉

甘，温。补中，强五藏，益气力。生者疗口僻，割薄之。

【疏】鹿所食多芳草，其性质芳洁，气味醇和，故其肉味甘，气温无毒，与他肉不同也。性能益脾胃，通血脉，故主补中，强五脏，益气力也。生者疗中风口僻，亦取其有通血脉之功，血脉通则口僻自正也。

牛角䚡

下闭血，瘀血疼痛，女人带下，燔之。味苦，无毒。

【疏】牛角䚡，乃角中嫩骨也，为筋之粹，骨之余。入足厥阴、少阴血分之药。兼入手阳明经。苦能泄，温能通行，故主妇人带下，及闭血瘀血疼痛也。

【主治参互】同猪悬蹄、猬皮、金头蜈蚣、蛀竹屑、明矾、白蜡，去漏管。

《近效方》大便下血：黄牛角䚡一具煅末，煮豉汤服二钱，日三。

《塞上方》鼠瘘痔疾：牛角䚡烧灰，酒服方寸匕。

胆

味苦，大寒无毒。除心腹热，渴利、口焦燥，益目精。可丸药。

【疏】胆，牛食百草，其精华萃于胆，其味苦，其气大寒无毒。经云：寒以胜热，苦以泄结。故主心腹热，及渴利、口焦燥也。肝开窍于目，肝热则目睛不明，入肝泄热故益目精也。近世以南星末酿入阴干，治惊风有奇功者，取其苦寒制南星之燥，俾善于豁痰除热耳。

【简误】脾胃虚寒者忌之。目病非风热者，不宜用。

牛肉

味甘，平，无毒。主安中，益气，养脾胃。

【疏】牛，土畜也。黄，中央正色也。经云：中央色黄，入通于脾。故为益脾胃之药。脾胃得所养则中自安，气自益矣。丹溪朱氏有倒仓法，非为其有吐下之力也。特饮之既满，或上涌下泄尔。此盖借其补以为泻，故积聚去而肠胃得所养，亦奇法也。但病非关肠胃者，不宜服。凡牛病死，及黑身、白头、独肝者，皆不宜服。合猪肉及黍米酒食，并生寸白虫。合韭、薤食，令人热病。合生姜食，损齿。又云：牛乃稼穑之资，不可多杀及食。若以之疗病，则药物甚多，以之供馔核，则肥甘不少，似可无此一物也。好生君子，其念及而力戒之，当有冥福耳。

羖羊角

味咸、苦，温、微寒，无毒。主青盲，明目，杀疥虫，止寒泄，辟恶鬼虎狼，止惊悸，疗百节中结气，风头痛，及蛊毒吐血，妇人产后余痛。久服安心，益气，轻身。取之时勿中湿，湿即有毒。

【疏】羊角，乃肺、肝、心三经药也，而入肝为正。《本经》：咸温。《别录》：苦微寒。甄权：大寒。察其功用，应是苦寒居多。非苦寒则不能主青盲，惊悸，杀疥虫，及风头痛，蛊毒吐血也。盖青盲，肝热也；惊悸，心热也；疥虫，湿热也；风头痛，火热上升也；蛊毒吐血，热毒伤血也。苦寒总除诸热，故能疗如上等证也。惊悸平则心自安。热伤气，热除则气自益。其主百节中结气，与妇人产后余痛，亦指血热气壅者而言。《本经》：又主止寒泄，及辟恶鬼虎狼，未解其义，俟博物者详之。

【主治参互】《子母秘录》产后寒热，心闷胀极，百病：羖羊角烧末，酒服方寸匕。

《普济方》治小儿痫疾，方同上。

羊肾

补肾气，益精髓。

【疏】羊肾，补肾气者，以其类相从，借其气以补其不足也。肾得补则精髓自益矣。

【主治参互】羊肾一对，去脂切，肉苁蓉一两，酒浸一夕，去皮膜，和作羹，加五味食，治劳伤阳虚无力。

羊肉

味甘，大热，无毒。主缓中，字乳余疾，及头脑大风汗出，虚劳寒冷，补中益气，安心止惊。反半夏、菖蒲。

【疏】羊得火土之气以生，故其味甘气大热无毒。《素问》言苦，亦以其性热属火耳。李杲云：补可去弱，人参、羊肉之属是已。羊肉有形，凡形气痿弱，虚羸不足者宜之。其主字乳余疾者，盖产后大虚，血气暴损，得甘热之物补助阳气，则阴血自长，余疾自除矣。中气虚则心不安，或惊惕；阳气弱则头脑大风汗出。补中则中自缓，故能安心止惊；益气则阳自足，故能疗头脑大风汗出，及虚劳寒冷也。

【主要参互】《金匮要略》羊肉汤：治寒劳虚羸，及产后心腹疝痛，用肥羊肉一斤，水一斗，煮汁八升，入当归五两，黄耆八两，生姜六两，煮取二升，分四服。

又方，产后虚羸腹痛，冷气不调，及脑中风汗自出：白羊肉一斤，治如常，调和食之。

《饮膳正要》壮胃健脾：羊肉三斤切，粱米二升同煮，下五味作粥食。

《千金方》：损伤青肿，用新羊肉贴之。

【简误】羊肉，味甘，大热。脾胃虚寒，羸瘦气乏者宜之。然天行热病后，温疟、热痢后食之，必致发热难疗。妊妇食之，令子多热。与夫痈肿疮疡，消渴，吐血，嘈杂易饥等证，咸不宜服。又铜器煮食之，男子损阳，女子暴下。物性之异如此，不可不知也。

羊肝

性冷。疗肝风虚热，目赤暗无所见。生食子肝七枚，神效。或切薄片，水浸傅之。

【疏】羊肝补肝，以类相从。肝开窍于目，肝热则目赤痛，失明。补肝除热，所以能明目，及治诸目疾也。

【主治参互】《医镜》翳膜羞明有泪，肝经有热也。用青羊子肝一具，竹刀切，和黄连四两，为丸梧子大。食远茶清下七十丸，日三服。忌铁器、猪肉、冷水。

羊血

主女人中风血虚闷，产后血晕，闷欲绝者。生饮一升即活。

【疏】血为水化，故其味应咸，气平无毒。女人以血为主，血热则生风，血虚则闷绝，咸平能补血凉血，故主女人血虚中风，及产后血闷欲绝也。性能解丹石毒，如丹砂、水银、汞粉、生银、硇砂、砒霜、硫黄、钟乳、礜石、阳起石等类。凡觉毒发，刺饮一升，即解。凡服地黄、何首乌诸补药者，须忌之。

牡狗阴茎

味咸，平，无毒。主伤中，阴痿不起，令强热大，生子。除女子带下十二疾。一名狗精，六月上伏取，阴干百日。

【疏】狗阴茎，气味与马阴茎同，其所主亦相似。性专补右肾命门真火，故能令阳道丰隆，精暖盈溢，使人生子也。女子带下十二疾，皆冲任虚寒所致。咸温入下焦，补暖二脉，故亦主之也。

【主治参互】同菟丝子、覆盆子、鱼胶、车前子、巴戟天、肉苁蓉、鹿茸、沙苑蒺藜、山茱萸,能益阳暖精,使人有子。

【简误】阳事易举者忌之。内热多火者勿服。

头骨

主金疮止血。烧灰,用黄狗者良。余骨烧灰,生肌,敷马疮,及疗诸疮瘘,妒乳,痈肿。

【疏】狗头骨,《本经》:无气味。察其功用,应是甘咸温之物。咸能入血,甘能补血,温能和血,故主金疮止血也。

【主治参互】同血竭、乳香、没药、蚺蛇胆、䗪虫、天灵盖、自然铜,治跌扑损伤有神。临杖时服之护心止痛,杖后服之生肌长肉。

《千金方》治小儿久痢:狗头骨烧灰,白汤服。非久痢虚寒者勿用。

《和剂局方》狗头骨丸:治久痢脐腹疠痛,所下杂色,昼夜不止,或其人久虚,所下肠垢,谓之恶痢,并能治之。赤石脂、干姜各半两,肉豆蔻煨、附子炮去皮各一两,狗头骨灰一两,为末,醋和丸如桐子大。每服六七十丸,空心米饮下。非阴脏人,及阳虚极者不宜用。

《圣惠方》赤白带下不止者,狗头骨烧存性,为末。每酒服一钱,日三。

《经验方》产后血不定,奔四肢,以狗头骨灰,酒服二钱,甚效。

《卫生易简方》打损接骨:狗头骨灰,热醋调涂伤处,暖卧。

《寿域方》恶疮不愈：狗头骨灰、黄丹等分，敷之。

同白敛等分，为末，生白酒调服五钱，治少腹痛，有神。

白狗血

味咸，无毒。主癫疾发作。

【疏】癫疾属手少阴，少阴主血，藏神，血虚而神自不宁，故发是证。此物入心补血，以类相从，故主癫疾发作也。

【简误】犬性热，以其禀火土之气，故助阳，阳胜则发热、动火、生痰、发渴。凡病人阴虚内热，多痰多火者，慎勿食之。天行病后，尤为大忌。治痢亦非所宜。

肉

味咸、酸，温。主安五藏，补绝伤，轻身，益气。

【疏】犬，火畜也。其味咸酸，气温无毒，乃脾胃家肉也。五脏皆赖脾胃以养，脾胃得补，故主安五脏，五脏安而身自轻，气自益，绝伤自补矣。日华子：主补胃气，壮阳道，暖腰膝，益气力。孟诜：主补五劳七伤，益阳事，补血脉，厚肠胃，实下焦，填骨髓者，皆取其温暖脾胃之功，则气血生长，腰肾受庇，阳道壮健而下焦暖也。

【主治参互】《乾坤秘韫》戊戌丸：治男子妇人一应诸虚不足，大补元气。用黄童子狗一只，去皮毛肚肠同外肾，于砂锅内，以酒、醋八分，水二升，入地骨皮一斤，前胡、黄耆、肉苁蓉各半斤，同煮一日。去药，再煮一夜，去骨，再煮肉如泥，擂细。入当归末四两，莲肉、苍术末各一斤，山药、菟丝子末各十两，甘草末八两，和杵千下，丸梧子大。每空心酒下六七十丸。

危氏方:痔漏有虫,用熟犬肉蘸蓝汁,空心食,七日效。

【简误】气壮多火,阴虚之人不宜食。凡犬肉不可炙食,令人消渴。妊妇食之,令子无声。热病后食之杀人。道家以犬为地厌,忌食。

羚羊角

味咸、苦,寒、微寒,无毒。主明目,益气,起阴,去恶血注下,辟蛊毒恶鬼不祥,安心气,常不魇寐。疗伤寒时气寒热,热在肌肤,温风注毒伏在骨间,除邪气惊梦,狂越僻谬,及食噎不通。久服强筋骨,轻身,起阴益气,利丈夫。

【疏】羊,火畜也,而羚羊则属木。《本经》:味咸气寒。《别录》:苦微寒,无毒。气薄味厚,阳中之阴,降也。入手太阴、少阴,足厥阴经。少阴为君主之官,虚则神明不守,外邪易侵,或蛊毒恶鬼不祥,或邪气魇寐,惊梦狂越僻谬。羚羊性灵能通神灵,逐邪气,心得所养而诸证除矣。其主伤寒时气寒热,热在肌肤,温风注毒伏在骨间者,皆厥阴为病。厥阴为风木之位,风热外邪伤于是经,故见诸证。入肝散邪,则诸证自除。经曰:壮火食气。又曰:热则骨消筋缓。火热太甚,则阴反不能起,而筋骨软,咸寒入下焦,除邪热则阴自起,气自益,筋骨强,身自轻也。肝热则目不明。肝藏血,热伤,血则恶血注下。肝在志为怒,病则烦满气逆,噎塞不通。苦寒能凉血热,下降能平逆气,肝气和而诸证无不瘳矣。

【主治参互】同犀角、丹砂、牛黄、琥珀、天竺黄、金箔、茯神、远志、钩藤钩、竹沥,治惊邪厬寐,及癫痫狂乱等疾。

同枸杞子、甘菊花、决明子、谷精草、生地黄、五味子、黄檗、密蒙花、木贼草、女贞实，治肝肾虚而有热，以致目昏生翳。

《外台秘要》噎塞不通：羚羊角为细末，饮服方寸匕。

《千金方》产后烦闷汗出，不识人：羚羊角烧末，东流水服方寸匕，未愈再服。

【简误】凡肝心二经，虚而有热者宜之，虚而无热者不宜用。凡用有神羊角，甚长，有二十四节挂痕甚明，内有天生木胎。此角有神，力抵千牛。入药不可单用，须要不拆元对，绳缚，铁锉锉细末，尽处须重重密裹，恐力散也。避风捣筛极细，更研万匝如飞尘后入药，免刮人肠。

犀角

味苦、酸、咸，寒、微寒，无毒。主百毒蛊疰，邪鬼瘴气，杀钩吻、鸩羽、蛇毒，除邪，不迷惑魇寐，疗伤寒温疫，头痛寒热，诸毒气。久服轻身骏健。升麻、松脂为之使。恶乌头，忌盐。凡欲作末，先锯屑置人怀中一宿，捣之应手成粉。

【疏】犀，亦神兽也。故其角之精者名通天，夜视有光，能开水辟邪，禽兽见之皆惊骇辟易。《本经》：味苦，气寒无毒。《别录》：酸咸微寒。李珣：大寒。味厚于气，可升可降，阳中之阴也。入足阳明，兼入手少阴经。阳明为水谷之海，无物不受，又口鼻为上下阳明之窍，邪气多从口鼻而入。凡蛊毒鬼瘴，与夫风火邪热之气之侵人也，必先入于是经。犀角为阳明经正药，其性神灵而寒，故能除邪鬼，省魇寐。其味苦寒，能散邪热，解诸毒，故主百毒蛊疰，瘴气，杀钩吻、鸩羽、蛇毒，及伤寒温疫头痛寒热等证也。邪热去则心经清明，人自不迷惑，胃亦遂安，而五脏皆得所养，故能令人骏健，及久服轻身也。《药性论》：主镇心神，解大热，散风毒，治发背痈疽疮肿，疗时疾热如火，烦毒入心，狂言妄语。日华子：治心烦，止惊，镇肝，明目。《海药》：主风毒攻心，冒燥热闷，小儿麸豆，风热惊痫。孟诜：主中恶心痛，中饮食药毒，心风烦闷，中风失音。及今人用治吐血，衄血，下血，伤寒蓄血发狂谵语，发黄，发斑，痘疮稠密，热极黑陷等证，神效。皆取其入胃、入心，散邪清热，凉血解毒之功耳。

【主治参互】同鬼臼、麝香、龙齿、茯神、苏合香、沉水香、天灵盖、丹砂、雄黄，能辟鬼疰邪气。

同丹砂、琥珀、金箔、天竺黄、牛黄、钩藤钩、羚羊角、真珠、麝香，治大人小儿风热惊痫。

磨汁，同生地黄、红花子、麦门冬、紫草、白芍药、鼠粘子，治痘疮血热，初见点红艳，壮热口渴，烦躁狂语，多服可保无虞。

磨汁，同郁金、童便、生地黄、麦门冬、炙甘草、白芍药、紫苏子、剪草、丹参、白药子，治吐血，衄血。

犀角地黄汤：治伤寒蓄血发黄，或热盛吐血。

入紫雪丸，治大人小儿颠狂，温疫，蛊毒，邪魅，一切烦热为病。

入抱龙丸，治小儿恍惚惊悸，痰涎壅塞。

入至宝丹，治中风不语，中恶气绝，一切神魂恍惚，癫狂扰乱等证。

《圣济总录》吐血不止似鹅鸭肝：用生犀角、桔梗各一两，为末。每酒服二钱。

《广利方》治小儿惊痫不知人，嚼舌仰目者：犀角磨浓汁，服之立效。

钱氏《小儿方》痘疮稠密：生犀角，于涩器中新汲水磨浓汁，冷饮之。

《千金方》瘭疽毒疮，喜着十指，状如代指，根深至肌，能坏筋骨，毒气入脏杀人。宜烧铁烙之，或炙百壮，日饮犀角汁瘥。

《圣惠方》下痢鲜血：犀角、地榆、金银花各一两，升麻五钱，为末，炼蜜丸弹子大。每服一丸，水一升，煎五合，去滓温服。此热毒伏于心经故也。宜加丹砂、滑石末，以金银藤花熬汁煎药，更效。

【简误】痘疮，气虚无大热者不宜用。伤寒阴证发躁，因阴寒在内，逼其浮阳失守之火，聚于胸中，上冲咽嗌，故面赤、手温、烦呕，喜饮凉物，食下良久复吐出。惟脉沉细，足冷，虽渴而饮水不多，且复吐出，为异于阳证耳，不宜误用犀角凉剂。妊妇勿多服，能消胎气。

虎骨

主除邪恶气，杀鬼疰毒，止惊悸，主恶疮鼠瘘。头骨尤良。

【疏】虎，西方之兽，山兽之君，属金而性最有力。语云：风从虎者，风，木也；虎，金也。木受金制，焉得不从！故虎啸而风生，自然之道也。所以能治风病挛急，屈伸不便，走疰骨节风毒，惊痫癫疾等证。其性虽死而胫犹矻立不仆，故胫骨治脚膝无力，及手足诸风多效，取以类相从，借其气有余以补不足也。《本经》：无气味。《药性论》云：味辛，微热无毒。禀勇猛之气，其味更辛散而通行，故主辟邪恶气，杀鬼疰毒，止惊悸也。恶疮鼠瘘，亦风邪浸淫所致，消散风邪，则恶疮鼠瘘自除矣。

【主治参互】同牛膝、木瓜、地黄、山药、山茱萸、黄檗、枸杞子、麦门冬、五味子，治腰脚无力，筋骨疼痛，或痿弱不能步履。

同萆薢、独活、防己、苍术、牛膝、何首乌、薏苡仁、木瓜、刺蒺藜，治风、寒、湿邪着于经络，以致偏痹不仁。

同当归、白芍药、炙甘草、续断、牛膝、白胶、麦门冬、地黄，治遍身骨节痛。

《永类钤方》健忘惊悸，预知散：用虎骨酥炙、白龙骨、远志等分为末。每服三钱，生姜汤下，日三。久则令人聪慧。

李绛《兵部手集》虎骨治臂胫疼痛，不计深浅皆效。用虎胫骨二两，酥炙碎，羚羊角屑一两，芍药二两切，以无灰酒浸之，养至七日，秋冬倍之。每日空腹饮一杯。若要速服，即入磁银器中，以火暖养二三日，即可服也。

《圣济总录》历节痛风：虎胫骨炙三两，没药七钱，为末，每服二钱，温酒下，日三。

《小品方》恶犬咬伤，虎骨刮末，水服，并傅之。

【简误】凡血不足以养筋，以致筋骨疼痛者，宜少用。

兔头骨

平，无毒，主头眩痛，癫疾。

脑：主涂冻疮。

肝：主目暗。

肉：味辛，平，无毒。主补中益气。

【疏】兔，属金，得太阴之精，故其性喜望月。兔至秋深时可食者，金气全也。其肉味辛，气平无毒。然详其用，味应有甘，气应作凉。经曰：里不足者，以甘补之。又曰：热伤气。味甘而气凉，所以能补中益气也。肝为风木之位，太过则摇动撼物。兔属金而头骨在上，尤得气之全，故能平木邪，疗头眩痛、癫疾也。肝开窍于目,兔目不瞬而了然,其肝气足也,故能主目暗。河间云:兔肝明目。因其气有余以补不足也。

脑:为髓之至精,性温而滑润,故主涂冻疮皲裂,及世人用为催生利胎之圣药也。

血:味咸,寒。能凉血活血,解胎中热毒。亦能催生易产。

屎:一名明月砂。明目,治目中翳膜,劳瘵,五疳,痔瘘,杀虫,解毒。

【主治参互】《博济方》催生散:用腊月兔脑摊纸上,夹匀,阴干,剪作符子,于面上书"生"自一个,候产母痛极时,用钗股夹定,灯上烧灰,煎丁香酒调下。

《和剂局方》催生丹:麝香、乳香、母丁香为末,腊月兔脑和丸如芡实大,阴干,密封。每一丸温水下,即时产下。随男女左右手中握药丸,是验。

刘氏《保寿堂方》兔血丸:小儿服之,终身不出痘疮,即出亦稀少。腊月八日,取生兔一只,刺血和荞麦面,少加丹砂、雄黄四五分,候干,丸绿豆大。初生小儿以乳汁化下二三丸,遍身发出红点,是其微验也。但儿长成,常以兔肉啖之尤妙。

蔺氏《经验方》痘后目翳:直往山中东西地上,不许回顾,寻兔屎二七粒,以雌雄槟榔各一个,同磨,不落地,井水调服。百无一失,其效如神。

【简误】妊娠不宜食兔肉,令子缺唇,且能致产不顺。性寒属阴,阳虚无热者不宜服。多服则损元气,痿阳事。不宜合白鸡、獭肉、姜、橘、芥同食。八月至十月可食,余月伤人神气。

神农本草经疏卷十八

兽部下品

总二十一种，今疏其要者四种。

猪悬蹄足、肾、胆、肤、肚、肪膏、胰附　麋角茸附　獭肝　腽肭脐

猪悬蹄

主五痔，伏热在肠，肠痈内蚀。

【疏】猪，水畜也。在辰属亥，在卦属坎。其肉气味虽寒，然而多食令人暴肥，性能作湿生痰，易惹风热，殊无利益耳。其悬蹄，乃蹄甲之悬起不着地者。《本经》无气味，然为咸寒无毒之物，入手足阳明经药也。湿热下注则为五痔内蚀，热壅血滞则为肠痈，咸寒能除肠胃之热，故主之也。

【主治参互】得牛角鰓、槐角子、蝟皮、象牙末、金头蜈蚣、蛀竹屑、明矾、地榆、青黛、白蜡，治通肠漏，令漏管自出。

钱氏《小儿方》痘后目翳，半年已上者，一月取效。用猪悬蹄三两，瓦瓶固济煅，蝉蜕一两，羚羊角三钱，为末。每岁一字，三岁已上三钱，温水服，日三。

猪四足

小寒。主伤挞诸败疮，下乳汁。

【疏】乳属阳明，阳明脉弱则乳汁不通，能益阳明经气血，故能下乳。伤挞败疮，必血热作痛，气寒而味甘咸，故凉血止痛也。又，煮汤为洗溃疡之要药。

【主治参互】《广济方》：妇人乳无汁者，以猪蹄四枚，水二斗，煮一斗，去蹄，入土瓜根、通草、漏芦各三两，再煮六升，去滓，内葱白、豉，作粥或羹食之，身体微热有少汗出佳，未通再作。

《梅师方》痈疽发背，乳发初起：母猪蹄一只，通草六分，绵裹煮羹食之。

《外科精要》洗痈疽，有猪蹄汤。

肾

冷。和理肾气，通利膀胱。

【疏】猪肾味咸，气冷，能泻肾气，肾虚寒者不宜食。《本经》：主理肾气，乃借其同气以引导之耳。不言补而言理，其意有在矣。肾与膀胱为表里，故复能利膀胱也。今人误认以为补肾，恣意食之，大为差谬。不睹日华子云："久食令人无子。"孟诜云："久食令人伤肾。"其非补肾之物明矣。

胆

主伤寒热渴。

【疏】胆,味苦气寒,经曰:热淫于内,寒以胜之,苦以泄之。故主伤寒热渴也。

【主治参互】仲景胆导法:以猪胆汁和醋少许,灌谷道中,通大便神效。入猪牙皂角细末二分,搅匀更速。盖酸苦益阴,润燥而泻便也。

又治少阴下利不止,厥逆无脉,干呕烦者,以白通汤加猪胆汁主之。使其气相从,无拒格之患。此寒因热用,热因寒用之义也。葱白四茎,干姜一两,生附子一枚,水三升,煮一升,入人尿五合,猪胆汁一合,分服。

入雄黄末三四分,蜈蚣末二分,套指缚紧,治天蛇毒,有效。

《梅师方》热病䘌蚀上下:用猪胆汁一枚,醋一合,煎沸服,虫立死。

《外台秘要》:汤火伤疮,猪胆调黄檗末,涂之。

肤

仲景治足少阴下利,咽痛,胸满心烦者,有猪肤汤。用猪肤一斤,水一斗,煮五升,取汁,入白蜜一升,白粉五合,熬香,分服。成无己注云:猪,水畜也。其气先入肾,解少阴客热。加白蜜以润燥除烦,白粉以益气断利也。

肚

主补中益气，止渴利。

【疏】猪肚属土，故其味必甘，气微温，无毒，乃猪一身无害之物，为补脾胃之要品。脾胃得补则中气益、利自止矣。日华子：主补虚损。苏颂：主骨蒸劳热，血脉不行，皆取其补益脾胃则精血自生，虚劳自愈，根本固而五脏皆安也。

【主治参互】《普济方》水泻不止，用猪肚一枚煮烂，入平胃散捣丸服效。

仲景方：猪肚黄连丸，治消渴：用雄猪肚一枚，入黄连末五两，栝楼根、白粱米各四两，知母三两，麦门冬二两，缝定蒸熟，捣丸梧子大。每服三十丸，米饮下。

《千金方》：温养胎气，胎至九月消息，用猪肚一枚，如常着五味煮食至尽。

又，猪肚丸：黄连一味为细末，量肚大小实之，煮令极烂，捣匀为丸梧子大。治脏毒下血。

又方，治腹胀大，用乌芋去皮，入雄肚，线缝，砂器煮糜，食之，勿入盐。

肪膏

主煎诸膏药，解斑猫、芫青毒。

【疏】肪膏即脂油也。味甘寒，性滑泽。能凉血解毒润燥，故主煎诸膏药，及解斑猫、芫青毒也。又能利肠胃，通大小便，能散风热,疗恶疮。

【主治参互】《肘后方》膏发煎:治女劳黄疸,见发髲条,兼能治五疸。

万氏方:肺热暴瘖。猪脂油一斤炼过,入白蜜一斤,再炼少顷,滤净冷定。不时挑服一匙,即愈。

脏:一名肾脂,生两肾中间,似脂非脂,似肉非肉,乃人物之命门、三焦发原处也。陈藏器:主肺痿咳嗽,和枣肉浸酒服。亦能主痃癖羸瘦。苏颂:主肺气干胀喘急,润五脏,去皴皰䵟黯等证。盖是甘寒滑泽之物,甘寒则津液生,滑泽则垢腻去,故主如上诸证也。男子多食损阳,薄大肠。其能专在去垢腻,可用以浣垢衣,俗名猪胰子。

【简误】按猪为食味中常用之物,脏腑肠胃咸无弃焉。然其一身除肚、膏外,余皆有毒发病,人习之而不察也。壮实者,或暂食无害;有疾者,不可不知其忌,故列其害于后。

肉:多食令人虚肥,生痰热。热病后食之复发。不宜与姜同食,食则发大风病。

头肉:有病者食之,生风发疾。

脑:食之损男子阳道,临房不能行事,酒后尤不可食。

血:能败血损阳,服地黄、何首乌诸补药者,尤忌之。多食耗心气,不可合吴茱萸食。

肝:饵药人不可食。合鱼鲙食生痈疽。合鲤鱼肠、子食,伤人神。《延寿书》云:猪临宰,惊气入心,绝气归肝,俱不可多食,必伤人。

脾:孙思邈云:凡六畜脾,人一生莫食之。

肺:不可与白花菜合食,令人气滞发霍乱。八月和饴食,至冬发疽。

肾:久食令人伤肾少子。冬月不可食,损人真气,兼发虚壅。

脏:男子多食损阳。

肠:多食动冷气。

鼻、唇:多食动风。

舌:多食损心。

麋角

甘,无毒。主痹,止血,益气力。

【疏】麋属阴,好游泽畔。其角冬至解者,阳长则阴消之义也。为补左肾真阴不足,虚损劳乏,筋骨腰膝酸痛,一切血液衰少为病。故主止血,益气力,及除痹也。痹虽风、寒、湿合而成疾,然外邪易入者,由气血先虚,经络因之壅滞,血脉不通故也。麋角入血益阴,荣养经络,故主之也。茸:功用相同,而补阴之力更胜。

【主治参互】《千金方》麋角丸:补心神,安五脏,填骨髓,理腰脚,能久立,聪明耳目,发白更黑,返老还少。麋角取当年新角连脑顶者,不论具数,去尖一大寸截断,于净盆中水浸,每夜换易。软即将出,削去皱皮,以镑镑取白处,至心即止。以清米泔浸两宿,取出曝干。以无灰酒于大瓷器中浸两宿,其药及酒俱入净釜中,初用武火煎一食顷,后以文火微煎如蟹眼,柳木不住手搅，时时添酒，以成膏为度。煎时皆须平旦下手，不得经宿。仍看屑如稀胶，即以牛乳五升，酥一升，以次渐下后项药。另以麋角炙令黄，为末；槟榔、通草、秦艽、肉苁蓉、人参、菟丝子、甘草各一两，为末。将胶再煎一食顷，似稀粥即止火。投诸药末，和匀，约稠粘堪作丸，倾出，众手一时丸梧子大。空腹酒下三十丸，日加一丸，至五十丸为度。日二服，至一百日。忌房事。经一月，腹内诸疾自相驱逐，有微利勿怪。服至二百日，面皱光泽。一年，齿落更生，强记身轻。二年，令人肥饱少食，不老神仙。合时须在净室，勿令阴人、鸡、犬、孝子等见。

杨氏《家藏方》二至丸：补虚损，生精血，去风湿，壮筋骨。用鹿角镑细，以真酥一两，无灰酒一升，慢火炒干，取四两；麋角镑细，以真酥二两，米醋一升，慢火炒干，取四两；苍耳子酒浸一宿，焙，半斤；山药、白茯苓、黄耆蜜炙，各四两，当归五两，肉苁蓉酒浸焙，远志、人参、沉香，各二两，五味子一两，通为末，酒煮糯米糊丸梧子大。每服五十丸，温酒、盐汤任下，日二服。

【简误】阳气衰少，虚羸畏寒者勿用。肉多食，令人弱房。

獭肝

味甘，有毒。主鬼疰蛊毒，却鱼鲠，止久嗽，烧服之。

【疏】獭，水中之兽也。《本经》：味甘有毒。《药性论》：咸，微热无毒。详其功用，应是咸胜甘劣，微温小毒之物。入肝、入肾之药也。经曰：邪之所凑，其气必虚。虚损劳极，则五脏之神俱不安，鬼邪相挟而为病。久嗽者，亦劳极所致，水不胜火，火气上炎，肺为贼邪所干也。咸味润下，俾火气下降，则肺自清。总之，此药能益阴气，补虚损，保劳极，故主如上诸证也。甘咸善于解毒，故又主蛊毒。獭性嗜鱼，故能却鱼鲠也。大抵其功长于治传尸劳，及鬼疰邪恶有效。故张仲景治冷劳有獭肝丸，崔氏治九十种蛊疰传尸，骨蒸伏连殗殜，诸鬼毒疠疾，有獭肝丸，皆妙。

【主治参互】同芦荟、干漆、象胆、青黛、胡黄连、啄木鸟头、狐脾、虎胃、丹砂、天灵盖，治传尸劳，能杀劳虫。

孟诜：尸疰，一门悉患者。獭肝一具，烧，水服方寸匕，日再。

葛洪：尸疰鬼疰，乃是五尸之一，又挟诸鬼邪为害，其病变动，乃有三十六种至九十种。大略使人寒热，沉沉默默，不知病之所苦，而无处不恶。积月累年，淹滞至死。死后传人，乃至灭门。觉有此候，惟以獭肝散服之有效。法如上。

除传尸劳证外无他用，故不著"简误"。

腽肭脐

味咸，无毒。主鬼气尸疰，梦与鬼交，鬼魅狐魅，心腹痛，中恶邪气，宿血结块，痃癖羸瘦。一名海狗肾。雷云：此物多伪者，真者有一对，则两重薄皮裹丸核，其皮上有肉黄毛，三茎共一穴，湿润常如新。或置睡犬旁，其犬忽惊跳若狂者，真也。与水乌龙似，以此别之。凡用酒浸一宿，纸裹炙香，剉或酒煎熟合药。

【疏】腽肭，海兽也。得水中之阳气，故其味咸无毒。《药性论》：大热。李珣：甘香美，大温。其味与獭肝相似，第其气倍热耳。所主鬼气尸疰，梦与鬼交，鬼魅狐魅，心腹痛，中恶邪气者，盖因真阳虚则神明不振，幽暗易侵，故诸邪恶缠疰为病。此药专补阳气则阴邪自辟，所以能疗如上等证也。咸能入血软坚，温热能通行消散，故又主宿血结块，及痃癖羸瘦也。近世房术中多用之，以其咸温入肾补虚，暖腰膝，固精气，壮阳道也。

【主治参互】同阳起石、肉苁蓉、巴戟天、菟丝子、山茱萸、鹿茸，能壮阳道，益精。

《和剂局方》有腽肭脐丸，治诸虚劳损，鬼疰邪恶，梦与鬼交，精气乏绝等证。

【简误】腽肭脐，性热助阳，为肾气衰竭，精寒痿弱之要药。然而阴虚火炽，强阳不倒，或阳事易举，及骨蒸劳嗽等候，咸在所忌。

神农本草经疏卷十九

禽部三品

总五十六种，今疏其要者四种。

鸡乌骨鸡、鸡冠血、肝、屎白、鸡子、抱出卵壳、肶胵里黄皮　雀卵雄雀屎附　天鼠屎　白鸽

鸡

【疏】按鸡为阳禽，属木而外应乎风，故在卦为巽，其色虽有丹、白、黄、乌，其种复有乌骨之异，总之性热，补阳起阴，兼有风火之义。惟乌骨者，别是一种，独得水木之精，故主阴虚发热、蓐劳、崩中等证也。

【简误】鸡，性热动风。凡热病初愈，痈疽未溃，素有风病人，咸忌之。弘景云：小儿五岁以下，食鸡生蛔虫。鸡肉不可合葫、芥、李食，不可合犬肝、犬肾，并令人泄痢。同兔食成痢。同鱼汁食成心瘕。同鲤鱼食成痈疖。同獭肉食成遁尸。同生葱食成虫痔。同糯米食生蛔虫。年久老鸡，脑有大毒，食之能发疔，中其毒发疔者，以玉枢丹丸可解。

乌骨鸡

味甘，平，无毒。主补虚劳羸弱，消渴，中恶鬼击心腹痛，益产妇，治女人崩中带下，一切虚损诸疾。

【疏】乌骨鸡，得水木之精气，其性属阴，能走肝肾血分，补血益阴，则虚劳羸弱可除。阴回热去，则津液自生，渴自止矣。阴平阳秘，表里固密，邪恶之气不得入，心腹和而痛自止，鬼亦不能犯矣。益阴则冲、任、带三脉俱旺，故能除崩中带下，一切虚损诸疾也。古方乌骨鸡丸，治妇人百病者，以其有补虚、益阴、入血分之功也。

【主治参互】古方乌骨鸡丸：治妇人产后蓐劳，及阴虚等证。方中半夏、人参，乃立方者之误，宜去之。

用骨一具，煅存性，同红药子、白及、白敛、冰片、雄黄、朱砂、乳香、没药、醋、蜜调傅一切痈疽肿毒，神效。

治中恶心腹痛欲死，但杀白乌骨鸡，乘热薄心即瘥。如鬼击卒死，用其热血涂心下亦妙。

鸡冠血

主乳难。用三年老雄者，取其阳气充溢也。凡风中血脉则口角僻㖞，冠血咸而走血，透肌肉，故以之治中风口㖞不正，涂颊上效。丹雄鸡为阳禽，冠血乃诸阳之所聚，故能治中恶客忤邪气。高武《痘疹正宗》云：鸡冠血和酒服，发痘最佳。鸡属巽，属风，顶血至清至高故也。

【主治参互】《皆效方》对口毒疮：热鸡冠血，频涂之，取散。

《青囊杂纂》中蜈蚣毒，舌胀出口是也。雄鸡冠血，浸舌，并咽之。

《胜金方》诸虫入耳，鸡冠血滴入即出。

【简误】痘疮须分寒热。鸡血性温，天行疮子虚寒者得之，固可资其起发。倘因血热而干枯焦黑者，误用之能更转剧。世人类用鸡血、桑蠹虫发痘，而不分寒热，误也。

肝

主起阴气。

【疏】肝，《本经》：主起阴气，性温可知。味甘微苦，入足厥阴、少阴经。今人用以治少儿疳积，眼目不明者，取其导引入肝，气类相感之用也。

【主治参互】同芜荑、使君子、胡黄连、青黛、五谷虫、谷精草、芦荟，治小儿疳热，目生障翳。

《千金方》：阴痿不起，用雄鸡肝三具，菟丝子一升，为末，雀卵和丸小豆大。每五六十丸，酒下，日二服。

屎白

微寒。主消渴，伤寒寒热，破石淋，及转筋，利小便，止遗溺，灭瘢痕。雄鸡屎乃有白，腊月收之。白鸡乌骨者更良。《素问》作鸡矢。

【疏】鸡屎白微寒，乃肠胃所出之物，故复能走肠胃治病。

《素问》云：心腹满，旦食不能暮食，名为鼓胀。治之以鸡矢醴，一剂知，二剂已。王太仆注云：《本草》鸡矢，并不治蛊胀，但能利小便。盖蛊胀皆生于湿热，湿热胀满则小便不利，鸡屎能通利下泄，则湿热从小便而出，蛊胀自愈。故曰治湿不利小便，非其治也。《本经》：主石淋，利小便，止遗溺者，正此意耳。转筋者，血热也。伤寒寒热及消渴者，热在阳明也。瘢痕者，血热壅滞肌肉也。寒能总除诸热，故主之也。日华子：炒服，治中风失音痰迷。陈藏器：和黑豆炒酒浸服，治贼风风痹。盖风为阳邪，因热而生，鸡屎寒能除热，鸡本与风木之气相通，取其治本从类之义也。

【主治参互】《普济方》鸡矢醴：治鼓胀，旦食不能暮食，用腊月干鸡矢白半斤，袋盛，以酒醅一斗，渍七日，温服三杯，日三。或为末服二钱亦得。

《积善堂经验方》：治一切肚腹四肢肿胀，不拘鼓胀、气胀、湿胀、水胀等，用干鸡矢一升，炒黄，以酒醅三碗，煮一碗，滤汁饮之。少顷腹中气大转动利下，即自脚下皮皱消也。未尽，隔日再作。

鸡子

主除热火疮，痫痉。卵白：微寒，疗目热赤痛，除心下复热，止烦满咳逆，小儿下泄，妇人产难，胞衣不出。醯渍之一宿，疗黄疸，破大烦热。

【疏】鸡子禀生化最初之气，如混沌未分之形。故卵白象天,其气清,其性微寒。卵黄象地,其气浊,其性微温。卵则兼清浊而为体。其味甘,气平无毒。凡痫痉皆火热为病,鸡子之甘,能缓火之标,平即兼凉,能除热,故主痫痉及火疮,并治伤寒少阴咽痛,神效。

【主治参互】《医方集成》年深哮喘:鸡子略敲损,浸尿缸中三四日,煮食,能去风痰。

又方,用头生鸡卵七枚,童便浸七日,取出煮熟,每日食一枚,永不出痘。

仲景苦酒汤:治少阴病,咽中伤生疮,痛不能语言,声不出者,用半夏十四枚碎,鸡子一枚去黄,内入半夏、苦酒令满,置刀环中,安火上,令三沸,去滓,少少含咽之,不瘥更作。此方有神效。

《普济方》咽塞生疮,干呕头痛,食不下。法同上,无半夏。

《经验秘方》汤火烧灼:鸡子清和酒调洗,勤洗止痛生肌。

《普济方》涂面驻颜:鸡子一枚,开孔,去黄留白,入金华胭脂,及桑硇少许,纸封,与鸡抱之,俟别卵抱出,以涂面。洗之不落,半年尚红也。

仲景方:治少阴病,得之二三日以上,心中烦,不得卧者,用黄连、黄芩、芍药、阿胶、鸡子黄,先煎三物成,去滓,胶烊尽小冷,鸡子黄搅匀,温服。

刘禹锡《传信方》乱发鸡子膏:治孩子热疮效,见发髲条下。

抱出卵壳:研末,磨障翳,取其蜕脱之义也。苏颂:又主伤寒劳复。熬令黄黑,为末,热汤和一合服,取汁出即愈。炒,研细,傅下疳亦妙。卵中白皮,主久咳气结,得麻黄、紫菀和服之立止。

肶胵里黄皮:微寒。主泄利,小便利,遗溺,除热止烦。

【疏】此即肫内黄皮,一名鸡内金是也。肫是鸡之脾,乃消化水谷之所。其气通达大肠、膀胱。二经有热则泄痢遗溺,得微寒之气则热除而泄痢遗溺自愈矣。烦因热而生,热去故烦自止也。今世又以之治诸疳疮多效。

【主治参互】《医林集要》小便淋沥,痛不可忍:鸡肫内黄皮五钱,阴干烧存性,作一服,白汤下,立愈。

《子母秘录》鹅口白疮:鸡肫内黄皮,为末,乳服半钱,并可傅之。

《经验方》走马牙疳:鸡肫内黄皮,不落水者五枚,焙存性,枯矾一钱,研细,搽。并治阴头疳蚀。

雀卵

味酸,温,无毒。主下气。男子阴痿不起,强之令热,多精有子。

【疏】雀属阳,其气温,味酸,其性淫,故能入下焦阴分,能补暖两肾。夫人身两肾,左为肾,右为命门;左属水,为阴;右属火,为阳。天非此火不能生物,人非此火不能有生。又云:阳生则阴长。可见命门真阳之气,乃人身生化之本也。故命门衰败则阴痿、精寒,绝化育之道。雀卵性温补,暖命门之阳气,则阴自热而强,精自足而有子也。温主通行,性又走下,故主下气也。弘景云:术家和天雄服之,令茎大不衰。孟诜云:和天雄、菟丝子末为丸，空心酒下五丸，治男子阴痿，女子带下，便溺不利，除疝瘕。以其有温暖命门之功也。肉味甘温，功用不及卵。

雄雀屎

疗目痛，决痈疖，女子带下，溺不利，除疝瘕。一名白丁香，一头尖者是雄，两头圆者是雌。凡用研细，甘草水浸一宿，焙干用。

【疏】雀屎，《本经》：无气味。察其所主，应是辛苦温之物，性善消散，故外用疗目痛，决痈疖，内服治带下，溺不利，疝瘕也。苏恭：以首生男子乳，研雀屎成泥，点目中胬肉，赤脉贯瞳子者，即消，神效。盖取其辛散拔出火毒之义也。

【主治参互】《子母秘录》小儿中风，口噤乳不下：雀屎丸如麻子大，服二丸即愈。

《梅师方》：诸痈疖已成脓，不肯决，惧针者，涂雀屎疮头，即易决。

《普济方》喉痹乳蛾：白丁香二十个，以沙糖和作三丸。每以一丸，绵裹含咽，即时遂愈。甚者不过二丸，极有奇效。

【简误】雀肉及卵，阴虚火盛者忌之。不可合李食。妊娠食雀肉饮酒，令子多淫。凡服术人忌之。雀屎疗目痛，非风热外邪者不宜用。女子带下溺不利，属肾虚有火者，并忌之。古方同天雄服，此药性极热，有大毒，非阴脏及真阳虚惫者，慎勿轻饵。

天鼠屎

味辛，寒，无毒。主面痈肿，皮肤洗洗时痛，腹中血气，破寒热积聚，除惊悸，去面黖。一名夜明沙。

【疏】天鼠夜出，喜食蚊蚋，故其屎中淘出细沙，皆未化蚊蚋眼也。所以今人主明目，治目盲障翳，取其气类相从也。其味辛寒，乃入足厥阴经药。《本经》所主诸证，总属是经所发，取其辛能散内外结滞，寒能除血热气壅故也。然主疗虽多，性有专属。明目之外，余皆可略。

【主治参互】《圣惠方》青盲障翳：夜明沙一两，柏叶炙一两，为末，牛胆汁和丸梧子大。每夜卧时，竹叶汤下二十丸。

又方，五疟不止：夜明沙末，每冷茶服一钱，立效。并治胎前疟。

除目疾外，他用甚稀，故不立"简误"。

白鸽

味咸，平，无毒。肉主辟诸药毒，及人马久患疥。又云：暖，无毒。调精益气，治恶疮疥，并风瘙，白癜，疬疡风。

【疏】白鸽禀水金之气，故其味咸，气平，无毒，肾藏精，肾纳气，肺主皮毛，咸入肾，故能调精益气，平则兼辛入肺，故能主恶疮疥，及白癜疬疡风。凡毒药之性多热，鸽得金水之气，故又能辟诸药毒也。其屎名左盘龙，亦能主人马疥疮。

【主治参互】《食医心镜》治消渴，饮水不知足，用白花鸽，切作小片，以土苏煎，含之咽汁。

《潜江方》预辟痘毒，用白鸽卵一对，入竹筒封，置厕中，半月取出，以卵白和辰砂三钱，丸绿豆大。每服三十丸，豆子饮送下，毒从大小便出也。

《保命集》：破伤中风病传入里，用左盘龙、白僵蚕各炒半钱，雄黄一钱，为末，蒸饼丸梧子大。每服十五丸，温酒下，取效。

《圣惠方》头痒生疮：白鸽屎五合，醋煮三沸，杵，傅之，日三上。

又方，头疮白秃：鸽粪研末，先以醋米泔洗净，傅之。

【简误】鸽，《本经》虽云调精益气，其用只长于去风解毒，然而未必益人。故孟诜云：食多减药力。今世劳怯人多畜养，及煮食之，殊未当也。

神农本草经疏卷二十

虫鱼部上品

总五十种，今疏其要者十三种。

石蜜　蜜蜡　牡蛎　龟甲　真珠　瑇瑁　桑螵蛸　石决明　文蛤　蠡鱼　鲫鱼　蝉　鲤鱼胆肉、鳞附

石蜜

味甘，平，无毒，微温。主心腹邪气，诸惊痫痓痓作痉。**安五藏诸不足，益气补中，止痛解毒，除众病，和百药，养脾气，除心烦，食饮不下，止肠澼，肌中疼痛，口疮，明耳目。久服强志轻身，不饥不老，延年神仙。**

【疏】石蜜，蜂采百花酿成。故《本经》：味甘，气平。《别录》：微温无毒。得草木群英之精华，合露气以酿成。故其气清和，其味纯甘。施之精神、气血、虚实、寒热、阴阳、内外诸病，罔不相宜。经曰：里不足者，以甘补之。甘为土化，土为万物之母。石蜜具天地间至甘之味，故能安五藏诸不足，及益气补中除众病也。心经有热，则为诸惊痫痓，得甘缓之气则心火降，烦热除，诸惊痫痓平矣。诸痛痒疮疡，皆属心火，故又能止肌中疼痛及口疮也。甘主解毒，故能和百药。甘主入脾，故能养脾气。脾气得所

养，而饮食自下，肠澼止矣。五脏足，气血充，则耳目聪明，不饥不老，轻身强志，延年神仙所自来矣。

【主治参互】同芦根汁、梨汁、人乳、牛羊乳、童便，治噎膈，大便鞕结，用此润之。有痰加竹沥。

炼熟和诸丸药及膏子，主润五脏，益血脉，调脾胃，通三焦，涂火灼疮能缓痛。

仲景方：蜜导煎：治阳明病自汗，小便反利，大便鞕者，用蜜二合，铜器中微火熬之，候凝如饴状至可丸，乘热捻作挺，令头锐大如指，长寸半许，候冷，纳谷道中，少顷即通也。一法：加皂角细末二分，搅匀，尤速。

《产书》：产后口渴，用熟蜜不计多少，熟水调服即止。

《全幼心鉴》：痘疹作痒难忍，抓成疮及痂，欲落不落，百花膏主之。用上等石蜜，不拘多少，汤和，时时以翎刷之，效。

《肘后方》：天行虏疮，头面及身须臾周匝，状如火疮，皆戴白浆，随决随生。不即疗，数日必死，瘥后疮瘢黯色，一岁方灭。此恶毒之气深入也。用蜜入升麻煎过，数数拭之。

【简误】石蜜虽称补五脏，益脾胃，然而生者性寒滑，能作泄。大肠气虚完谷不化者，不宜用。呕家、酒家，不宜用。中满蛊胀不宜用。湿热脚气不宜用。生者有小毒，尤不宜食。青赤酸者，食之令人心烦。不可与生葱同食，害人。若与莴苣同食，令人利下。食蜜饱后，不可食鲊，令人暴亡。

蜜蜡

味甘，微温，无毒。主下痢脓血，补中，续绝伤、金疮，益气，不饥耐老。

白蜡：疗久泄澼、后重、见白脓，补绝伤，利小儿。久服轻身不饥。

【疏】蜡，石蜜之凝结于底者也。蜜性缓，质柔，故主润脏腑经络；蜡性涩，质坚，故能疗久痢，泄澼后重，下脓血也。甘能益血补中，温能通行经脉，故主续绝伤及金疮也。中得补则气自益，故久服能不饥轻身耐老也。男子女人，大小内外皆可施。而《别录》独云利小儿者，非也。

【主治参互】得象牙末等，能去漏管长肉，见象牙条下。

得腻粉、真珠末、黄檗末、龙脑香、铅丹、蛀竹屑、葱白、猪脊髓，治阴蚀恶疮。

同孩儿茶、铅丹、胡粉、水龙骨粉、霜龙骨、黄檗、猪胆汁、炙猪脂作膏，治内外臁疮久不愈。

《金匮》方：调气饮：治赤白痢，少腹痛不可忍，后重，或面青手足俱变者，用黄蜡三钱，阿胶三钱同溶化，入黄连末五钱，搅匀，分三次热服，神效。

《千金方》胶蜡汤：治热痢，及妇人产后下痢。用蜡二棋子大，阿胶二钱，当归二钱半，黄连三钱，黄檗一钱，陈廪米半升，水三升，煮至一升，去米入药，煎至一钟，温服神效。

【简误】火热暴痢不宜用。

牡蛎

味咸，平，微寒，无毒。主伤寒寒热，温疟洒洒，惊恚怒气，除拘缓鼠瘘，女子带下赤白，除留热在关节，荣卫虚热去来不定，烦满，止汗，心痛气结，止渴，除老血，涩大小肠，止大小便，疗泄精，喉痹，咳嗽，心胁下痞热。久服强骨节，杀邪鬼，延年。贝母为之使。得甘草、牛膝、远志、蛇床子良。恶麻黄、细辛、吴茱萸。

【疏】牡蛎得海气结成，故其味咸平，气微寒无毒。气薄味厚，阴也，降也。入足少阴、厥阴、少阳经。其主伤寒寒热，温疟洒洒，惊恚怒气，留热在关节，去来不定，烦满气结心痛，心胁下痞热等证，皆肝胆二经为病。二经冬受寒邪，则为伤寒寒热。夏伤于暑，则为温疟洒洒。邪伏不出，则热在关节，去来不定。二经邪郁不散，则心胁下痞热。邪热甚，则惊恚怒气，烦满气结心痛。此药味咸气寒，入二经而除寒热邪气，则荣卫通，拘缓和，而诸证无不瘳矣。少阴有热，则女子为带下赤白，男子为泄精，解少阴之热而能敛涩精气，故主之也。咸属水，属阴而润下，善除一切火热为病，故又能止汗止渴，及鼠瘘、喉痹、咳嗽也。老血者，宿血也，咸走血而软坚，所以主之。其性收敛，故能涩大小肠，止大小便利也。肾主骨，入肾益精，则骨节自强。邪本因虚而入，肝肾足则鬼邪自去。人以肾为根本，根本固，则年自延矣。更能止心脾气痛，消疝瘕积块，瘿瘤结核，胁下坚满等证，皆寒能除热，咸能软坚之功也。

【主治参互】同生地黄、黄耆、龙眼、五味子、酸枣仁、麦门冬、白芍药、茯神、黄檗、当归,治心肾虚,盗汗。

同黄檗、五味子、地黄、山茱萸、枸杞子、车前子、沙苑蒺藜、莲须、杜仲,治梦遗泄精。加牛膝则兼治赤白浊。

同地黄、黄檗、阿胶、木耳、炒黑香附、白芍药、地榆、麦门冬、续断、青蒿、鳖甲、蒲黄,止妇人崩中下血,及赤白带下。

仲景方:同龙骨入柴胡、桂枝各汤内,取其收敛浮越之阳气,固脱而镇惊,更能除胸胁中痞硬。

藏器方:同麻黄根、蛇床子为粉,去阴汗。

《本事方》虚劳盗汗:牡蛎粉、麻黄根、黄耆,等分为末。每服二钱,水煎服。

仲景《金匮玉函方》:伤寒传成百合病,如寒无寒,如热无热,欲卧不卧,欲行不行,欲食不食,口苦,小便赤色,得药则吐,变成渴疾,久不瘥者用牡蛎煅二两,栝楼根二两,为细末。每服方寸匕,用米饮调下,日三服。

《古今录验方》水病囊肿:牡蛎粉二两,干姜炮一两,研细,冷水调稠扫上。须臾囊热如火,干则再上,小便利即愈。一方用葱汁、白面同调。小儿不用干姜。

《经验方》男女瘰疬,用牡蛎粉四两,玄参末三两,甘草一两,面糊丸梧子大。每三十丸,酒下,日三服。服尽除根,不拘已破未破,皆效。

《普济方》月水不止:牡蛎煅,研细,米醋搜成团,再煅,研末,以米醋调艾叶末熬膏,丸梧子大。每用醋汤下四五十丸。

【简误】凡病虚而多热者宜用。虚而有寒者忌之。肾虚无火，精寒自出者非宜。

龟甲

味咸、甘，平，有毒。主漏下赤白，破症瘕，痎疟，五痔，阴蚀，湿痹四肢重弱，小儿囟不合，头疮难燥，女子阴疮，惊恚气，心腹痛，不可久立，骨中寒热，伤寒劳复，或肌体寒热欲死，以作汤良。久服轻身不饥，益气资智，亦使人能食。勿令中湿，中湿即有毒。

【疏】介虫三百六十，而龟为之长。禀金水之气，故味咸而甘，气平。其性神灵能变化，凡入药，勿令中湿，中湿则遂其变化之性而成症瘕于腹中，故言有毒也。气味俱阴，入足少阴经。方家多入补心药用，以心藏神，而龟性有神，借其气以相通，且得水火既济之义，实非补心之正药也。其主骨中寒热，及伤寒劳复，肌体寒热欲死，痎疟者，皆阴虚而邪热为病。经曰：伤于湿者，下先受之。湿痹四肢重弱，亦肾阴虚而邪气易犯。肾主骨，肾虚则小儿囟门不合。肾为五脏阴中之阴，阴虚则火热偏至，而为惊恚气、心腹痛。此药补肾家之真阴，则火气自降而寒热邪气俱除矣。益阴除热软坚，故主漏下赤白，症瘕，五痔，阴蚀阴疮，及小儿头疮也。经曰：邪热不杀谷。热去故令人能食，能食则脾胃得所养而能思，思作睿，故资智。久服益气轻身不饥者，除热益阴之功也。

【主治参互】丹溪方：补阴丸：用龟下甲酒炙，熟地黄蒸晒，各六两，黄檗、知母各四两，为末，以猪脊髓和丸梧子大。每百丸，空心温酒下。

《摘玄方》治产三五日不下，垂死，及短小女子交骨不开者，用干龟壳一个酥炙，头发一握烧灰，川芎、当归各一两，为末和匀，每服七钱，水煎服。如人行五里许，再一服。生胎、死胎俱下。

【简误】按：龟、鳖二甲，《本经》所主大略相似。今人有喜用鳖甲，恶用龟甲者；有喜用龟甲，恶用鳖甲者，皆一偏之见也。二者咸至阴之物，鳖甲走肝益肾以除热，龟甲通心入肾以滋阴。第鳖甲无毒可多用，龟甲非千年自死者，则有毒。故方书所用曰败龟板者，取其长年则得阴气多，故有益阴之功用耳。若今新剖之甲，断乎有毒，不宜频使用者，不可不详辨也。妊妇不宜用。病人虚而无热者不宜用。凡入药，须研极细，不尔，留滞肠胃能变症瘕也。

真珠

寒，无毒。主手足皮肤逆胪，镇心，绵裹塞耳主聋，傅面令人润泽好颜色。粉点目中主肤翳障膜。

【疏】珠禀太阴之精气而结，故中秋无月则蚌无胎。其体光明，其性坚硬，大小无定，要以新完未经锁缀者为上。味甘，微咸，气寒，无毒。入手少阴，足厥阴经。心虚有热，则神气浮越；肝虚有热，则目生浮翳障膜。除二经之热，故能镇心去目中障翳也。耳聋本属肾虚有热，所以主之。逆胪者，胪胀也。胸腹胀满气逆，以及于手足皮肤皆肿也。经云：诸湿肿满，属脾土。又云：诸腹胀大，皆属于热。此因脾虚有热，兼有积滞所致。真珠味甘，亦能益脾气，寒能除热，体坚能磨积消滞，故主手足皮肤逆胪也。古人未发斯义，所以方书叙论不详，亦为阙略也。珠藏于泽，则川自媚，况涂面，宁不令人润泽好颜色乎？凡小儿惊热风痫，为必须之药。

【主治参互】同丹砂、牛黄、犀角、天竺黄、茯神、远志、钩藤钩、琥珀、金箔，治小儿惊痫风热，大人失志癫狂等证。

同炉甘石、龙脑香、白鹏砂、空青、人爪，点目能去翳障。

同钟乳石、象牙末、牛黄、冰片、白僵蚕、红铅、天灵盖、蛀竹屑、桦皮灰、没药、明矾，治广疮结毒，及阴蚀疮有奇效。

同人中白、黄檗、青黛、鹏砂，和冰片少许，治口疳。加入鸡内金、腻粉治下疳。

《格古论》灰尘迷目，用大珠揾之则消。

《千金方》妇人难产，或胞衣不下：真珠末一两，酒服，立出。

《圣惠方》肝虚目暗：真珠末一两，白蜜二合，鲤鱼胆二枚，和合，铜器煎至减半，新绵滤过，瓶盛，频点取瘥。

痘疮发疔毒方，见谷部豌豆下。

【简误】真珠，体最坚硬，研如飞面，方堪服食，不细能伤人脏腑。病不由火热者勿用。

瑇瑁

寒，无毒。主解岭南百药毒。一名玳瑁。

【疏】瑇瑁，龟类也。得水中至阴之气，故气寒无毒，而解一切热毒。其性最灵，凡遇饮食有毒，则必自摇动，然须用生者乃灵,死者则不能矣。岭南人善以诸毒药造成蛊,人中之则昏愦闷乱,九窍流血而死。惟用活瑇瑁,刺其血饮,或生者磨浓汁服之可解。日华子:主破症结,消痈肿,止惊痫。陈士良主心风,解烦热,行气血,利大小肠。以其性禀纯阴,气味至寒,故治如是等病也。又能解痘毒,神效。

【主治参互】杨氏《产乳方》:解一切蛊毒:生玳瑁磨浓汁,服一盏即消。

《灵苑方》预解痘毒,遇时行痘疹,服此未发内消,已发稀少:用生玳瑁、生犀角,各磨浓汁一合,和匀温服半合,日三,最良。

闻人规《痘疮论》:痘疹黑陷,乃心热血凝也。法同上,加入猪心血少许,紫草汁五匙,和匀温服。

《鸿飞集》:迎风目泪,乃肝肾虚热也。用生玳瑁、羚羊角各一两,石燕一双,为末,每一钱,薄荷汤下,日二服

【简误】痘疮虚寒不起发者,不宜服。

桑螵蛸

味咸、甘,平,无毒。主伤中,疝瘕,阴痿,益精生子。女子血闭腰痛,通五淋,利小便水道,又疗男子虚损,五藏气微,梦寐失精遗溺。久服益气养神。二月三月采蒸之,当火炙,不尔令人泄。

【疏】桑螵蛸,桑树上螳螂子也。禀秋金之阴气,兼得桑木之津液。《本经》:味咸气平。《别录》:甘无毒。气薄味厚,阴

也。入足少阴、太阳经。人以肾为根本,男子肾经虚损,则五脏气微,或阴痿,梦寐失精遗溺。咸味属水,内合于肾,肾得之而阴气生长,故能愈诸疾及益精生子也。肾与膀胱为表里,肾得所养则膀胱自固,气化则能出,故利水道通五淋也。女子属阴,肝肾用事,疝瘕血闭腰痛,皆二经为病。咸能益阴入血软坚,是以主之。甘能补中,故主伤中益气。肾足则水自上升,克与心交,故能养神也。

【主治参互】《外台秘要》虚劳盗汗,遗精白浊:桑螵蛸炙,白龙骨等分,为细末。每服二钱,空心盐汤下。

寇宗奭方:桑螵蛸散:治男子房劳,小便日数十次,如稠米泔,心神恍惚,瘦瘁食减。其药安神魂,定心志,治健忘,补心气,止小便数。用桑螵蛸、远志、龙骨、菖蒲、人参、茯神、当归、龟甲各如法制,各一两,为末。卧时人参汤调下二钱。

《千金翼》妇人遗尿:桑螵蛸酒炒为末,白汤服二钱。兼治胎前产后遗尿不禁。

【简误】桑螵蛸气味虽咸平,走肾利水道,然得秋时收敛之气,凡失精遗溺,火气太盛者,宜少少用之。

石决明

味咸,平,无毒。主目障翳痛,青盲。久服益精轻身。凡用以面裹煨熟,磨去粗皮,捣细如飞面,方堪入药。一名千里光。得龙骨疗泄精。畏旋覆花。

【疏】石决明得水中之阴气以生,故其味咸,气应寒无毒,乃足厥阴经药也。足厥阴开窍于目，目得血而能视，血虚有热，则青盲赤痛障翳生焉。咸寒入血除热，所以能主诸目疾也。咸寒又能入肾补阴，故久服益精轻身也。研细水飞，主点外障翳。

【主治参互】得甘菊花、生地黄、木贼草、谷精草、羚羊角、人爪、蝉蜕、空青、密蒙花、决明子、夜明砂，治青盲障翳。

《明目集验方》羞明怕日：用千里光、甘菊花、甘草各二钱，水煎冷服。

《鸿飞集》痘后目翳：用石决明火煅研，谷精草各等分，为细末，以猪肝蘸食。

目疾外，他用甚稀，故无“简误”。

文蛤

味咸，平，无毒。主恶疮蚀，五痔，咳逆胸痹，腰痛胁急，鼠瘘，大孔出血，崩中漏下。

【疏】文蛤即花蛤，大小背上有斑纹。得阴水之气，故其味咸气平无毒。经曰：硬则气坚，咸以软之。文蛤之咸，能消散上下结气，故主咳逆胸痹，腰痛胁急也。恶疮蚀，五痔，鼠瘘，大孔出血，崩中漏下，皆血热为病，咸平入血除热，故主之也。更能止烦渴，化痰，利小便。

【主治参互】仲景方：伤寒在阳，当以汗解，反以冷水噀之或灌之，其热被劫不得去，更益烦热，皮上粟起，欲饮水，反不渴者，文蛤散主之。文蛤五两，为末。每服方寸匕，沸汤下，甚效。

《千金翼》疳蚀口鼻，数日欲尽：文蛤烧灰，以蜡、猪脂和涂之。

【简误】病属邪热痰结者宜之。气虚有寒者，不得用。

蠡鱼

味甘，寒，无毒。主湿痹，面目浮肿，下大水，疗五痔。有疮者不可食，令人瘢白。

【疏】蠡鱼禀北方玄水之精，得中央阴土之气，故其色黑、味甘，气寒无毒，乃益脾除水之要药也。土虚则水泛滥，土坚则水自清。凡治浮肿之药，或专于利水，或专于补脾，其性各自为用，惟蠡鱼色黑象水，能从其类以导横流之势；味甘土化，能补其不足以遂敦阜之性。补泻兼施，故主下大水及湿痹，面目浮肿，有神效也。五痔因湿热所生，水去则湿气自除。今世俗小儿痘后咸食之。然而早食多食，能令皮肤瘢痕皆黑。本草独云：有疮者食之，令人瘢白，非也。孟诜主下大小便，壅塞气，作鲙与脚气、风气人食，良。苏颂：主妊娠有水气，并取其除湿下水益脾之功也。

【主治参互】同白术、茯苓、橘皮、姜皮，煮食，下水肿大效。

与蒜作鲙食，能去湿下水。

《食医心镜》治十种水气垂死：蠡鱼一斤重者，煮汁和冬瓜、葱白作羹食。

《灵苑方》喉痹将死者，以蠡鱼胆点入少许即瘥。病深者水调灌之。诸鱼胆皆苦，惟此胆甘可食为异耳。

【简误】蠡鱼其功专于去湿下水，他用无所长，且多食能发痼疾，不可不知也。

鲫鱼

合蓴作羹，主胃弱不下食。作鲙，主久赤白痢。烧灰，涂诸疮，或取猪脂煎用。又主肠痈。

【**疏**】鲫鱼禀土气以生，故其味甘，其气温，无毒。是以能入胃，治胃弱不下食；入大肠治赤白久痢，肠痈。脾胃主肌肉，甘温能益脾生肌，故主诸疮久不瘥也。藏器：主虚羸。大明：主温中下气。孟诜云调中益五脏，表其益脾和胃之功也。

【**主治参互**】《百一选方》：肠风下血，用活鲫鱼一大尾，去肠留鳞，入五倍子末填满，泥固，煅存性，为末，酒服一钱。一方入白矾末二钱，外以棕包，更以纸裹煨存性，研末。每二钱，米饮下。

《经验方》膈气吐食，用大鲫鱼去肠留鳞，切大蒜片填满腹，纸包十重，泥固，晒半干，炭火煨熟，单取肉用，和平胃散一两，杵丸梧子大，密藏。每服三十丸，米饮下。

【**简误**】鲫鱼调胃实肠，与病无碍。诸鱼之中，惟此可常食。但不宜与沙糖同食，生疳虫。同芥菜食，成肿疾。同猪肝、鸡肉、雉肉、鹿肉食，生痈疽。同麦门冬食，害人。

鳝鱼

味甘，大温，无毒。主补中益血，疗沈唇。

【**疏**】鳝鱼得土中之阳气以生，故其味甘，气大温。甘温俱足，所以能补中益血；甘温能通经脉，疗风邪，故又主沈唇，及今人用之以治口眼㖞斜也。

【主治参互】与黄耆同食，能益气力。

治火丹赤肿，生鳝血涂之效。

【简误】性热而补，凡病属虚热者不宜食。时行病后食之多复。过食动风气，兼令人霍乱。

鲤鱼胆

味苦，寒，无毒。主目热赤痛，青盲，明目。久服强悍益志气。

【疏】凡胆皆苦寒走厥阴，故鲤鱼胆亦主明目，及目热赤痛、青盲也。肝为将军之官，肾为作强之官，二经有热，则虚怯志气衰。苦寒除二经之热，故久服强悍益志气也。

鲤鱼肉

味甘，主咳逆上气，黄疸，止渴。生者主水肿脚满，下气。

【疏】鲤鱼禀阴极之气，故其鳞三十六。阴极则阳复，故《素问》言鱼热中。其气味虽甘平，然多食能令人发风热也。甘可以缓，故主咳逆上气止渴。阴中有阳，能从其类以导之，故能利小便，使黄疸、水肿、脚气俱消也。河间云：鲤之治水，因其气以相感者是矣。

【主治参互】《外台秘要》治水肿，用大鲤一尾，赤小豆一升，水二斗，煮可二升余，滤去滓，顿服尽，当下利，利尽即瘥。并治妊娠水肿有神效。

鳞

主产妇腹痛，烧灰酒服，亦治血气。杂诸药用之。

【**疏**】鱼鳞得水中之阳气，而鲤鱼鳞则又禀阴极生阳之数，性能入血散滞。入血者，阴之用也；散滞者，阳之用也。故主妇人产后腹痛，及血气不和等证。

【**主治参互**】《和剂局方》乌金散：治产后血迷血晕，败血不止，淋沥不断，脐腹疼痛，及崩中下血过多不止。鲤鱼鳞烧、血竭、百草霜、乱发灰、松墨煅酢淬、延胡索、当归、赤芍药，等分为末。每二钱，温酒下。

《外台秘要》：《古今录》疗鱼鲠骨横喉中，六七日不出，取鲤鱼鳞皮烧作屑，以水服之即出。未出再服。

【**简误**】六阴已极，阳气初生，故能发热动风，风热病者不宜食。天行病后下痢，及有宿症者，俱不可食。不宜合犬肉、葵菜食。服天门冬、朱砂人不可食。凡炙鲤鱼，不可使烟入目，损目光，三日内必验也。前《和剂局方》乌金散方内有肉桂、当归、延胡索、赤芍药，皆行血之药，而其所主病内，开载崩中下血过多不止，用之则大误矣。慎之！慎之！

神农本草经疏卷二十一

虫鱼部中品

总五十六种，今疏其要者一十七种。

猬皮　露蜂房　鳖甲　蟹　蝉蜕　乌贼鱼骨　原蚕蛾蚕沙附　蚕退　白僵蚕　鳗鲡鱼　蛞蝓蜗牛并入　蜚虻　䗪虫　青鱼胆　石首鱼　鲈鱼

猬皮

味苦，平，无毒。主五痔，阴蚀，下血赤白、五色血汁不止，阴肿痛引腰背，酒煮杀之。又疗腹痛疝积，亦烧为灰酒服之。得酒良。畏桔梗、麦门冬。

【疏】猬，鼠类，属水。其皮毛戟刺如针，属金。故味苦平，平即兼辛。大肠属金，以类相从，故能治大肠湿热、血热为病，及五痔，阴蚀，下血赤白，五色血汁不止也。阴肿痛引腰背，腹痛疝积，皆下焦湿热邪气留结所致，辛以散之，苦以泄之，故主之也。肉：味甘平。能开胃气，止反胃，亦主痔瘘肠风。

【主治参互】同象牙末等，治通肠漏，见象牙条下。

《衍义》五痔下血：用猬皮、穿山甲等分，烧存性，入肉豆蔻一半，空心米饮下一钱，妙。

《杨氏家藏方》肠风下血：猬皮一枚，木贼草半两，炒黑为末。每二钱，热酒调下。

【简误】凡食其肉，当去骨，误食令人瘦劣，诸节渐小也。

露蜂房

味苦、咸，平，有毒。主惊痫瘈疭，寒热邪气，癫疾，鬼精蛊毒，肠痔。火熬之良。又疗蜂毒、毒肿。

【疏】蜂性有毒，螫人则痛极，以其得火气之甚也。故蜂房味苦，气平，性亦有毒。《别录》言咸，当作辛咸。辛散苦泄，咸可软坚，故主惊痫瘈疭，寒热邪气，癫疾，鬼精蛊毒，肠痔等证也。疗蜂毒、毒肿者，取其气类相从，以毒攻毒之义也。苏恭：以乱发、蛇皮，三物合烧灰，酒服方寸匕，治恶疽附骨痈，根在脏腑，历节肿，出疔肿恶脉诸毒。大明：煎水漱齿，止风虫疼痛，洗乳痈，蜂疔恶疮。皆取其攻毒散邪杀虫之功耳。

【主治参互】《子母秘录》脐风湿疮久不瘥者，蜂房烧末，傅之效。

《袖珍方》风虫牙痛：蜂房一枚，盐实孔内，烧过研末，擦之，盐汤漱去。一方同细辛煎，水漱之。

又方，喉痹肿痛：露蜂房灰、白僵蚕等分，为末，吹入喉内，或用乳香汤服半钱。

《济众方》女人妒乳、乳痈，汁不出，内结成肿，名妒乳：用蜂房烧灰研末，每服二钱，水一盏，煎六分，去滓温服。

《经验方》治漏痔，蜂房烧存性，研细掺之。干则菜油调傅。

【简误】蜂房主惊痫瘈疭，及诸痈疽恶毒，正取其攻散邪恶，以毒攻毒之意。若病属气血虚，无外邪者，与夫痈疽溃后元气乏竭者，皆不宜服。

鳖甲

味咸，平，无毒。主心腹症瘕，坚积寒热，去痞，息肉，阴蚀，痔，恶肉，疗温疟，血瘕腰痛，小儿胁下坚。

肉：味甘。主伤中，益气补不足。恶矾石。

【疏】鳖甲全禀天地至阴之气，故其味咸平无毒。润下作咸，象水明矣。本乎地者亲下，益阴何疑？甲主消散者，以其味兼乎平，平亦辛也。咸能软坚，辛能走散，故《本经》：主症瘕坚积寒热，去痞疾、息肉、阴蚀、痔核、恶肉。《别录》：疗温疟者，以疟必暑邪为病，类多阴虚水衰之人，乃为暑所深中，邪入阴分，故出并于阳而热甚，入并于阴而寒甚，元气虚羸则邪陷而中焦不治，甚则结为疟母。甲能益阴除热而消散，故为治疟之要药，亦是退劳热在骨，及阴虚往来寒热之上品。血瘕腰痛，小儿胁下坚，皆阴分血病，宜其悉主之矣。劳复、女劳复为必须之药。劳瘦骨蒸，非此不除。产后阴脱，资之尤急。

【主治参互】仲景鳖甲煎丸，治疟母之要药。

得牛膝、当归，佐以橘皮、何首乌、知母、麦门冬治久疟。

同知母、石膏、麦门冬、贝母、竹叶，治温疟热甚、渴甚，无肺热病者加人参。若疟发热甚、渴甚，又寒甚汗多，发时指甲黯，状若欲死，并加桂枝，有神。去桂枝，治瘴疟良。

得青蒿、麦门冬、五味子、地黄、枸杞、牛膝，治骨蒸劳热。甚则加银柴胡、地骨皮、胡黄连。

肉：主伤中，益气补不足，腹中结热，妇人漏下，阴虚羸瘦，性冷，补一切阴虚人，宜常食之。

【简误】鳖甲，妊娠禁用。凡阴虚胃弱，阴虚泄泻，产后泄泻，产后饮食不消，不思食，及呕恶等证，咸忌之。

蟹

味咸，寒，有毒。主胸中邪气热结痛，㖞僻面肿。败漆烧之，致鼠。解结散血，愈漆疮，养筋，益气。爪：主破胞堕胎。

【疏】蟹禀水气以生，故其味咸气寒。《本经》虽云有毒，然今人多食之卒无害。其有害者，大抵形质怪异，如后文所载诸种，始有大毒耳。外骨内肉，阴包阳也。入足阳明，足厥阴经。经曰：热淫于内，治以咸寒。故主胸中邪气热结痛也。㖞僻者，厥阴风热也。面肿者，阳明热壅也。解二经之热，则筋得养而气自益，㖞僻、面肿俱除矣。咸走血而软坚，故能解结散血。漆得蟹则化为水，烧之可集鼠于庭，此物性之相感相制，莫能究其义也。愈漆疮者，以其能解漆毒故也。爪性迅利，故能破胞堕胎也。

【主治参互】日华子：产后肚痛，血不下者，以酒食之。筋骨折伤者，生捣炒罯之。

陈藏器：续断绝筋骨，去壳同黄，捣烂微炒，纳入疮中，筋即连也。

寇宗奭：小儿解颅不合，以蟹螯同白及末捣涂，以合为度。

唐瑶《经验方》骨节离脱：生蟹捣烂，以热酒倾入，连饮数碗，其渣涂。半日内，骨肉谷谷有声即好。

董炳《验方》：中鳝鱼毒，食蟹即解。

胡洽方：治孕妇僵仆，胎上抢心，有蟹爪汤。

《千金方》神造汤：治子死腹中，或双胎一死一生，服之令死者出，生者安，神验。用蟹爪一升，甘草二尺，东流水一斗，以苇薪煮至二升，滤去滓，入真阿胶三两，令烊，顿服，或分二服。若人困不能服者，灌入即活。

【简误】蟹性冷，能散血热为病，故跌扑损伤，血热瘀滞者宜之。若血因寒凝结，与夫脾胃寒滑腹痛，喜热恶寒之人，咸不宜食。有独螯、独目、两目相向、六足、四足、腹下有毛、腹中有骨头、背有星点、足斑目赤者，并有毒，不可食，能害人。被其毒者，冬瓜汁、紫苏、蒜、豉、芦根汁，皆可解之。不可与柿及荆芥食，发霍乱动风，木香汁可解。

蝉蜕

味咸、甘，寒，无毒。主小儿痫，女人生子不出。灰服之，主久痢。一名枯蝉，一名金牛儿。凡用洗去泥，并去翅足。浆水煮，晒干用。

【疏】蝉禀水土之余气，化而成形，其飞鸣又得风露之清气，故能入肝祛风散热，如《药性论》主小儿壮热惊痫是矣。其主妇人生子不下者，取其蜕脱之义。治久痢者，以其有甘寒之功也。

其鸣清响,能发音声。其性善蜕,能脱翳障。其体轻浮,能发疮疹。其味甘寒,能除风热。故陈藏器主哑病。寇宗奭主目昏障翳,小儿疮疹出不快。及今人治头风眩晕,皮肤风热,痘疹作痒,疔肿毒疮,大人失音,小儿噤风天吊,惊哭夜啼等证,皆以其有如上诸功能也。

【主治参互】同羚羊角、密蒙花、白蒺藜、草决明、木贼草、谷精草、甘菊花、夜明沙、生地黄、黄连、女贞实,治目盲障翳。

同丹砂、茯神、真珠、牛黄、僵蚕、天竺黄、钩藤钩、犀角、琥珀、全蝎,治小儿风热急惊痫病。

同犀角、生地黄、紫草、麦门冬、连翘、金银花,治痘疮血热,出不快。

同石膏、鼠粘子、赤柽木、薄荷、玄参、甘草、葛根、栝楼根、麦门冬,治大人小儿痧疹。

《普济方》治小儿夜啼不止,状若鬼祟,以蝉蜕下半截为末,每一字,钩藤汤调下,或入辰砂少许亦可。并治天吊惊啼。

《全幼心鉴》痘疮作痒:蝉蜕三七枚,炙甘草各一钱,水煎服。

钱氏方:痘后目翳,蝉蜕为末,每一钱,羊肝煎汤下,日二服。

《和剂局方》蝉花散:治肝经蕴热,风毒之气内搏上攻,眼目赤肿,翳膜疼痛昏涩,内外障翳,咸治之。用蝉蜕、谷精草、刺蒺藜、甘菊花、防风、草决明、密蒙花、甘草、羌活、黄芩、蔓荆子、川芎、木贼草、荆芥,等分为末。每二钱,茶清调,食后临卧各一服。

【简误】痘疹虚寒证不得服

乌贼鱼骨

味咸，微温，无毒。主女子漏下赤白，经汁血闭，阴蚀肿痛，寒热症瘕，无子，惊气入腹，腹痛环脐，阴中寒肿。令人有子。又止疮多脓汁不燥。一名海螵蛸，一名乌鲗骨，一名墨鱼。

【疏】乌贼鱼骨禀水中之阳气以生，故其味咸，气微温无毒。入足厥阴、少阴经。厥阴为藏血之脏，女人以血为主，虚则漏下赤白，或经汁血闭，寒热症瘕。少阴为藏精之脏，主隐曲之地，虚而有湿，则阴蚀肿痛。虚而寒客之，则阴中寒肿。男子肾虚则精竭无子，女子肝伤则血枯无孕。咸温入肝肾，通血脉而祛寒湿，则诸证除，精血足，令人有子也。其主惊气入腹，腹痛环脐者，盖肝属木，主惊，惊入肝胆则荣气不和，故腹痛环脐也。入肝胆舒荣气，故亦主之。温能燥湿，故又主疮多脓汁也。按《素问》云：有病胸胁支满者，妨于食，病至则先闻腥臊臭，出清液，先唾血，四肢清，目眩，时时前后血，病名曰血枯。得之年少时，有所大脱血，或醉入房中，气竭肝伤，故月事衰少不来。治之以四乌鲗骨一藘茹，为末，丸以雀卵，大如小豆。每服五丸，饮以鲍鱼汁，所以利肠中及伤肝也。观此则其入厥阴血分，为女人崩漏下血之要药可知矣。

【主治参互】《圣惠方》赤白目翳：用乌鲗骨一两，去皮为末，入片脑少许点之。

《澹寮方》底耳出脓：海螵蛸半钱，麝香一字，为末。以绵杖绞净，吹入。

《圣惠方》小儿脐疮出血及脓：海螵蛸、干胭脂，为末，油调搽之。

《圣济总录》骨鲠在喉：乌贼鱼骨、橘红焙，等分为末，寒食面和饧丸芡子大。每一丸含化。

《简便单方》舌肿出血不止：乌贼骨、蒲黄各等分，炒为末，涂之。

【简误】其气味咸温，血病多热者勿用。

原蚕蛾

雄者有小毒。主益精气，强阴道，交接不倦，亦止精。

【疏】原蚕蛾，乃是晚蚕第一番出者，其子再复出者为二蚕。此二蚕之种，其蛾性最淫，出茧便媾。味咸气温热，故能强阴益精，令交接不倦也。日华子：主壮阳事，止泄精，尿血，暖水脏。盖取其性淫助阳，咸温入肾之功耳。

【主治参互】《千金方》丈夫阴痿不起：未连蚕蛾二升，去头翅足，炒为末，蜜丸梧子大。每夜服一丸，可御十女，以菖蒲酒止之。

《圣济总录》玉枕生疮，生枕骨上，如痈，破后如箸头，用原蚕蛾炒、石苇等分，为末，干贴，瘥。

【简误】少年阴痿，由于失志者，不宜用。阴虚有火者，咸忌之。

蚕屎即原蚕沙

温，无毒。主肠鸣，热中消渴，风痹瘾疹。

【疏】原蚕沙，即晚蚕所出屎也。其味辛甘，气温无毒。肠鸣者，水火相触也，甘以和之。消渴者，中气燥热也，辛以润之。蚕属火，其性燥，燥能胜湿去风，故其沙主疗风湿之病。如陈藏器以之炒黄，袋盛浸酒，去风缓诸节不随，皮肤顽痹，腹内宿冷，瘀血腰脚冷疼，炒热熨偏风筋骨瘫缓，手足不随等证。

【主治参互】寇氏法：治诸风冷，用醇酒三升，拌蚕沙五斗，甑蒸，于暖室中，铺油单上。令患风冷气痹及近感瘫风人，就以患处一边卧沙上，厚盖取汗。若虚人须防大热昏闷，令露头面。如未痊愈，间日再作。

《圣惠方》风瘙瘾疹作痒成疮，用蚕沙一升，水五斗，煮取二斗，去滓洗浴。避风。

《儒门事亲》妇人血崩：蚕沙为末，酒服三五钱。

【简误】瘫缓筋骨不随，由于血虚不能荣养经络，而无风湿外邪侵犯者，不宜服。

蚕退

主血风病，益妇人。一名马明退。近世医家多用初出蚕子壳在纸上者，东方诸医用老蚕眠起所蜕皮，功用虽相近，当以蜕皮为正，用之微炒。

【疏】蚕退如蝉蜕、蛇蜕之类，各因其本质以为用。蚕退得蚕气之余,故能治血风病。血热则生风,妇人以血为主,故尤益妇人也。近世以之疗痘疹,去目中翳障,其义犹蝉蜕也。

【主治参互】《集验方》走马牙疳:用蚕退纸灰,入麝香少许,贴之,并治口疮。

又方,治缠喉风:蚕蜕纸烧存性,蜜丸芡实大,含化咽津。蚕已出蛾,取退煅存性为末,服之能排脓、穿毒疮口。

【简误】妇人血虚无风湿者,不宜用。

白僵蚕

味咸、辛,平,无毒。主小儿惊痫夜啼,去三虫,灭黑䵟,令人面色好,男子阴疡作疮**病,女子崩中赤白,产后余痛,灭诸疮瘢痕。**

【疏】蚕属阳,而僵者又兼金木之化。《本经》:味咸。《别录》:辛平无毒。然详其用,应是辛胜咸劣,气微温之药也。气味俱薄,浮而升,阳也。入足厥阴,手太阴、少阳经。厥阴为风木之位,主藏血。小儿惊痫夜啼,女子崩中赤白,风热乘肝脏也。产后余痛,风寒入血分也。辛能祛散风寒,温能通行血脉,故主如上诸证也。肺主皮毛,而风邪客之,则面色不光润。辛温入肺,去皮肤诸风,故能灭黑䵟,及诸疮瘢痕,令人面色好也。男子阴疡,风湿浸淫也。辛平能散风热,兼能燥湿,是以主之。三虫亦湿热所化,故又能去三虫也。《药性论》:治口噤发汗。日华子:主中风失音,一切风疰,小儿客忤,男子阴痒痛,女子带下。苏颂:治风喉痹欲绝。元素:主皮肤诸风如虫行,皆取其性属阳,风热为阳邪，能入皮肤经络，发散诸邪热气也。

【主治参互】同丹砂、牛黄、胆星、全蝎、麝香、钩藤钩、犀角、金箔、天竺黄、蝉蜕，治小儿急惊客忤。

《仁存方》开关散：治急喉风痹，用白僵蚕炒，白矾半生半烧，等分为末。每以一钱，用竹沥加姜汁调灌，得吐顽痰，立效。小儿加薄荷。一方用白梅和丸，绵裹含之。

《圣惠方》小儿撮口噤风，面黄赤，气喘，啼声不出，由胎气挟热，流毒心脾，故令舌强唇青，撮口发噤。用白僵蚕二枚，去嘴略炒，为末。蜜调傅唇中，甚效。

《普济方》治大人头风，及小儿惊风，并用大蒜七个，先烧红地，以蒜逐个于地上磨成膏，却以僵蚕一两，去头足，安蒜上，碗覆一夜，勿令泄气，只取僵蚕研水。每用嗃鼻，口内含水，有效。

又方，治腹内龟病，诗云：人间龟病不堪言，肚里生成硬似砖。自死僵蚕白马溺，不过时刻软如绵。

《药性论》灭诸疮瘢痕：白僵蚕衣、鱼鹰屎白等分，傅之。

《圣惠方》瘾疹风疮疼痛：白僵蚕焙研，酒服一钱，立瘥。

《小儿宫气方》：小儿口疮通白者，白僵蚕炒为末，蜜和傅之，效。兼治风疳蚀疮。

【简误】僵蚕性辛温，辛能散，其功长于祛风化痰，散有余之邪。凡中风口噤，小儿惊痫夜啼，由于心虚神魂不宁，血虚经络劲急所致，而无外邪为病者，忌之。女子崩中，产后余痛，非风寒客入者，亦不宜用。今世治小儿惊风，不问虚实，一概混施，误甚！误甚！

鳗鲡鱼

味甘,有毒。主五痔疮瘘,杀诸虫。

【疏】鳗鲡鱼禀土中之阴气,故其味甘,其气寒。其形类蛇,常与水蛇同穴,故其性有小毒。甘寒而善能杀虫,故骨蒸劳瘵,及五痔疮瘘人,常食之有大益也。烧烟辟蚊,熏屋舍竹木断蛀虫,置骨于衣箱中断蠹。其杀诸虫之验可证矣。腹下有黑斑,背上有白点者,毒甚不可食。重三四斤,及水行昂头者,不可食。妊娠食之,令胎有疾。脾胃薄弱易泄者,勿食。

蛞蝓

味咸,寒,无毒。主贼风㖞僻,跌筋,及脱肛,惊痫挛缩。

蜗牛:味咸,寒。主贼风㖞僻,踠跌,大肠下脱肛,筋急及惊痫。蛞蝓、蜗牛,《本经》分二条,今按其气味相同,主疗无别,惟形质稍异,故并为一。蜗牛负壳,蛞蝓无壳耳。

【疏】蛞蝓、蜗牛,禀阴湿之气而生,故味咸气寒无毒。经曰:清静则肉腠闭拒,虽大风苛毒,弗能害也。如阴血亏竭,阳气躁扰,则腠理不密,贼风乘虚而入。风主摇动,中于经络故㖞僻挛缩,轶筋、筋急所自来矣。又风为阳邪,筋脉得之皆燥急,咸寒能益阴润燥软坚,则筋脉舒缓,经络通达而诸证除矣。惊痫者,风热也。脱肛者,大肠热也。踠跌者,血脉伤必发热也。咸寒总除诸热,所以主之。蜈蚣性畏二物,不敢过其所行之路,触其身即死,故人取以治蜈蚣毒。

【主治参互】《圣惠方》治大肠因热脱肛，用蜗牛一两烧灰，猪脂和傅，立缩。

《济生方》痔疮肿痛：用蜗牛一枚，入麝香少许，以碗盛，次日取水涂之。丹溪方：用蜗牛浸油涂之，或烧灰傅亦可。

《集验方》发背初起：活蜗牛二百个，以新汲水一盏，瓶内封一宿，取涎水，入真蛤粉，旋调扫傅疮上。日十余度。

《大全良方》痔热肿痛，用大蛞蝓一个，研泥，入片脑一字，燕脂坯子半钱，同傅之。

【简误】其气大寒，非有风热者不宜用。小儿薄弱多泄者不宜用。

蜚虻

味苦，微寒，有毒。主逐瘀血，破下血积，坚痞症瘕，寒热，通利血脉及九窍，女子月水不通，积聚，除贼血在胸腹五脏者，及喉痹结塞。一名虻虫。

【疏】蜚虻，其用大略与䗪虫相似，而此则苦胜，苦能泄结；性善啮牛马诸畜血，味应有咸，咸能走血。完素云：虻饮血而用以治血。故主积聚症瘕，一切血结为病，如经所言也。苦寒又能泄三焦火邪，迫血上壅，闭塞咽喉，故主喉痹结塞也。今人以其有毒，多不用。然仲景抵当汤、丸，大黄䗪虫丸中咸入之，以其散脏腑宿血结积有神效也。凡毒药之治病，如刑罚之治盗贼，不如是则不足以祛邪反正。《书》曰：若药不瞑眩，厥疾不瘳。正此谓也。其与病相乖不宜用者，详著简误中。

【主治参互】入大黄䗪虫丸，治虚劳羸瘦，内有干血，肌肤甲错，两目黯黑。

入抵当汤，治太阳病，身黄，脉沉结，少腹硬，小便自利，其人如狂者。

《备急方》扑坠瘀血：虻虫二十枚，牡丹皮一两，为末。酒服方寸匕，血化为水也。

【简误】伤寒发黄，脉沉结，少腹硬，如小便不利者，为无血证，非蓄血也，不宜用。瘀血未审的者，不宜用。女子月水不通，由于脾胃薄弱，肝血枯竭，而非血结闭塞者，不宜用。孕妇腹中有症瘕积聚不宜用。凡病气血虚甚，形质瘦损者忌之。

䗪虫

味咸，寒，有毒。主心腹寒热洗洗，血积症瘕，破坚，下血闭，生子，大良。一名地鳖。

【疏】䗪虫生于下湿土壤之中，故其味咸，气寒。得幽暗之气，故其性有小毒。以刀断之，中有白汁如浆，凑接即连，复能行走，故今人以之治跌扑损伤，续筋骨有奇效，乃足厥阴经药也。夫血者，身中之真阴也。灌溉百骸，周流经络者也。血若凝滞则经络不通，阴阳之用互乖，而寒热洗洗生焉。咸寒能入血软坚，故主心腹血积，症瘕血闭诸证。血和而荣卫通畅，寒热自除，经脉调匀，月事时至，而令妇人生子也。又治疟母为必用之药。

【主治参互】同自然铜、血竭、乳香、没药、五铢钱、黄荆子、麻皮灰、狗头骨，治跌扑损伤神效。

仲景方:大黄䗪虫丸:治产妇腹痛有干血,用䗪虫二十枚去足,桃仁二十枚,大黄二两,为末,炼蜜杵和,分为四丸,每以一丸,酒一升,煮取二合,温服,当下血也。

仲景鳖甲煎丸:治久疟成癖。

董炳《集验方》治跌扑闪挫:用土鳖阴干一个,临时旋研,入乳香、没药、自然铜、龙骨各等分,麝香少许,为末。每服三分,入土鳖末,以酒调下。须先整定骨乃服,否则接挫也。又可代杖。

【简误】无瘀血停留者,不宜用。

青鱼胆

主目暗,滴汁目中,并涂恶疮。

【疏】青鱼胆,色青象木,木气通于肝,肝开窍于目,故能治目暗。味苦气寒,能凉血热,故又主涂恶疮也。

【主治参互】龚氏《易简方》治赤目障翳,用黄连熬膏,入大青鱼胆汁和就,再入片脑少许,瓶收密封。每日点之,甚妙。

《龙木论》:一切障翳,鱼胆丸:用青鱼胆、鲤鱼胆、羊胆、牛胆,各半两,熊胆二钱,龙脑香少许,石决明一两,为末,蜜丸梧子大。每空心茶下十丸。

《万氏家抄》乳蛾喉痹:用胆矾盛青鱼胆中,阴干。每用少许,吹喉取吐。

【简误】目病非风热盛,而由于血虚昏暗者,不宜用。服术人,不可食青鱼肉。

石首鱼

味甘，无毒。头中有石如棋子。主下石淋，磨石服之，亦为灰末服。和蓴菜作羹，开胃益气。候干食之名为鲞。炙食之，主消瓜成水，亦主卒腹胀，食不消，暴下痢。

【疏】石首鱼得海中水土之气，故其味甘气平无毒。胃属土，甘为土化，故能开胃。胃气开则饮食增，五脏皆得所养而气自益矣。干鲞其性疏利，故能入肠胃宽中，消食止痢。头中石坚重下走，故主下石淋也。凡泄痢腹痛，与夫肠胃诸疾，最忌油腻鱼腥，惟白鲞不忌。盖鲞饮咸水而性平不热，且无脂腻，不惟少热中之患，更有消食理脾实肠胃之功也。

鲈鱼

平。补五脏，益筋骨，和肠胃，治水气，多食宜人。

【疏】鲈鱼，秋月方美，其得水中之清气者乎？味甘淡，气平，虽有小毒，不至发病，乃与脾胃相宜之物也。肾主骨，肝主筋，滋味属阴，总归于脏。益二脏之阴气，故能益筋骨。脾胃有病，则五脏无所滋养而积渐流于虚弱。脾弱则水气泛滥，益脾胃则诸证自除矣。

神农本草经疏卷二十二

虫鱼部下品

总八十一种，今疏其要者十八种。

虾蟆　蟾酥　牡鼠粪　蛤蜊粉附　蚶壳附　蚺蛇胆　蛇蜕　白颈蚯蚓　蜈蚣　蛤蚧　水蛭　斑猫　田中螺汁　白花蛇乌蛇附　蜣螂　五灵脂　蝎　鲮鲤甲

虾蟆

味辛，寒，有毒，主邪气，破癥坚血，痈肿阴疮。服之不患热病。疗阴蚀，疽疠恶疮，猘犬伤疮，能合玉石。一名蟾蜍。

【疏】虾蟆、蟾蜍，本是二物。经云：一名蟾蜍者，盖古人通称蟾为虾蟆耳。经文虽名虾蟆，其用实则蟾蜍也。今世所用者皆蟾蜍，而非虾蟆，其功益可见矣。禀土金之精气，上应月魄，性亦灵异，其味辛气寒，毒在眉棱皮汁中。其主痈肿阴疮，阴蚀，疽疠恶疮，猘犬伤疮者，皆热毒气伤肌肉也。辛寒能散热解毒，其性急速，以毒攻毒则毒易解，毒解则肌肉和，诸证去矣。凡瘟疫邪气，得汗则解。其味大辛，性善发汗，辛主散毒，寒主除热，故能使邪气散而不留，邪去则胃气安而热病退矣。破癥坚血者，亦以其辛寒能散血热壅滞也。陶隐居云：其肪涂玉，则刻之如蜡，故云能合玉石。近世治小儿疳疾多用，以其走阳明而能消积滞也。

【主治参互】《全婴方》五疳保童丸：治五疳八痢，面黄肌瘦，好食泥土，不思乳食，用大干蟾蜍一枚，烧存性，皂角去皮弦一钱，烧存性，蛤粉水飞三钱，麝香一分，糊丸粟米大。空心米饮下三四十丸，日二服。

郑氏小儿方：走马牙疳，侵蚀口鼻：干蚵蚾，黄泥裹固，煅过，黄连，各二钱半，青黛一钱，入麝香少许，和研傅之。

《锦囊秘览》附骨坏疮久不瘥，脓汁不已，或骨从疮孔中出：用大虾蟆一个，乱发一鸡子大，猪油四两，入二物煎枯去滓，待凝如膏。先以桑根皮、乌头煎汤洗，拭干，煅龙骨末糁四边，以前膏贴之。

《医林集要》发背肿毒初起势重者，以活蟾一个，破开，连肚乘热合疮上。不久必臭不可闻，再易，三四次即愈。

《袖珍方》治疯犬伤，即用蟾蜍后足捣烂，水调服之。先于顶心拔去血发三两根，则小便内见沫也。

蟾酥

甄权云：端午日，取眉脂，以朱砂、麝香为丸，如麻子大，治小儿疳瘦，每日一丸。如脑疳，以乳汁调，滴鼻中。日华子云：眉酥治蚛牙。和牛酥摩傅腰眼并阴囊，治腰肾冷，并助阳气。苏颂云：主蚛牙，及小儿疳瘦。观诸家所主，但言其有消积杀虫，温暖通行之功。然其味辛甘，气温，善能发散一切风火抑郁、大热痈肿之候，为拔疔散毒之神药。第性有毒，不宜多用。入发汗散毒药中服者，尤不可多。

【主治参互】同铁锈、桑硇、麝香、牛黄、冰片，用金针针入疔根，抹入前药，其疔根即烂出。

治疔丸：同朱砂、冰片、牛黄、明矾、白僵蚕、麝香、黄蜡，溶化作丸，麻子大。用葱头、白酒吞下取汗，不过二三小丸。

《青囊杂纂》拔取疔黄：蟾酥，以面丸梧子大。每用一丸，安舌下，即黄出也。

危氏方：拔取疔毒：蟾酥，以白面、黄丹搜作剂，每丸麦粒大。挑破纳入，仍以水澄膏贴之。

《保命集》一切疮毒：蟾酥一钱，白面二钱，朱砂少许，井水调成小锭子如麦大。每用一锭，葱汤服，汗出即愈。如疮势紧急，用三四锭。

《万氏家抄》：凡痈疽发背，无名肿毒初起者，急取蟾酥三五分，广胶一块，米醋一二碗，入铫内火化开，用笔蘸，乘热令人不住手周围润之，以散为度。

【简误】蟾虽有毒，与病无害。其眉酥有大毒，不宜多服。诸家咸云治小儿疳瘦，恐非正治，不宜漫尝也。即用亦煅过者。予亲见一人，因齿痛，以蟾酥纳牙根，误吞入，头目俱胀大而毙。即陶注云：其皮汁甚有毒，犬啮之，口皆肿之验也。惟疔肿服之者，取其以毒攻毒之义。然其剂亦甚小，不能为害耳。外治殊有神效，若欲内服，勿过三厘。慎毋单使，必与牛黄、明矾、乳香、没药之类同用乃可。如疮已溃，欲其并肌长肉之际，得之作痛异常，不可不知也。

牡鼠粪

微寒，无毒。主小儿痫疾，大腹，时行劳复。两头尖者是牡鼠屎

【疏】牡鼠粪,《本经》:诸家不言味,但云微寒无毒。然详其所自,应是苦咸之物。盖鼠属水,而凡粪必苦者也。入足阳明,足厥阴经。其主小儿痫疾,大腹,及时行劳复者,皆热邪在阳明也。苦寒能除是经之热,所以主之。古方治男子阴易腹痛,妇人吹乳乳痈,皆取其除热软坚泄结,走肝入胃之功耳。

【主治参互】同白芷、山慈菇、山豆根、连翘、金银花、蒲公草、夏枯草、贝母、橘叶、栝楼根、紫花地丁、牛旁子,治乳痈、乳岩,有效。

《外台秘要》伤寒劳复:用雄鼠屎二十枚,豉五合,水二升,煮一升,顿服。《活人书》加栀子、葱白。

南阳《活人书》:男子阴易,及劳复,豭鼠屎汤:用豭鼠屎两头尖者,十四枚,韭白根一大把,水二盏,煎一盏,温服得粘汗为效。未汗再服。

《集要方》妇人吹奶:鼠屎七粒,红枣七枚去核包屎,烧存性,入麝香少许,温酒调服。并治乳痈初起。

《普济方》大小便秘:雄鼠屎末,傅脐中,立效。

除伤寒劳复阴易及乳痈、乳岩外,他用甚稀,故不著"简误"。

蛤蜊

冷,无毒。润五藏,止消渴,开胃,解酒毒,主老癖能为寒热者,及妇人血块。煮食之。

【疏】蛤蜊禀水中之阴气以生,其味咸,气冷无毒。入足阳明经。五脏皆属阴,得水气之阴者,其性滋润而助律液,故能润五脏,止消渴,开胃也。咸能入血软坚,故主妇人血块,及老癖为寒热也。煮食更能醒酒。

蛤粉

丹溪云：味咸，寒，无毒。主热痰、湿痰、老痰、顽痰、疝气、白浊、带下。同香附末，姜汁调服，主心痛。

【疏】此即蛤壳煅成粉者，其味咸，气寒无毒，为诸痰证之要药。盖痰未有不由火气上炎，煎熬津液而成。咸能软坚润下，得之则火自降，痰结自消矣。疝气、白浊、带下，皆肾经为病也。肾属水，咸为水化，气类相从，故能入肾以除其所苦也。心痛者，心虚而热邪客之也。"五脏苦欲补泻"云：心欲软，急食咸以软之。此之谓也。更有消浮肿，利小便，散瘿核肿毒，妇人血块，汤火伤疮等用。

【主治参互】《普济方》气虚水肿：用大蒜十个，捣如泥，入蛤粉丸梧子大。每食前白汤下二十丸，服尽，小便下数桶而愈。

洁古方：治白浊遗精，真珠粉丸：用蛤粉煅一斤，黄檗蜜炙一斤，为末，水跌为丸梧子大。每服一百丸，空心温酒下，日二次。盖蛤粉味咸，而能补肾阴，黄檗苦而降心火、坚肾故也。

【简误】肉气味虽冷，乃与丹石人相反，食之令腹结痛。壳粉善消痰积血块，然脾胃虚寒者，宜少用，或加益脾胃药同用为宜。

蚶

温。主心腹冷气，腰脊冷风，利五脏，健胃，令人能食。又云：温中消食，起阳，益血色。

壳：烧过，以米醋三度淬后，埋令坏，醋膏丸。治一切血气，冷气，症癖。

【疏】蚶得水中之阳气，故其味甘，气温，性亦无毒。经曰：里不足者，以甘补之。又曰：形不足者，温之以气。甘温能益气而补中，则五脏安，胃气健，心腹腰脊风冷俱瘳矣。胃健则食自消，脏暖则阳自起，气充则血自华也。

壳味咸，走血而软坚，故能治血气冷气症癖。丹溪：用以消血块，化痰积，以此也。今世糟其肉为侑酒之物，罕有入药者。壳惟消症癖之外，无他用。故并不著“主治”及“简误”。

蚺蛇胆

味甘、苦，寒，有小毒。主心腹䘌痛，下部䘌疮，目肿痛。

【疏】蚺蛇禀火土之气，其胆为甲乙风水之化，故其味苦中有甘，气寒有小毒。气薄味厚，阴也，降也。入手少阴，足厥阴、阳明经。心腹䘌痛者，虫在内攻啮也。下部䘌疮者，虫在外侵蚀也。湿热则生虫，苦寒能燥湿杀虫，故内外施之皆得也。肝开窍于目，肝热则目肿痛，入肝泄热，则肿痛除矣。今人受杖时，用此噙化，可得不死。其功能护心止痛，使恶血不上薄心，有神力也。

【主治参互】同血竭、乳香、没药、狗头骨灰、䗪虫、天灵盖、象牙末、麻皮灰、丹砂，作丸。临杖服一丸，护心止痛，多杖无害。

《圣惠方》：小儿急疳疮，水调蚺蛇胆傅之。

《医方摘要》痔疮肿痛：蚺蛇胆研，香油调涂，立效。

真胆绝难得，狭长，通黑，皮膜极薄，舐之甜苦，剔取粟许，着净水中，浮游水上，回旋行走者为真。其径沉者，非也。勿多着，亦沉散也。今世惟为受杖人所需，余甚稀使，故不著“简误”。

蛇蜕音税

味咸、甘，平，无毒。主小儿百二十种惊痫、瘈疭、癫疾、寒热、肠痔、虫毒、蛇痫弄舌摇头；大人五邪，言语僻越，恶疮，呕咳，明目。火熬之良。

【疏】蛇蜕，蛇之余性犹存，不以气味为用者。故蛇之性上窜而主风，蜕之用，入肝而辟恶，其性一也。小儿惊痫、瘈疭、癫疾、寒热，蛇痫弄舌摇头，大人五邪，言语僻越，皆肝经为病，邪恶侵犯也。蛇蜕走窜，能引诸药入肝散邪，故主如上等证。善能杀虫，故主肠痔、虫毒、恶疮。邪去木平，故止呕咳，明目。今人亦用以催生、去翳膜者，取其善脱之义也。

【主治参互】《肘后方》治小儿头面疮：蛇蜕烧灰，腊猪脂和傅之，并治小儿月蚀。

周密《齐东野语》云：小儿痘后障翳，蛇蜕一条，净洗，焙，天花粉五钱，为末。以羊肝破开，夹药缚定，米泔水煮食。屡试辄效，真奇方也。

《济生秘览》治横生、逆生，须臾不救：用蛇蜕一具，蝉蜕十四个，发一握，并烧存性，分二服，酒下。仍以小针刺儿足心，擦盐少许，即顺。并能下胞衣。

《产乳方》妇人吹乳：蛇皮一尺七寸，烧末，酒服。

《千金方》诸漏有脓：蛇蜕灰，傅之即虫出。

《直指方》鱼脐疮出水，四畔浮浆：用蛇蜕烧存性，鸡子清和傅。

《医方摘要》耳忽大痛，如有虫在内奔走，或血水流出，或干痛不可忍者，蛇蜕皮烧存性，研细，鹅翎吹入，立愈。

【简误】小儿惊痫瘨疾，非外邪客忤，而由于肝心虚者，不效。

白颈蚯蚓

味咸，寒、大寒，无毒。主蛇瘕，去三虫，伏尸鬼疰，蛊毒，杀长虫。仍自化作水，疗伤寒伏热狂谬，大腹黄疸。一名土龙。畏葱、盐。

【疏】蚯蚓得土中阴水之气，故其味咸寒，无毒大寒。能祛热邪，除大热，故主伏尸鬼疰，乃疗伤寒伏热狂谬。咸主下走，利小便，故治大腹黄疸。诸虫瘕，咸属湿热所成，得咸寒之气，则瘕自消，虫自去，而蛊毒之热亦解矣。昔一道人，治热病发狂，用白颈蚯蚓十数条，同荆芥穗捣汁，与饮之，得臭汗而解。其为治伤寒伏热狂谬之明验也。

【主治参互】《肘后方》伤寒热结六七日，狂乱见鬼欲走：以大白颈蚯蚓半斤，去泥，用人溺煮汁饮，或生绞汁亦可。

《斗门方》小便不通，因湿而得者：用蚯蚓捣烂，浸水，滤取浓汁半碗，服立通。

《胜金方》耳卒聋闭：蚯蚓入盐，安葱管内，化水点之，立效。

《保命集》瘰疬溃烂流串者，用荆芥根下段煎汤，温洗良久，看疮破紫黑处，以针刺去血，再洗三四次，用韭菜地上蚯蚓一把，五更时收取，炭火上烧红为末。每一匙入乳香、没药、轻粉各半钱，穿山甲九片，炙为末，麻油调傅之，神效。

【简误】蚯蚓，气大寒，能除有余邪热，故伤寒非阳明实热狂躁者，不宜用。温病无壮热，及脾胃素弱者，不宜用。黄疸缘大劳腹胀，属脾肾虚。尸疰因阴虚成劳瘵者，咸在所忌。性复有小毒，被其毒者，以盐水解之。

蜈蚣

味辛，温，有毒。主鬼疰蛊毒，啖诸蛇虫鱼毒，杀鬼物老精，温疟，去三虫，疗心腹寒热结聚，堕胎，去恶血。赤头足者良。一名蝍蛆，一名天龙。

【疏】蜈蚣禀火金之气以生，故其味辛，气温有毒，乃属阳之毒虫，足厥阴经药也。善能制蛇，见大蛇便缘上啖其脑。《淮南子》云：腾蛇游雾，而殆于蝍蛆。正指此也。故《本经》主啖诸蛇虫鱼毒，及去三虫蛊毒也。性复走窜辟邪，所以能疗鬼疰温疟，杀鬼物老精。辛主散结，温主通行，故又治心腹寒热结聚，堕胎去恶血也。今世又以之治小儿惊痫风搐，脐风口噤，与夫瘰疬、便毒、痔漏等证皆用之。

【主治参互】金头蜈蚣，得牛角鰓、象牙末、猪悬蹄、刺猬皮、蛀竹屑，能去通肠漏管。

《直指方》：瘭疮，一名蛇瘴。蛮烟瘴雨之乡多毒蛇气，人有不伏水土风气而感触之者，数月以还，必发蛇瘴。惟赤足蜈蚣最能伏蛇，为上药，白芷次之。

《圣济总录》云：岭南外蛇瘴，一名琐喉瘴，项大肿痛连喉：用赤足蜈蚣一二节，研细，水下即愈。

《奇效良方》：天蛇头疮，生手指头上：用蜈蚣一条，烧烟熏，一二次即愈。或为末，猪胆汁调涂之。

《济生秘览》便毒初起：蜈蚣一条，瓦上焙存性，为末，酒调服。

《图经》：治初生小儿口噤不开，不能乳者：用赤足蜈蚣去足炙，研末，以猪乳二合，调半钱，分三四服，温灌之，效。

【简误】蜈蚣性有毒，善走窜，小儿慢惊风，口噤不言；大人温疟，非烟岚瘴气所发；心腹积聚，非虫结蛇瘕；便毒成脓将溃，咸在所忌。性畏蛞蝓，不敢过其所行之路。能啮人痛甚，以蛞蝓捣涂之，痛立止。蜈蚣能制龙蛇而反畏蛞蝓、蜘蛛，即《庄子》所谓物畏其天，《阴符经》所谓禽之制在气也。凡使勿用千足虫，真相似，但蜈蚣腰中一段无脚，所以能掬而弹远为异。又云：头上有白肉面并嘴尖可别。若误用并把着，腥臭气入顶，能杀人也。

蛤蚧

味咸，平，有小毒。主久肺劳传尸，杀鬼物邪气，疗咳嗽，下淋沥，通水道。生岭南山谷，及城墙或大树间。身长四五寸，尾与身等，形如大守宫，一雌一雄，常自呼其名曰蛤蚧。最护惜其尾，或见人欲取之，多自啮断其尾，人即不取之。凡采之者，须存其尾，则用之力全故也。

【疏】蛤蚧得金水之气，故其味咸气平，有小毒。入手太阴，足少阴经。其主久肺劳传尸、鬼物邪气、咳嗽、淋沥者，皆肺肾为病，劳极则肺肾虚则生热，故外邪易侵，内证兼发也。蛤蚧属阴，能补水之上源，则肺肾皆得所养而劳热咳嗽自除，邪物鬼气自去矣。肺朝百脉，通调水道，下输膀胱，肺气清，故淋沥水道自通也。又顾玠《海槎录》云：广西横州甚多蛤蚧，牝牡上下，相呼累日，情洽乃交，两相抱负，自堕于地。人往捕之亦不知觉，以手分劈，虽死不开。乃用熟槁草细缠，蒸过曝干，售之，炼为房中之药甚效。寻常捕者，不论雌雄，但可为杂药用。

【主治参互】寇氏《衍义》：治久嗽不愈，肺积虚热成痈，咳出脓血，晓夕不止，喉中气塞，胸膈噎痛。用蛤蚧、阿胶、鹿角胶、犀角、羚羊角，各二钱半，用河水三升，银石器内文火熬至半升，滤汁。时时仰卧细呷，日一服。

【简误】咳嗽由风寒外邪者，不宜用。雷公曰：其毒在眼，须去眼及甲上、尾上、腹上肉毛，以酒浸透，隔两重纸缓焙令干，以瓷器盛，悬屋东角上一夜，用之力可十倍。勿伤尾。

水蛭

味咸、苦，平，微寒，有毒。主逐恶血，瘀血月闭，破血瘕积聚无子，利水道，又堕胎。俗名马蟥。

【疏】水蛭生于溪涧阴湿之处，其味咸苦，气平有大毒。其用与虻虫相似，故仲景方中往往与之并施。咸入血走血，苦泄结，咸苦并行，故治妇人恶血，瘀血月闭，血瘕积聚因而无子者。血蓄膀胱则水道不通，血散而膀胱得气化之职，水道不求其利而自利矣。堕胎者，以其有毒善破血也。

【主治参互】入抵当汤，治伤寒蓄血下焦，因而发狂。

入大黄䗪虫丸，兼治虚劳骨蒸咳嗽，内有干血，皮肤甲错。

入鳖甲煎丸，消疟母。以上皆仲景方。

《古今录验方》坠跌打击内伤，神效。水蛭一两，烧令烟出，为末，入麝香一两，每酒服一钱，当下蓄血。未止再服，其效如神。

【简误】水蛭、虻虫，皆破逐瘀血，血瘀发病之恶药。而水蛭入腹，煅之若尚存性，尚能变为水蛭，啮人肠脏，非细故也。破瘀消血之药尽多，正足选用，奚必用此难制之物？戒之可也。如犯之，以黄泥作丸吞之，必入泥而出。

斑猫

味辛，寒，有毒。主寒热，鬼疰蛊毒，鼠瘘，疥癣，恶疮疽，蚀死肌，破石癃血积，伤人肌，堕胎。马刀为之使。畏巴豆、丹参、空青、甘草。

【疏】斑猫禀火金相合之气，故其味辛气寒。扁鹊云：有大毒。近人肌肉则溃烂，毒可知矣。入手阳明、手太阳经。性能伤肌肉，蚀死肌，故主鼠瘘、疽疮、疥癣。辛寒能走散下泄，故主破石癃血积，及堕胎也。至于鬼疰蛊毒，必非极辛大毒之药所能疗，此《本经》之误。甄权：主瘰疬，通利水道。以其能追逐肠胃垢腻，复能破结走下窍也。

【主治参互】治瘰疬，用肥皂二斤，去核，每肥皂一荚，入斑猫四枚，线缚蒸，取出，去斑猫并肥皂皮筋，得净肉十两，入贝母二两，栝楼根、玄参、甘草、薄荷叶各一两五钱，共为末，以肥皂捣如泥，为丸梧子大。每服一钱，白汤吞。服后腹疼，勿虑，此药力追毒之故。

治癫犬咬方：用斑猫七个，去头足并翅，酒洗，和湿糯米铜勺内炒，米熟为度。随将二物研成细末，加六一散三两，分作七服，每清晨一服，白汤调下。本人头顶心必有红发二三根，要不时寻觅拔去。

《经验方》内消瘰疬，不拘大人小儿：用斑猫一两，去头足翅，以粟米一升同炒，米焦去米，入薄荷四两，为末，乌鸡子清丸如绿豆大。空心腊茶下三丸，加至五丸，却每日减一丸，减至一丸后，复日增一丸，以消为度。

【简误】斑猫，性有大毒，能溃烂人肌肉。惟瘰疬、癫犬咬，或可如法暂施。此物若煅之存性，犹能啮人肠胃，发泡溃烂致死。即前二证，亦不若用米同炒，取气而勿用质为稳。余证必不可饵。切戒！切戒！

田中螺汁

大寒。主目热赤痛，止渴。

【**疏**】田螺，产于水田中，禀水土之阴气，故其汁大寒，味应甘，性无毒。陶隐居以真珠、黄连末纳入，良久取汁点目痛，神效，以其寒能除热也。解一切有余之热，故能止渴及醒酒。

【**主治参互**】丹溪方：治噤口痢疾，用活大田螺二枚，捣烂，入麝香三分，作饼，烘热贴脐间。半日热气下行，即思食矣。甚效。

又方治小便不通，腹胀如鼓：用田螺一枚，盐半匕，生捣，傅脐下一寸三分，即通。

《经验方》：大肠脱肛坠下三五寸者，用大田螺二三枚，将净水养去泥，用鸡爪黄连研细末，入靥内，待化成水，以浓茶洗净肛门，将鸡翎蘸水刷之，以软帛托上，自然不再发也。

《乾坤生意》：痔漏疼痛，用田螺一个，入龙脑一分在内，取水搽之效。

【**简误**】目病非关风热者，不宜用。

白花蛇

味甘、咸，温，有毒。主中风，湿痹不仁，筋脉拘急，口面㖞斜，半身不遂，骨节疼痛，大风疥癞，及暴风瘙痒，脚弱不能久立。一名褰鼻蛇。白花者良。出蕲州，龙头虎口，黑质白花，目开如生，尾有爪甲，真蕲产也。

【疏】白花蛇，生于土穴阴霾之处，禀幽暗毒厉之气，故其味虽甘咸，性则有大毒也。经曰：风者，百病之长，善行而数变。蛇性走窜，亦善行而无处不到，故能引诸风药至病所，自腑脏而达皮毛也。凡疠风、疥癣、㖞僻、拘急、偏痹不仁、因风所生之证，无不借其力以获瘥。《本经》著其功能，信非虚矣。

【主治参互】同苦参、何首乌、威灵仙、鳖虱胡麻、天门冬、百部、豨莶、漆叶、刺蒺藜，治疠风，并遍身顽痹、疥癣。

《医垒元戎》驱风膏：治风瘫疠风，遍身疥癣，用白花蛇肉四两，酒润炙干，天麻七钱半，薄荷、荆芥各二钱半，为末，好酒二升，蜜四合，石器熬成膏。每服一盏，温汤服，日三服，急于暖处出汗，十日效。

《瑞竹堂经验方》白花蛇酒：治诸风疠癣，用白花蛇一条，酒润，去皮骨取肉，绢袋盛之，蒸糯米一斗，安曲于缸底，置蛇于曲上，以饭安蛇上，用物密盖三七日，取酒，以蛇晒干为末，每服三五分，温酒下，仍以浊酒并糟作饼食之，尤佳。

洁古：白花蛇散治大风病：白花蛇、乌梢蛇，各取净肉二钱酒炙，雄黄二钱，大黄五钱，为末。每服二钱，白汤下，三日一服。

乌蛇：即乌梢蛇，气味所主，与白花蛇同，第性善无毒耳。修事亦同，不复载。色黑如漆，尾细有剑脊者良。

【简误】白花蛇，性走窜有毒，疠风、疥癣、顽痹等证，诚为要药。然而中风口面㖞斜，半身不遂，定缘阴虚血少，内热而发，与得之风湿者殊异，非所宜也，医师宜辨之。头尾并骨俱有大毒，须尽去之。

蜣螂

味咸，寒，有毒。主小儿惊痫瘈疭，腹胀寒热，大人癫疾狂易音羊**，手足端寒，支满，贲豚。**

【疏】蜣螂禀阴湿之气以生，故其味咸气寒有毒。入足厥阴、手足阳明经。小儿惊痫瘈疭，腹胀寒热，大人癫疾狂易，皆肝、胃、大肠三经风热壅盛所致。咸寒除三经之邪热，则诸证自瘳。《别录》：主手足端寒、支满者，以脾胃主四肢而治中焦。脾气结滞，则血液不能通行灌溉于手足。胃家热壅及大肠结实，则中焦不治而气逆支满。行三经之壅滞，则所苦减除矣。咸能软坚入肾，故又主奔豚也。古今方书以之治一切痔瘘，及疔肿疽疮，出箭镞之用。

【主治参互】《本事方》推车散：治大小便经月不通欲死者，用推车客七个，男用头，女用身；蝼蛄七个，男用身，女用头，新瓦焙，研末。用虎目树南向皮煎汁调服，只一服，立通。

一方，大肠脱肛：蜣螂烧存性，为末，入冰片研匀，掺上托之即入。

唐氏方：肠漏出水，用蜣螂一枚，阴干，入冰片少许，为细末。纸捻蘸末入孔内，渐渐生肉，药自退出，即愈。

刘涓子方：附骨疽疮：蜣螂七枚，同大麦捣傅。

《广利方》：无名恶疮，忽得不识者，用蜣螂杵汁涂之。

刘禹锡纂《柳州救三死方》云：元和十一年得疔疮，凡十四日益笃，善药傅之莫救。长庆贾方伯教用蜣螂心，一夕百苦皆已。明年正月，食羊肉又大作，再用如神验。其用蜣螂心，在腹下度取之，其肉稍白是也。贴疮半日许，再易，血尽根出即愈。

蜣螂畏羊肉，故食之即发。其法盖出葛洪《肘后方》。

杨氏《家藏方》：箭镞入骨不可移者，用巴豆微炒，同蜣螂捣涂，斯须痛定，必微痒，忍之。待极痒不可忍，乃撼动拔之立出。凡诸疮皆可疗也。

捣为丸，塞下部，引痔虫出尽，永差。

【简误】蜣螂有毒，外用易臻厥功，内服非虚人所宜，非不得已，勿轻试。

五灵脂

味甘，温，无毒。主疗心腹冷气，小儿五疳，辟疫，治肠风，通利气脉，女子月闭。出北地，此是寒号虫粪也。

【疏】寒号虫，畏寒喜暖，故其粪亦温，味甘而无毒。气味俱厚，阴中之阴，降也。入足厥阴、手少阴经。性专行血，故主女子血闭。味甘而温，故疗心腹冷气，及通利气脉也。其主小儿五疳者，以其亦能消化水谷。治肠风者，取其行肠胃之瘀滞也。凡心胸血气刺痛，妇人产后少腹儿枕块诸痛，及瘀挟血成窠囊，血凝齿痛诸证，所必须之药。

【主治参互】同泽兰、牛膝、益母草、延胡索、牡丹皮、红花、赤芍药、山楂、生地黄，治产后恶露不净，腹中作疼。加桃仁其效更速，勿过剂。

同番降香、红曲、川通草、红花、延胡索、韭菜、童便，治胃脘瘀血作痛。

同木香、乌药，治周身血气刺痛。

《和剂局方》失笑散：治男女老少心痛，腹痛，少腹痛，并少腹疝气，诸药不效者，能行能止。妇人妊娠心痛，及产后心痛，少腹痛,血气痛尤妙。用五灵脂、蒲黄等分,研末。先以醋二杯调末,熬成膏,入水一盏,煎至七分,连药热服。未止再服。一方以酒代醋,一方以醋糊丸,童便酒服。

《杨氏产乳方》紫金丸:治产后恶露不快,腰痛,少腹如刺时作寒热头痛,不思饮食;又治久有瘀血,月水不调,黄瘦不食;亦疗心痛,功与失笑同。以五灵脂,水淘净炒末一两,以好米醋调稀,慢火熬膏,入真蒲黄末,和丸龙眼大。每服一丸,以水与童便各半盏,煎至七八分,温服,少顷再服,恶露即下。血块经闭者,酒磨服之。

《图经》:产后血晕不知人事,用五灵脂二两,半生半炒,为末。每服一钱,白水调下。如口噤者,斡开灌之,入喉即愈。

丹溪方:产后腹痛,五灵脂、香附、桃仁,等分研末,醋糊丸。服一百丸,白术、牛膝、陈皮汤下。

《事林广记》卒暴心痛:五灵脂炒一钱半,干姜炮三分,为末。热酒服,立愈。

《产宝方》胎衣不下,恶血冲心:用五灵脂半生半炒,研末。每服二钱,温酒下。

《百一选方》:痰血凝结,紫芝丸:用五灵脂水飞,半夏汤泡,等分为末,姜汁浸,蒸饼丸梧子大。每米饮下二十丸。

夏子益《奇疾方》:血溃怪病,凡人眼中白珠浑黑,视物殊常,毛发坚直如铁条,能饮食而不语,如醉,名曰血溃。以五灵脂为末,汤服二钱即愈。

【简误】五灵脂,其功长于破血行血,故凡瘀血停滞作痛,产后血晕,恶血冲心,少腹儿枕痛,留血经闭,瘀血心胃间作痛,血滞经脉,气不得行,攻刺疼痛等证,在所必用。然而血虚腹痛,血虚经闭，产妇去血过多发晕，心虚有火作痛，病属血虚无瘀滞者，皆所当忌。

蝎

味甘、辛，有毒。疗诸风瘾疹，及中风半身不遂，口眼㖞斜，语涩，手足抽掣。形紧小者良。

【疏】蝎禀火金之气以生，《本经》：味甘辛有毒。然察其用，应是辛多甘少，气温。入足厥阴经。诸风掉眩，属肝木，风客是经，非辛温走散之性，则不能祛风逐邪，兼引诸风药入达病所也。故大人真中风，小儿急惊风，皆须用之。

【主治参互】《全幼心鉴》：小儿脐风，宣风散：治小儿初生断脐后伤风，唇青口撮，出白沫，不乳，用全蝎二十一个，无灰酒涂炙为末，入麝香少许。每用金、银煎汤，调半字服之。

《经验方》大人风涎：用蝎一个，头尾全者，以薄荷四叶裹定，火上炙焦，同研为末。作一服，白汤下。小儿惊风分四服，如前服。

得胡桃同煅，共研，黄耆、金银花汤下，治横痃不收口。

【简误】蝎，风药也。似中风，及小儿慢脾风病属于虚，法咸忌之。

鲮鲤甲

微寒。主五邪惊啼悲伤。烧之作灰，以酒或水和方寸匕，疗蚁瘘。

【疏】鲮鲤甲，穿山穴居，其性善走。味辛平，气微寒有毒。入足厥阴，兼入手足阳明经。邪魅着人，则惊啼悲伤不已，辛主散,则邪魅去,惊啼悲伤止矣。喜食蚁,又能入大肠,故疗蚁瘘。蚁瘘者,即世人所云漏也。性走能行瘀血,通经络,故又有消痈毒,排脓血,下乳,和伤,发痘等用。

【主治参互】鲮鲤甲,俗名穿山甲。土炒,同乳香、没药、番降香、红曲、山楂、川通草、童便,治上部内伤,胸膈间疼痛。

同当归、白芷、金银花、连翘、紫花地丁、夏枯草、牛旁子、乳香、没药、甘草、贝母、皂角刺,治痈肿未溃,资为引导。

佐地榆,治便毒。

《直指方》:治鼠痔成疮肿痛,用穿山甲尾尖处一两,煅存性,鳖甲酥炙一两,麝香半钱,为末。每服一钱,空心茶下。

又方,乳汁不通,涌泉散:用穿山甲炮研末,酒服方寸匕,日二服,外以油梳梳乳,即通。

又方,便毒便痈:穿山甲半两,猪苓二钱,并以醋炙研末,酒服二钱。

得紫草、生犀角、生地黄,治痘疮毒盛,不得起发,色带干红枯燥者有功。

【简误】痈疽已溃,不宜服。痘疮元气不足不能起发者,不宜服。

神农本草经疏卷二十三

果部三品

总五十三种，今疏其要者二十种，又木部移入三种。

上品　藕实藕、莲须附　橘皮青皮、核、叶附　大枣　覆盆子　鸡头实

中品　梅实　木瓜实　柿　乌芋　枇杷叶　荔枝子　石蜜　甘蔗　沙糖

下品　桃核仁　杏核仁　梨　胡桃　海松子　橄榄　龙眼木部移入　赤爪木即山楂，木部移入　榧实木部移入

藕实

味甘，平，寒，无毒。主补中养神，益气力，除百疾。久服轻身耐老，不饥延年。

【疏】藕实得天地清芳之气，禀土中冲和之味，故味甘气平。《别录》：寒，无毒。入足太阴、阳明，兼入手少阴经。土为万物之母，后天之元气藉此以生化者也。母气既和则血气生，神得所养而疾病无由来矣。藕实正禀稼穑之化，乃脾家之果，故主补中养神，益气力，除百疾，及久服轻身耐老，不饥延年也。孟诜主五脏不足伤中，益十二经脉血气。大明主止渴去热，安心，止痢，治

腰痛及泄精。多食令人喜，皆资其补益心脾之功也。

【主治参互】得川黄连、白芍药、白扁豆、干葛、升麻、红曲、橘红、甘草、滑石、乌梅为丸，治滞下如神。

下痢饮食不入，俗名噤口痢。此证大危，用鲜莲肉一两，黄连五钱，人参五钱，水煎浓。细细与呷，服完思食便瘥。

同菟丝子、五味子、山茱萸、山药、车前子、肉豆蔻、砂仁、橘红、芡实、人参、补骨脂、巴戟天，治脾肾俱虚，五更溏泻。有肺热者去人参、肉豆蔻。

孟诜《食疗》服食不饥：石莲肉蒸熟去心，为末，炼蜜丸梧子大。日服三十丸。此仙家方也。

《普济方》白浊遗精：石莲肉、龙骨、益智仁等分，为末。每服二钱，空心米饮下。

《直指方》心虚赤浊：莲子六一汤：用石莲肉六两，炙甘草一两，为末。每服一钱，灯心汤下。

《丹溪心法》久痢噤口：石莲肉炒为末，每服二钱，陈仓米汤调下，便觉思食，甚妙。

【简误】藕实，脾家果也。甘平无毒，于诸疾并无相迕。第生者食之过多，微动冷气胀人。石莲子乃九月经霜后采，坚黑如石者，破房得之，堕水入泥者良。今肆中一种石莲子，状如榧子，其味大苦，产广中，出树上，木实也，不宜入药。

藕

《唐本》注：主热渴，散血生肌。久服令人心欢。《药性论》云：藕汁，味甘，能消瘀血不散。藕节，捣汁主吐血不止，或口鼻出血。孟诜云：生食之，主霍乱后虚渴烦闷不能食。其产后忌生冷物，惟藕不同生冷，为能破血故也。蒸食甚补五脏，实下焦。陈藏器云：消食止泄，除烦，解酒毒，及病后热渴。日华子云：止霍乱，开胃消食，除烦止闷，口干渴疾，止怒，令人喜，破产后血闷，捣罯金疮并伤折，止暴痛。

【疏】藕禀土气以生，其味甘，生寒熟温，入心、脾、胃三经。生者甘寒，能凉血止血，除热清胃，故主消散瘀血，吐血，口鼻出血，产后血闷，罯金疮伤折，及止热渴，霍乱烦闷，解酒等功。熟者甘温，能健脾开胃，益血补心，故主补五脏，实下焦，消食止泄，生肌，及久服令人心欢止怒也。本生于污泥之中，而体至洁白，味甚甘脆，孔窍玲珑，丝纶内隐，疗血止渴，补益心脾，真水果中之佳品也。又能解蟹毒。

莲蕊须，一名佛座须，味甘涩，气温。《本经》不收，而古方固真补益方中，往往用之。详其主治，乃是足少阴经药，亦能通手少阴经。能清心入肾，固精气，乌须发，止吐血，疗滑泄。同黄檗、砂仁、沙苑蒺藜、鱼胶、五味子、覆盆子、生甘草、牡蛎，作丸。治梦遗精滑，最良。

橘皮

味辛，温，无毒。主胸中瘕热逆气，利水谷，下气止呕咳，除膀胱留热停水，五淋，利小便，主脾不能消谷，气冲胸中，吐逆霍乱，止泄，去寸白。久服去臭，下气通神，轻身长年。按：橘、柚实两种，《本经》作一条，盖传误也。今改正。

【疏】橘皮，花开于夏，实成于秋，得火气少，金气多，故味辛苦，气温无毒。味薄气厚，降多升少，阳中之阴也。入手足太阴、足阳明经。其主胸中瘕热逆气，气冲胸中呕咳者，以肺主气，气常则顺，气变则逆，逆则热聚于胸中而成瘕。瘕者，假也，如痞满郁闷之类也。辛能散，苦能泄，温能通行，则逆气下，呕咳止，胸中瘕热消矣。脾为运动磨物之脏，气滞则不能消化水谷，为吐逆霍乱，泄泻等证，苦温能燥脾家之湿，使滞气运行，诸证自瘳矣。肺为水之上源，源竭则下流不利，热结膀胱。肺得所养而津液贯输，气化运动，故膀胱留热停水，五淋皆通也。去臭及寸白者，辛能散邪，苦能杀虫也。通神轻身长年者，利脾肺之极功也。

【主治参互】橘皮留白，补脾胃和中；去白，消痰理肺气。同白术则补脾，同甘草则补肺，同补气药则益气，同泄气药则破气，同消痰药则能去痰，同消食药则能化食，各从其类以为用也。

同人参、何首乌、桂枝、当归、姜皮，治三日疟寒多。

得白豆蔻、生姜、藿香、半夏，治胃家有寒痰，或偶感寒气，伤冷食，呕吐不止。

同人参、白术、白茯苓、甘草、山药、白豆蔻、藿香、麦芽、山楂、白扁豆，治脾胃虚，饮食不化，或不欲食，食亦无味。

同苏子、贝母、枇杷叶、麦门冬、桑根白皮、沙参、栝楼根、五味子、百部，治上气咳嗽，能消痰下气。

同枳壳、乌药、木香、草豆蔻、槟榔，治气实人暴气壅胀。

同苍术、厚朴、甘草，为平胃散，治胸中胀满。

入二陈汤，治脾胃湿痰及寒痰痰饮。

仲景方：橘皮汤：治男女伤寒，并一切杂病呕哕，手足逆冷者，用橘皮四两，生姜一两，水二升，煎一升，徐徐呷之即止。

《百一选方》霍乱吐泻，但有一点胃气存者，服之即生：广陈皮去白五钱，真藿香五钱，水二盏，煎一盏，时时温服。

《食疗》治脚气冲心，或心下结硬，腹中虚冷：陈皮一斤，和杏仁五两去皮尖熬，少许蜜捣和，丸如梧桐子大，每日食前米饮下三十丸。

《普济方》大肠闭塞：陈皮连白，酒煮焙干，研末。每服二钱，米饮下。

《适用方》脾寒诸疟，不拘老少孕妇，只两服便止：真橘皮去白切，生姜自然汁浸过一指，银石器内重汤煮干，焙，研末，每服三钱，用隔年青州枣十个，去核，水一盏，煎半盏，发前服，以枣下之。

张氏方：妇人乳痈，未成者即散，已成者即溃，痛极者不痛，神验不可言。用真橘皮汤浸去白，晒干，面炒微黄，为末。每服二钱，麝香调酒下，初发一服见效。

【简误】橘皮味辛气温，能耗散真气，中气虚，气不归元者，忌与耗气药同用。胃虚有火呕吐,不宜与温热香燥药同用。阴虚咳嗽生痰,不宜与半夏、南星等同用。疟非寒甚者,亦勿施。

青橘即青皮

主气滞,下食,破积结及膈气。

【**疏**】青皮古方无用者,至宋时医家始用之。其色青,其味极苦而辛,其气温而无毒。气味俱厚,沉而降,阴也。入足厥阴、少阳。苦泄、辛散,性复刻削,所以主气滞,下食,破结积及膈气也。元素:破坚癖,散滞气,治左胁肝经积气。亦此意耳。

【**主治参互**】青皮同人参、鳖甲,能消疟母。

同枳壳、肉桂、川芎,治左胁痛。

同人参、白术、三棱、蓬茂、阿魏、矾红、山楂、红曲、木香,消痃癖气块,及一切肉食坚积。

【**简误**】青皮性最酷烈,削坚破滞是其所长。然误服之,立损人真气,为害不浅。凡欲使用,必与人参、术、芍药等补脾药同用,庶免遗患,必不可单行也。肝脾气虚者,概勿施用。

橘核

主腰痛,膀胱气,肾冷。炒去壳,酒服良。

【**按**】橘核出日华子,其味苦温而下气,所以能入肾与膀胱,除因寒所生之病也。疝气方中多用。

橘叶

古今方书不载，能散阳明、厥阴经滞气。妇人妒乳、内外吹、乳岩、乳痈用之皆效。以诸证皆二经所生之病也。

大枣

味甘，平，无毒。主心腹邪气，安中养脾，助十二经，平胃气，通九窍，补少气、少津液、身中不足，大惊，四肢重，和百药，补中益气强力，除烦闷，疗心下悬，肠澼。久服轻身延年，不饥神仙。

【疏】大枣纯得土之冲气，兼感天之微阳以生。《本经》：味甘，气平，无毒。东垣、孟诜言温。气味俱厚，阳也。入足太阴、阳明经。经曰：里不足者，以甘补之。又曰：形不足者，温之以气。甘能补中，温能益气，甘温能补脾胃而生津液，则十二经脉自通，九窍利，四肢和也。正气足则神自安，故主心腹邪气，及大惊。中得缓则烦闷除，故疗心下悬急，及少气。脾得补则气力强，肠胃清，故主身中不足及肠澼。甘能解毒，故主和百药。脾胃足，气血充，后天生气借此而盈溢，故久服轻身长年，不饥神仙也。然亦指辟谷修炼者言之，非恒人所能耳。

【主治参互】大枣甘温，能和阴阳，调荣卫，生津液。凡邪在荣卫者，辛甘以解之，故仲景桂枝汤，用姜、枣以和荣卫，助脾胃，生津液，令出汗也。

仲景治伤寒水饮胁痛，咳而干呕者，有十枣汤，取其益土而胜水也。

又方，发汗后，小便利，其人脐下悸，欲作奔豚者，茯苓桂枝甘草大枣汤主之。茯苓能伐肾邪，桂枝泄奔豚，甘草、大枣之甘，滋助脾土，以平肾气。

许叔微《本事方》治妇人脏躁，悲伤欲哭，象若神凭，数欠者，大枣汤：大枣十枚，小麦一升，甘草二两，每服一两，水煎服之。

【简误】枣虽能补脾胃、益气，然而味过于甘，中满者忌之。小儿疳病不宜食，齿痛及患痰热者不宜食。生者尤不利人，多食致寒热。

覆盆子

味甘，平，无毒。主益气轻身，令发不白。

【疏】覆盆子得木气而生，《本经》：味甘，气平，无毒。甄权：微热。宗奭：酸甘，深得其义。入足少阴经。其主益气者，言益精气也。肾藏精，肾纳气，精气充足则身自轻，发不白也。苏恭：主补虚续绝，强阴健阳，悦泽肌肤，安和脏腑。甄权：主男子肾精虚竭，阴痿。女子食之有子。大明：主安五脏，益颜色，养精神，长发，强志。皆取其益肾添精，甘酸收敛之义耳。

【主治参互】同黄檗、沙苑蒺藜、莲须、五味子、砂仁、鱼胶、山茱萸，治梦遗泄精。

同车前子、五味子、菟丝子、蒺藜子，为五子衍宗丸。治男子精气亏乏，中年无子。

加入巴戟天、腽肭脐、补骨脂、鹿茸、白胶、山茱萸、肉苁蓉，治阳虚阴痿，临房不举，或精寒精薄。

【简误】强阳不倒者忌之。

鸡头实

味甘，平，无毒。主湿痹，腰脊膝痛，补中，除暴疾，益精气，强志，令耳目聪明。久服轻身不饥，耐老神仙。一名芡。

【疏】鸡头实禀水土之气以生，故味甘，气平，无毒。入足太阴、少阴。补脾胃，固精气之药也。脾主四肢，足居于下，多为湿所侵，以致腰脊膝痛而成痹。脾气得补，则湿自不容留，前证皆除矣。脾主中州，益脾故能补中。肾藏精与志，入肾故主益精强志。暴病多属火，得水土之阴者能抑火，故主除暴疾也。精气足，脾胃健，则久服耳目聪明，轻身不饥，耐老神仙所自来矣。

【主治参互】君山药、白茯苓、白术、人参、莲肉、薏苡仁、白扁豆，为补脾胃要药。

一味捣末，熬金樱子煎，和丸。服之补下元益人，谓之水陆丹。

《经验方》鸡头粥法：用鸡头实三合，煮熟去壳，粳米一合煮粥，日日空心食。能益精气，强志意，利耳目。

《永类钤方》四精丸：治思虑色欲过度，损伤精气，小便数，遗精。用秋石、白茯苓、芡实、莲肉各二两，为末，蒸枣和丸梧子大。每服三十丸，空心盐汤送下。

【简误】芡实生食味涩，动风冷气，小儿不宜多食，以其难消化也。

梅实

味酸，平，无毒。主下气，除热烦满，安心，肢体痛，偏枯不仁，死肌，去青黑痣，恶疾，止下痢，好唾口干。

【疏】梅实，即今之乌梅也。梅得木气之全，故其味最酸，所谓曲直作酸是也。经曰：热伤气。邪客于胸中，则气上逆而烦满，心为之不安。乌梅味酸，能敛浮热，能吸气归元，故主下气，除热烦满，及安心也。下痢者，大肠虚脱也。好唾口干者，虚火上炎，津液不足也。酸能敛虚火，化津液，固肠脱，所以主之也。其主肢体痛，偏枯不仁者，盖因湿气侵于经络，则筋脉弛纵，或疼痛不仁。肝主筋，酸入肝而养筋，肝得所养，则骨正筋柔，机关通利，而前证除矣。其主去死肌、青黑痣、恶肉者，白梅之功也。白梅味咸，咸能软坚故也。又能消痰，醒睡，止霍乱，解酒毒。弘景云：生梅、乌梅、白梅功用大约相似，第乌梅较良，资用更多。

【主治参互】乌梅同川黄连、白芍药、滑石、甘草、莲肉、白扁豆、葛根、升麻、红曲、橘红作丸，治滞下如神。

一味作汤，代茶饮，治火炎头痛。

仲景乌梅丸：治蛔厥，蛔上入膈，故烦，须臾复止，得食而呕，又烦者，蛔闻食即出故耳。用乌梅三百个，细辛、附子、人参、桔梗、黄柏各六两，当归、蜀椒各四两，黄连一斤，干姜十两，捣乌梅肉和丸桐子大。先食饮服十丸，日三服。

《刘涓子鬼遗方》蚀恶疮努肉：用乌梅肉烧为灰，傅上，恶肉立尽。

《圣惠方》赤痢腹痛：乌梅肉、黄连各四两，炼蜜丸梧子大。每米饮下二十丸，日三服。

《图经本草》治劳疟，用乌梅十四枚，豆豉二合，甘草三寸，生姜块，以童便二升，煎去一半，温服即止。

治暑气霍乱：白梅一个，和仁捣碎，入丝瓜叶一叶，或扁豆叶，再捣烂，用新汲水调，灌下即解。

【简误】《素问》云：味过于酸，肝气以津。又云：酸走筋，筋病无多食酸。以肝主筋，性喜升发，酸味敛束，是违其性之所喜也。梅实过酸，不宜多食。齿痛及病当发散者，咸忌之。

木瓜实

味酸，温，无毒。主湿痹脚气，霍乱大吐下，转筋不止。

【疏】木瓜实得春生之气，禀曲直之化，故其味酸，气温性无毒。气薄味厚，降多于升，阳中阴也。入足太阴、阳明，兼入足厥阴。其主湿痹脚气者，以脾主四肢，又主肌肉，性恶湿而喜燥，湿侵肌肉，则为湿痹，伤足络则成脚气。木瓜温能通肌肉之滞，酸能敛濡满之湿，则脚气、湿痹自除也。霍乱大吐下，转筋不止者，脾胃病也。夏月暑湿饮食之邪伤于脾胃，则挥霍撩乱，上吐下泻，甚则肝木乘脾而筋为之转也。酸温能和脾胃，固虚脱，兼之入肝而养筋，所以能疗肝脾所生之病也。藏器：治脚气中心，强筋骨，下冷气，止呕逆。大明主吐泻，水肿，心腹痛。好古治腹胀善噫，心下烦痞。无非取其去湿和胃，滋脾益肺，利筋骨，调荣卫，通行收敛，有并行不悖之功也。

【主治参互】得白扁豆、藿香、白茯苓、橘皮、白梅、人参、白术、甘草、砂仁、香薷，治伤暑霍乱，吐泻不止。加入石斛、鸡舌香，治转筋。

同当归、石斛、牛膝、续断、芍药、橘皮，治血虚转筋。

同薏苡仁、术、茯苓、五加皮、石斛、萆薢、黄檗，治湿热脚气。

同人参、白茯苓、麦门冬、藿香、白豆蔻、竹茹、枇杷叶，治胃虚呕吐。

一味末之，白汤吞三钱，日五服，治杨梅结毒有效。

入六和汤，治暑月霍乱。

《圣惠方》治霍乱转筋：木瓜一两，酒一升，煎服。不饮酒者，煎汤服。仍煎汤浸青布裹其足。

《御药院方》四蒸木瓜丸：治肝、肾、脾三经气虚，为风、寒、暑、湿相搏，流注经络。凡遇时令不和，七情怫郁，必致发动，或肿满，或顽痹，憎寒壮热，呕吐自汗，霍乱吐利，用宣州大木瓜四个，切盖剜空听用。一个入黄耆、续断末各半两于内，一个入苍术、橘皮末各半两于内，一个入乌药、黄松节末各半两于内，黄松节即茯神心中木也，一个入威灵仙、苦葶苈末各半两于内。以原盖盖好拴定，用酒浸透，入甑内蒸熟，晒干，再浸蒸，如此三度，捣末，以榆皮末水和，糊丸如梧子大。每服五十丸，温酒、盐汤任下。

《医林集要》翻花痔疮：木瓜为末，以鳝鱼身上涎，调贴之，以纸护住。

【简误】下部腰膝无力，由于精血虚，真阴不足者，不宜用。

伤食,脾胃未虚,积滞多者,不宜用。入药忌犯铁器。

柿

味甘,寒,无毒。主通鼻耳气,肠澼不足。

【疏】柿禀地中之阴气以生,故味甘,气寒,无毒。入手、足太阴经。鼻者,肺之窍也。耳者,肾之窍也。金水二脏最忌火热,二脏有火上炎,则外窍闭而不通。得甘寒之气,俾火热下行,窍自清利矣。肺与大肠为表里,湿热伤血分,则为肠澼不足。甘能益血,寒能除热,脏气清而腑病亦除也。

干柿:寒气稍减,能厚肠胃,补不足,润肺止渴,功同于前。

柿霜:清心肺间热,生津止渴,化痰宁嗽,治喉舌口疮。总之其功长于清肃上焦火邪,兼能益脾开胃,故三者所主虽不同,而其源皆归于一义也。

【主治参互】柿霜得桑根白皮、百部、天麦门冬、沙参、贝母、苏子、枇杷叶、橘红、栝楼根,作丸噙化,治肺经有火,咳嗽生痰。

【简误】柿性寒,肺经无火,因客风寒作嗽者,忌之。冷痢滑泄,肠胃虚脱者,忌之。脾家素有寒积,及感寒腹痛、感寒呕吐者,皆不得服。不宜与蟹同食,令人腹痛作泻。

乌芋

味苦、甘,微寒,无毒。主消渴痹热,温中益气。一名荸脐。

【疏】乌芋,禀土金之气以生。《本经》:味苦、甘,气微寒,无毒。然详其用,味应有辛,辛能散,苦能泄,故主痹热。甘寒能除热而生津，故主消渴。热去则气自益，气益则中自温，自然之道也。孟诜主下丹石，消黄疸，除胸中实热气。汪机主疗五种膈气，消宿食，治误吞铜物，及今人治腹胀下血等证，皆取其辛寒消散除热之功也。

【主治参互】乌芋去皮，填入雄猪肚肉，线缝，砂器煮糜食之，勿入盐，治腹满胀大。

善毁铜，铜器中煮之即烊。

误吞铜物，以乌芋合胡桃食一二斤许，即消。

一味晒干，为末服，能辟蛊毒。

《神秘方》大便下血：荸脐捣汁大半钟，入酒少许，温服，三日见效。

【简误】孟诜云：乌芋性冷，先有冷气人不可食。多食令人患脚气。又孕妇忌之。

枇杷叶

味苦，平，无毒。主卒啘不止，下气。

【疏】枇杷叶禀天地清寒之气，四时不凋，其味苦，气平，平即凉也，无毒。入手太阴、足阳明经。气薄味厚，阳中之阴，降也。经曰：诸逆冲上，皆属于火。火气上炎，则为卒啘不止。啘者，哕也，其声浊恶而长。经曰：树枯者叶落，病深者声哕。病者见此，是为危证。枇杷叶性凉，善下气，气下则火不上升，而胃自安，故卒啘止也。其治呕吐不止，妇人产后口干，男子消渴，肺热咳嗽，喘息气急，脚气上冲，皆取其下气之功。气下则火降痰顺，而呕者不呕，渴者不渴，咳者不咳，冲逆者不冲逆矣。又治妇人发热咳嗽，经事先期，佐补阴清热之药，服之可使经期正而受孕。

【主治参互】同生地黄、麦门冬、白芍药、炙甘草、枸杞子、桑根白皮、童便、茅根、天门冬、苏子、五味子、栝楼根，治阴虚咳嗽吐血。

入噙化丸，治肺热咳嗽。

同竹茹、木瓜、芦根汁、石斛、麦门冬、人参、白茯苓，治胃热呕吐。加童便、人乳、竹沥、苏子、白芍药、蔗浆，治噎膈反胃。

同白芍药、生地黄、青蒿子、五味子、黄檗、阿胶、枸杞子、杜仲、牡丹皮、鳖甲作丸，治妇人经行先期，发热无孕。

同人参、白芍药、茯苓、竹茹、橘红、苏子、麦门冬、木瓜，治妊娠恶阻。

同栝楼根、天门冬、枸杞子、五味子、石斛、白芍药、黄连、甘草、芦根汁、童便、竹叶，治消渴。

庞安常方：温病发哕，因饮水多者，枇杷叶去毛炙香，茅根各半斤，水四升，煎二升，稍稍饮之。

《圣惠方》衄血不止：枇杷叶去毛，焙研末，茶服一二钱，日二服。

【简误】胃寒呕吐，及肺感风寒咳嗽者，法并忌之。

荔枝子

味甘，平，无毒。止渴，益人颜色。

【疏】荔枝子，南方果也。感天之阳气，得地之甘味。《本经》虽云平，而其气实温也。鲜时味极甘美，多津液，故能止渴。甘温益血，助荣气，故能益人颜色也。多食令人发热，或衄血、齿痛者，以其生于炎方，熟于夏月，故善助火发热耳。

入药甚稀，无“主治”、“简误”。

核：味甘，温。主心痛，小肠气痛，㿗疝，妇人血气刺痛。以一枚煨存性，研末，酒调服。盖其气温而通行，入肝肾，散滞气，辟寒邪，所以能疗如上诸证也。

【主治参互】荔枝核同牛膝、补骨脂、延胡索、合欢子、茴香、木瓜、杜仲、橘核、萆薢，治疝气。虚热者加黄檗，虚寒加桂。

孙氏方：治疝气㿗肿，荔枝核炒黑色，大茴香炒，等分为末。每服一钱，温酒下。

又方，肾肿如斗：荔枝核、青橘皮、茴香等分，各炒研。酒服二钱，日三。

除疝气外无他用，故不著“简误”。

石蜜乳糖也

味甘，寒，无毒。主心腹热胀，口干渴，性冷利。

【疏】石蜜乃煎甘蔗汁曝之，凝如石，而体甚轻，今之白沙糖也。其味甘，其气寒，其用在脾，故主心腹热胀。甘寒能除热生津液，故止口干渴，及咳嗽生痰也。多食亦能害脾，以其味太甘耳。

甘蔗

味甘，平，无毒。主下气，和中，助脾气，利大肠。

【疏】甘蔗禀地中之冲气，故味甘气平无毒。日华子云：冷。气薄味厚，阳中之阴，降也。入手足太阴、足阳明经。甘为稼穑之化，其味先入脾，故能助脾气。脾主中州，故主和中。甘寒除热润燥，故主下气，利大肠也。《大明》：为其消痰止渴，除心胸烦热，解酒毒，今人用以治噎膈反胃呕吐，大便燥结，皆取其除热生津润燥之功耳。

【主治参互】蔗浆一味单服，能润大便，下燥结。

同芦根汁、梨汁、藕汁、人乳、童便、竹沥，和匀。时时饮之，治胃脘干枯，噎食呕吐。

《梅师方》反胃吐食：蔗浆七升，姜汁半升，和匀，日日细呷。

【简误】甘蔗，世人皆以其性热，不敢多食，不知乃是甘寒之物，能泻火热，润枯燥。唐王摩诘《樱桃诗》云：饱食不须愁内热，大官还有蔗浆寒。可为证矣。惟胃寒呕吐，中满滑泄者，忌之。

沙糖

味甘，寒，无毒。功用与石蜜同，而冷利过之。

【疏】沙糖，蔗汁之清而煎炼至紫黑色者。《本经》虽云与石蜜同功，然而不逮石蜜多矣。既经煎炼之久，则未免有湿热之气，故多食损齿生虫，发疳胀满，令人心痛等害。与鲫鱼同食成痟虫,与葵同食生流澼,与笋同食不消成症,身重不能行。今医家用作汤,下小儿丸散,殊为未当。

桃核仁

味苦、甘,平,无毒。主瘀血血闭瘕,邪气,杀小虫,止咳逆上气,消心下坚,除卒暴击血,破症瘕,通月水,止痛。

【疏】桃核仁禀地二之气,兼得天五之气以生,故其味苦重、甘微,气平无毒。思邈言辛,孟诜言温,皆有之矣。气薄味厚,阳中之阴,降也。入手、足厥阴经。夫血者,阴也,有形者也,周流乎一身者也。一有凝滞,则为症瘕,瘀血血闭,或妇人月水不通,或击扑伤损积血,及心下宿血坚痛,皆从足厥阴受病,以其为藏血之脏也。苦能泄滞,辛能散结,甘温通行而缓肝,故主如上等证也。心下宿血去则气自下,咳逆自止。桃为五木之精,能镇辟不祥,故主邪气。味苦而辛,故又能杀小虫也。

【主治参互】仲景桃仁承气汤:治伤寒湿热在内,小便利而大便黑,为蓄血,用桃仁五十粒,桂枝二两,大黄四两,芒硝二两,甘草一两,以水七升,煮取二升半,去滓,内芒硝,更上火微沸,空心温服五合,日三,当微利。

入抵当汤,治太阳病六七日,表证仍在,脉微而沉,反不结胸,其人如狂者,以热结在下焦,少腹当硬满,小便自利,下血乃愈。用桃仁二十粒,水蛭三十个熬,虻虫三十个去翅足熬,大黄三两酒浸,以水五升,煮取三升,温服一升,不下再服。

同当归、芍药、泽兰、延胡索、苏木、五灵脂、红花、牛膝、生地黄、益母草，治产后瘀血，结块作痛，并治壮盛妇人经闭不通。

同当归、麻仁、地黄、麦门冬、芍药、黄芩、肉苁蓉、甘草，治大肠血燥，便结不通。

同番降香、川通草、山楂、穿山甲、乳香、没药、红花、续断、当归，治上部内伤，瘀血作痛。

《圣济总录》大便不快，里急后重：用桃仁三两去皮，以吴茱萸二两，食盐一两，同炒熟，去二物，每嚼桃仁五七粒，效。兼可预辟瘴疠。

《删繁方》：妇人难产，数日不出。桃仁一个劈开，用朱砂书一片"可"字，一片"出"字，吞之即生。

《肘后方》妇人阴痒：桃仁杵烂，绵裹塞之。杏仁亦可用。

【简误】桃仁性善破血，凡血结、血秘、血燥、瘀血、留血、蓄血、血痛、血瘕等证，用之立通。第散而不收，泻而无补，过用之及用之不得其当，能使血下不止，损伤真阴，为害非细。故凡经闭不通由于血枯，而不由于瘀滞；产后腹痛由于血虚，而不由于留血结块；大便不通由于津液不足，而不由于血燥闭结，法并忌之。

桃枭

味苦微温。主杀百鬼精物，疗中恶腹痛，杀精魅五毒不祥。一名桃奴。

【疏】桃枭是桃实着树经冬不落者，正月采之。桃为五木之精，仙木也，最能辟邪。今道家禁咒镇魇之术，犹有用桃木者。

《本经》：以桃枭主杀诸精鬼不祥，亦此意耳。况着于树上最久，得气尤全，苦温之性，又能通滞散邪者乎？治血之功，与桃仁同。

【主治参互】桃枭煅存性，同棕皮灰、蒲黄、朱砂、京墨，为末，临卧以童便调服三钱，小便解，色渐淡为度。治内伤吐血神效。

同番降香、辰砂，治鬼击吐血。

《圣惠方》伏梁结气在心下不散：桃奴三两为末，空心温酒下，每服二钱。

简误同桃仁。

杏核仁

味甘、苦，温，冷利，有毒。主咳逆上气雷鸣，喉痹，下气，产乳金疮，寒心，贲豚，惊痫，心下烦热，风气去来，时行头痛，解肌，消心下急，杀狗毒。

【疏】杏核仁禀春温之气，而兼火土之化以生。故《本经》：味甘，气温。《别录》：加苦，有毒。其言冷利者，以其性润利下行之故，非真冷也。气薄味厚，阴中微阳，降也。入手太阴经。太阴为清肃之脏，邪客之则咳逆上气。火炎乘金，则为喉痹。杏仁润利而下行，苦温而散滞，则咳逆上气、喉痹俱除矣。其主心下烦热者，邪热客于心肺之分也。风气去来，时行头痛者，肺主皮毛，风邪自外而入也。温能解肌，苦能泄热，故仲景麻黄汤中用之，亦取其有发散之功也。主产乳、金疮者，亦指为风寒所乘者言之。消心下急者，以其润利而下气也。心寒贲豚者，心虚而肾邪凌之也。惊痫者,痰热盛也。雷鸣者,大肠不和也。总之取其下气消痰,温散甘和,苦泄润利之功也。

【主治参互】同桑根白皮、前胡、薄荷、桔梗、苏子、贝母、甘草、五味子、橘红、紫菀,治风寒入肺,咳嗽生痰。

入麻黄汤,治太阳病无汗,恶寒,喘急。

《千金方》咳逆上气:以杏仁三升去皮尖,炒黄研膏,入蜜一合,杵熟。每食前含之,咽汁。

《梅师方》食狗肉不消,心下坚胀,口干,发热妄语:杏仁一升去皮尖,水三升,煎减半,取汁分三服,效。

【简误】杏仁性温,散肺经风寒滞气殊效。第阴虚咳嗽,肺家有虚热,热痰者忌之。风寒外邪,非壅逆肺分,喘急息促者,不得用。产乳、金疮无风寒击袭者,不得用。惊痫,喉痹,亦非必须之药。用者详之。双仁者能杀人。《本经》言有毒,盖指此耳。

梨

味甘、微酸,寒。多食令人寒中。金疮、乳妇尤不可食。

【疏】梨成于秋,花实皆白,其得西方之阴气者乎!味甘微酸,气寒无毒。入手太阴,兼入足阳明经。《别录》著梨,止言其害,不叙其功。陶隐居言梨不入药。盖古人论病,多主于风寒外邪,以温热为补,药多桂、附,凡冷利之物,辍而不用也。不知时运迭降,禀受递殊。今时之人,火病、热病、痰病,往往皆是。梨能润肺消痰,降火除热,故苏恭主热嗽,止渴,贴汤火伤,治客热,中风不语,伤寒寒热,解丹石热气,惊邪,利大小便。大明主贼风，心烦，气喘，热狂。孟诜主胸中痞塞热结等，诚不可阙者也。《本经》言：多食令人寒中者，以其过于冷利也。乳妇、金疮不可食者，以血得寒则凝而成瘀为病也。凡人有痛处，脉数无力，或发渴，此痈疽将成之候，惟昼夜食梨，可转重为轻。膏粱之家，厚味酽酒，纵恣无节，必多痰火卒中。痈疽之病，数食梨，可变危为安，功难尽述。

【主治参互】梨汁，同霞天膏、竹沥、童便，治中风痰热。

同人乳、蔗浆、芦根汁、童便、竹沥，治血液衰少，渐成噎膈。

《普济方》消渴饮水：用香水梨，或鹅梨、雪梨皆可，取汁以蜜和熬成膏，瓶收。不时白汤调服一二匙。

崔元亮《海上方》：卒得咳嗽，用上好梨去核，捣汁一碗，入椒四十粒，煎一沸，去滓，纳黑饧一大两，消讫，细细含咽，立定。

《食疗本草》喑风失音：捣梨汁一盏饮之，日再服。

《圣惠方》小儿风热，昏懵躁闷，不能食：用消梨三枚切破，以水二升，煮取汁一升，入粳米一合，煮粥食之。

治小儿内热，痰壅喉间吐不出，或因惊热生痰，或因风热生痰：取梨汁时时与之，加牛黄分许，神效。

《图经》：赤目胬肉，日夜痛者，取好梨一颗捣绞汁，以黄连切片一钱浸汁内，取汁，仰卧点之。

《圣济总录》反胃转食，药物不下：用大雪梨一个，以丁香十五粒，刺入梨内，湿纸包四五重，煨熟，去丁香，食之。

【简误】肺寒咳嗽，脾家泄泻，腹痛冷积，寒痰痰饮，妇人产后，小儿痘后，胃冷呕吐，及西北真中风证，法咸忌之。

橄榄

味酸、甘，温，无毒。主消酒，疗鯸鲐毒。

【疏】橄榄，《本经》：味酸、甘。今尝之先涩而后甘。得土中之阳气，气温无毒，肺胃家果也。能生津液，酒后嚼之不渴，故主消酒。甘能解毒，故疗鯸鲐毒也。马志云：鯸鲐即河豚也。人误食此鱼肝及子，必迷闷至死，惟橄榄汁煮服之，必解。其木作楫，拨着鱼皆浮出，故知物有相畏如此，不特味甘解毒之义也。

【主治参互】食诸鱼被鲠，用橄榄嚼汁咽之。无橄榄时，即觅核研末，急流水调服，亦效。

手抓碎成疮，用橄榄磨浓汁涂之，能灭瘢痕。

《直指方》肠风下血：橄榄烧存性，研末。每服二钱，陈米饮调下。

《乾坤生意》耳足冻疮：橄榄核烧研，油调涂之。

胡桃

味甘，平，无毒。食之令人肥健，润肌，黑发。取瓤烧令黑末，断烟，和松脂研傅瘰疬疮。又和胡粉为泥，拔白须发，以内孔中，其毛皆黑。多食利小便，能脱人眉，动风故也。去五痔。外青皮染髭。

【疏】胡桃禀火土之气以生。《本经》虽云甘平，然其气多热而性润，益血脉，补命门之药也。血不充，则消瘦，肌肤不泽，及须发易白，益血故令人肥健，润肌，黑须发也。多食利小便者，以其能入肾固精，令水窍常通也。傅瘰疬者，甘热能解毒散结。去五痔，取其润肠除湿之功也。能脱人眉者，热极则生风，风甚则万物摇落之象也。青皮性涩，故能染髭。

【主治参互】一味勿去黄皮，空腹食之，最能固精。

同补骨脂、蒺藜、莲须、鹿茸、麦门冬、巴戟天、覆盆子、山茱萸、五味子、鱼胶，益命门，种子最效。

入青娥丸，能黑须发，补右肾，方见补骨脂条。

《御药院方》胡桃丸：益血补髓，强筋壮骨，延年明目，悦心润肌，能除百病。用胡桃肉四两捣膏，入补骨脂、杜仲、萆薢末各四两，杵匀，丸梧子大。每空心温酒、盐汤任下五十丸。

《普济方》产后气喘：胡桃肉、人参各二钱，水一盏，煎七分，顿服。

李楼方：误吞铜钱，多食胡桃，自化出也。

《圣惠方》揩齿乌须：胡桃仁烧过、贝母等分，为散，日日用之。

《圣济总录》血崩不止：胡桃肉十五枚，烧存性，研作一服，空心温酒调下，神效。

子和《儒门事亲》便毒初起：用胡桃七个，烧研，酒服，不过三服效。

杨试《经验方》，鱼口便毒：端五日午时，取树上青胡桃，筐内阴干，临时全烧为末，酒服。少行一二次，有脓自大便出，无脓即消，二三服平。上二方，应加全蝎、穿山甲尤妙。

《图经本草》压扑损伤：胡桃肉捣，和温酒顿服，便瘥。

【简误】胡桃,前人多言其有害不可食。孙思邈云:多食动痰饮,令人恶心吐水。苏颂云:性热不可多食。马志云:多食动风,脱人眉。同酒食,多令人咯血。汪颖曰:多食生痰动肾火。然而近世医方用治痰气喘嗽,和伤,补命门,润血脉、大肠,及疬风诸病,而酒家往往以之佐酒,则多食吐水、咯血、脱眉、动火之说,亦未尽然也。但性本热,惟虚寒者宜之。如肺家有痰热,命门火炽,阴虚吐衄等证,皆不得施。

海松子

味甘,小温,无毒。主骨节风,头眩,去死肌,发白,散水气,润五藏,不饥,生新罗。

【疏】海松子气味香美,甘温。甘温助阳气而通经,则骨节中风水气,及因风头眩、死肌自除矣。气温属阳,味甘补血,血气充足,则五脏自润,发白,不饥所由来矣。仙方服食,多饵此物,故能延年轻身不老也。

龙眼

味甘,平,无毒。主五藏邪气,安志厌食,除虫去毒。久服强魂,聪明,轻身不老,通神明。自木部移入。

【疏】龙眼禀稼穑之化,故其味甘,气平,无毒。入足太阴、手少阴经。少阴为君主之官,藏神而主血,甘能益血补心,则君主强,神明通,五脏邪气俱除矣。甘味补脾,脾得补则食自寡而饫。心得补则火下降而坎离交,故能安志。肝藏魄,主纳血,心家血满，则肝有所受而魂强。甘能解毒，故主去毒。久服聪明耳目，轻身不老，总之补益心脾之验也。至于除虫，非其所能，略之可也。

【主治参互】同生地黄、天麦门冬、丹参、柏子仁、远志、莲实、五味子、茯神、人参，能补心保神，益气强志。

严用和《济生方》归脾汤：治思虑过度，劳伤心脾，健忘怔忡，虚烦不眠，自汗惊悸，用龙眼肉、酸枣仁、炒黄耆、炙白术、焙茯神各一两，木香半两，炙甘草二钱半，㕮咀，每服五钱，姜三片，枣一枚，水二钟，煎一钟，温服。

赤爪木实

味酸，冷，无毒。汁服主水痢，沐头及洗身上疮痒。自木部移入。即今山楂，一名棠梂。

【疏】山楂禀木气而生。《本经》云：味酸气冷，然观其能消食积，行瘀血，则其气非冷矣。入足阳明、太阴经。二经有积滞，则成下痢。产后恶露不尽，蓄于太阴经部分，则为儿枕痛。山楂能入脾胃，消积滞，散宿血，故主水痢及产妇腹中块痛也。大抵其功长于化饮食，健脾胃，行结气，消瘀血，故小儿，产妇宜多食之。《本经》误认为冷，故有洗疮痒之用。

【主治参互】同矾红、黄连、红曲，消肉积。

同红曲、麦芽、橘皮、白术、肉豆蔻、厚朴、砂仁，能消食健脾。

同牛膝、生地黄、当归、续断、益母草、泽兰、牡丹皮、蒲黄、芍药，治产后儿枕作痛。

《卫生易简方》偏坠疝气：山楂肉、茴香炒各一两，为末，糊丸梧子大。每服一百丸，空心白汤下。

【简误】山楂性能克化饮食，若胃家无食积，及脾虚不能运化，不思食者，多食之反致克伐脾胃生气。如脾虚兼有积滞者，当与补药同施，亦不宜过用也。《物类相感志》云：煮老鸡硬肉，入山楂数颗即易烂。其消食克伐之力彰矣。

榧实

味甘，无毒。主五痔，去三虫，蛊毒，鬼疰。木部移入。

【疏】榧实禀土气以生。《本经》味甘无毒。然尝其味多带微涩，详其用应是有苦，气应微寒。气薄味厚，阴也，降也。入手太阴、阳明经。五痔、三虫皆大肠湿热所致，苦寒能泻湿热，则肠清宁，而二证愈矣。其主蛊毒鬼疰者，以其甘能解毒，而苦寒能涤除肠胃邪恶气耳。

【主治参互】孟诜《食疗》：治寸白虫，日食榧子七颗，满七日，虫皆化为水也。

《简便方》：好食茶叶，面黄者，每日食榧子七枚，以愈为度。

神农本草经疏卷二十四

米谷部上品

总七种，今疏其要者四种。

胡麻　麻子　胡麻油　饴糖

胡麻

味甘，平，无毒。主伤中虚羸，补五内，益气力，长肌肉，填髓脑，坚筋骨。疗金疮止痛，及伤寒、温疟大吐后，虚热羸困。久服轻身不老，明耳目，耐饥渴，延年。一名巨胜。

【疏】胡麻禀天地之冲气，得稼穑之甘味，故味甘气平无毒。入足太阴，兼入足厥阴、少阴。气味和平，不寒不热，益脾胃，补肝肾之佳谷也。弘景云：八谷之中，惟此为良。仙家作饭饵之，断谷长生。故主伤中虚羸，补五内，益气力，长肌肉，坚筋骨，填髓脑，及伤寒、温疟大吐后，虚热羸困。久服明耳目，耐饥渴，轻身不老延年也。金刃伤血则瘀而作痛，甘平益血润燥，故疗金疮止痛也。日华子：主补中益气，润养五脏，补肺气，止心惊，利大小肠，逐风湿气，游风，头风，劳气，产后羸困。李廷飞云：风病人久服，则步履端正，语言不蹇。陈士良：生嚼涂小儿头疮，煎汤浴恶疮，及妇人阴疮。皆取其甘平益血脉，补虚羸，入肝、脾、肾之功耳。刘河间曰：麻，木谷而治风。又云：治风先治血，血活则风去。胡麻入肝益血，故风药中不可阙也。

【主治参互】得何首乌、茅山苍术、白茯苓、菖蒲、桑叶、牛膝、当归、续断、地黄、桑上寄生，治风湿痹。

同甘菊花、天门冬、黄檗、生地黄、何首乌、柏子仁、桑叶、牛膝、枸杞子、麦门冬作丸，治似中风口眼㖞斜，半身不遂。久服不辍，有神验。

一味九蒸九曝，加茅山苍术，乳蒸晒三次，作丸。能健脾燥湿，益气延年。

抱朴子服食胡麻法：用上党胡麻三斗，淘净蒸令气透，日干，以水淘去沫再蒸，如此九度。去壳，炒香为末，白蜜或枣膏丸弹子大。每温酒化下一丸，日三服。忌毒鱼、狗肉、生莱菔至百日。能除一切痼疾，一年病色光泽不饥，二年白发还黑，三年齿落更生，久服常生不老矣。

《外台秘要》解下胎毒：小儿初生，嚼生脂麻，绵包，与儿咂之，其毒自下。

《简便方》小儿瘰疬：脂麻、连翘等分，为末，频频食之。

《经验方》蜘蛛及一切虫咬伤，油麻研烂傅之。

《三因方》：谷贼尸咽，喉中痛痒，此因误吞谷芒，戗刺痒痛也。用脂麻炒研，白汤调下。

甘平无毒，补益为用，仙家服食所须，故不著“简误”。

麻子

味甘，平，无毒。主补中益气，中风汗出，逐水，利小便：破积血，复血脉，乳妇产后余疾，长发，可为沐药。久服肥健，不老神仙。

【疏】麻子，即大麻仁，禀土气以生。《本经》：味甘平无毒。然其性最滑利，甘能补中，中得补则气自益。甘能益血，血脉复则积血破，乳妇产后余疾皆除矣。风并于卫，则卫实而荣虚。荣者，血也，阴也。经曰：阴弱者，汗自出。麻仁益血补阴，使荣卫调和，风邪去而汗自止也。逐水利小便者，滑利下行，引水气从小便而出也。好古云：入手、足阳明，足太阴经。阳明病汗多，及胃热便难，三者皆燥也，用之以通润。经曰：脾欲缓，急食甘以缓之。麻仁之甘以缓脾润燥，故仲景脾约丸用之。

【主治参互】《食医心镜》麻子仁粥：治风水腹大，腰脐重痛，不可转动，用冬麻子半升，研碎，水滤取汁，入粳米二合，煮稀粥，下葱、椒、盐豉，空心食。

仲景方：麻子仁丸：治脾约，大便秘而小便数。麻子仁二升，芍药半斤，厚朴一尺，大黄、枳实各一斤，杏仁一升，熬研，炼蜜丸梧子大。每以浆水下十丸，日三服，不知再加。

《本事方》产后秘塞，许学士云：产后汗多则大便必秘，难于用药，惟麻子粥最稳。不惟产后可服，凡老人诸虚风秘，皆妙。用大麻子仁、紫苏子各二合，洗净研细，再以水研，滤取汁一盏，分二次煮粥啜之。

夏子益《奇疾方》:截肠怪病,大肠头出寸余,痛苦,干则自落,又出,名为截肠病,若肠尽则不治。但初觉截时,用器盛脂麻油坐浸之,饮大麻子汁数升,即愈也。

【简误】陈士良云:多食损血脉,滑精气,痿阳事。妇人多食即发带疾,以其滑利下行,走而不守也。

胡麻油

微寒。利大肠,胞衣不落。生者摩疮肿,生秃发。此即乌脂麻油也。功用与白麻油相同,而力更胜。入药当以乌者为佳。

【疏】麻油,甘寒而滑利,故主胞衣不下,及利大肠。生者气更寒,能解毒凉血,故摩疮肿,生秃发也。藏器:主天行热闷,肠内热结。服一合,取利为度。孟诜:主瘖痖,杀五黄,下三焦热毒气,通大小肠,治蛔心痛,傅一切恶疮疥癣,杀一切虫。日华子:煎膏,生肌长肉止痛,消痈肿,补皮裂。皆取其甘寒滑利,除湿润燥,凉血解毒之功也。

【主治参互】入血余一味熬膏,铅丹收好,能傅一切疮毒,排脓止痛。

诸熬膏,必用真胡麻油,以其凉血解毒也。惟湿气膏不用。

岭南解蛊法:以清油多饮,取吐效。

《卫生易简方》:解河豚毒,一时仓卒无药,以清麻油多灌,取吐出毒物,即效。亦能解砒毒。

《胎产须知》:妇人难产,因血枯涩者,用清油半两,好蜜一两,同煎数十沸,温服,胎滑即下。他药无益,以此助血为效。

《直指方》:痈疽发背初起,即服此,使毒气不内攻。以麻油一斤,银石器内煎二十余沸,和醇醋二碗,分五次,一日服尽。

《百一选方》肿毒初起:麻油煎葱黑色,趁热通手旋涂,自消。

又方,丹石毒发,发热者不得食热物,不得用火,但着厚衣暖卧,取清油一匙含咽。

刘禹锡《传信方》:蚰蜒入耳,用麻油煎作饼,枕卧,须臾自出。

【简误】麻油生者过寒,多食发冷疾,及脾胃虚寒作泻者,不宜食。熬熟治饮食甚美,但须逐日熬用,不可过宿,若经宿则火性反复,能助热动气也。

饴糖

味甘,微温。主补虚乏,止渴,去血。

【疏】饴糖用麦蘖或谷蘖同诸米渍熬炼而成,故其味甘气温无毒。入足太阴,亦入手太阴经。甘入脾,而米麦皆养脾胃之物,故主补虚乏,仲景建中汤用之是也。肺胃有火,则发渴。火上炎迫血妄行,则吐血。甘能缓火之标,则火下降而渴自止,血自去也。思邈又谓其有消痰,润肺,止嗽,治咽痛、吐血等功。

【主治参互】入建中汤,治脾虚腹痛。

《简便方》误吞稻芒:白饧频食,效。

《千金方》:服药过剂,闷乱者,饴糖食之。

【简误】饴糖成于湿热,少用虽能补脾润肺,然而过用之则动火生痰。凡中满吐逆,酒病牙疳,咸忌之。肾病尤不可服。

神农本草经疏卷二十五

米谷部中品

总二十三种，今疏其要者十一种

生大豆　赤小豆　酒　粳米　蘖米　小麦　大麦蘖附　曲神曲附　扁豆　豉　绿豆

生大豆

味甘，平，涂痈肿。煮汁饮，杀鬼毒，止痛。逐水胀，除胃中热痹，伤中淋露，下瘀血，散五藏结积内寒，杀乌头毒。久服令人身重。炒为屑，味甘，主胃中热，去肿除痹，消谷，止腹胀。恶五参、龙胆。得前胡、杏仁、牡蛎良。

【疏】生大豆，苏颂云：有黑白二种，黑者入药，白者不用。其紧小者为雄，入药尤佳。禀土气以生，而色黑则象水，故味甘气平无毒。平即兼凉，为肾家之谷也。甘平能活血解毒，祛风散热，故主涂痈肿，止痛，杀鬼毒，乌头毒，除胃中热痹，伤中淋露，下瘀血，散五脏结积内寒，消谷也。色黑属水，同气相求，故能逐水肿腹胀，仙方修治末服之，可以辟谷度饥。然初服时似乎身重，一年以后便觉轻健也。陈藏器：炒令黑，烟未断，及热投酒中饮之，治风痹瘫缓，口噤，产后诸风，及风痉，阴毒腹痛。食罢生吞半两，去心胸烦热，热风。孟诜：主中风脚弱，产后诸疾。同甘草煮汤饮，去一切热毒气，及风毒脚气。同桑柴灰煮食，下水鼓腹胀，捣涂一切肿毒。日华子：主调中气，通关脉，制金石药毒，解牛马瘟病。皆取其活血散风，除热解毒，下气利水之功耳。

【主治参互】同泽兰、益母草、苏木、人参、牛膝、荆芥、生地黄、童便、蒲黄，治产后血晕闷绝。

同蔓荆子、土茯苓、金银花、甘菊花、玄参、川芎、天麻、芽茶、荆芥、乌梅，治偏头风痛，有神。

古方紫汤：破血去风，除气散热，产后两日，尤宜服之。用黑豆五升，清酒一斗，将豆炒令烟绝，投酒中，待酒紫赤色，去豆。量性饮之，神验。中风口噤，加鸡屎白二升和炒，投之。

《广利方》脚气冲心，烦闷不识人：以大豆一升，水三升，浓煮汁服。未定，再服。

扁鹊方：三豆子饮：能稀痘，见绿豆条内。

大豆壳同密蒙花、谷精草、黄连、木贼草、决明子、甘菊花、金银花、生地黄、羚羊角、羊肝，治小儿痘后目翳。

【简误】生大豆，岐伯云：生温，熟寒。藏器云：生平，炒食极热，煮食极寒。观《本经》及孟诜云：生捣涂肿毒，则生者非温矣。经又云：炒为屑，主胃中热，则炒者又非极热矣。应是生平、炒温、煮寒无疑。忌猪肉，小儿以炒豆、猪肉同食，必壅气致死，十有八九。十岁以上，则无害也。服草麻子者，忌炒豆，犯之胀满致死。服厚朴者亦忌之，最能动气故也。

赤小豆

味甘、酸，平，无毒。主下水，排痈肿脓血，寒热，热中，消渴，止泄，利小便，吐逆，卒澼，下胀满。

【疏】赤小豆，禀秋燥之气以生。《本经》味甘酸，气平，无毒。然详其用，味应有辛，非辛平则不能排痈肿脓血，及疗寒热，热中，消渴也。凡水肿胀满，泄泻，皆湿气伤脾所致。小豆健脾燥湿，故主下水肿胀满，止泄，利小便也。十剂云：燥可去湿。赤小豆之属是矣。吐逆者，气逆上升也。卒澼者，大肠湿热也。甘酸敛逆气，辛平散湿热，故亦主之。

【主治参互】陈藏器《本草》：赤小豆和桑根白皮煮食，去湿气痹肿。

孟诜《食疗》：和鲤鱼煮食，甚治脚气。

《金匮要略》：伤寒狐惑病，脉数，无热微烦，默默但欲卧，汗出。初得之三四日，目赤如鸠眼；七八日，目四眦黄黑。若能食者，脓已成也，赤豆当归散主之。赤小豆三升，浸令芽出，当归三两，为末。浆水服方寸匕，日三服。

甄权《药性》热毒痈肿：赤小豆为末，鸡子白调涂。

苏颂《图经》治脚气：以袋盛此豆，置足下，朝夕辗转践踏之，遂愈。

【简误】陶弘景云：小豆逐津液，利小便，久服令人枯燥。凡水肿胀满，总属脾虚，当杂补脾胃药中用之。病已即去，勿过剂也。其治消渴，亦借其能逐胃中热，从小便利去。若用之过多，则津液竭而渴愈甚,不可不戒也。

酒

味苦、甘、辛,大热,有毒。主行药势,杀百邪恶毒气。

【疏】酒,品类极多,醇醨不一,惟米造者入药用。经云:酒者,热谷之液,其气悍。弘景云:大寒凝海,惟酒不冰。明其性热,独冠群物。制药多用之,以藉其势。人饮多则体弊神昏,是其有毒故也。《博物志》云:昔三人冒雾晨行,一人饮酒,一人饱食,一人空腹。空腹者死,饱食者病,饮酒者健。此酒势辟邪恶毒气之效,胜于他物也。藏器:主通血脉,厚肠胃,润皮肤,消忧发怒,宣言畅意。无非取其横行经络,走散皮肤,开发宣通之功耳。

【主治参互】诸药可造酒者:五加皮、女贞实、仙灵脾、薏苡仁、天门冬、麦门冬、地黄、菖蒲、枸杞子、人参、何首乌、甘菊花、黄精、桑椹、术、蜜、仙茅、松节、柏叶、竹叶、胡麻、磁石、蚕沙、乌白蛇、鹿茸、羊羔、腽肭脐、黑豆之类。各视其所生之病,择其所主之药,入曲、米,如常酿酒法,酿成饮。或袋盛入酒内,浸数日,饮之。

《肘后方》:鬼击诸病,卒然着人,如刀刺状,胸胁腹内切痛,不可抑按,或吐血、鼻血、下血。以醇酒吹两鼻内,良。

又方,马气入疮,或马汗、马毛入疮,皆致肿痛烦热,入腹则杀人。多饮醇酒,至醉即愈。

《千金方》三十年耳聋:酒三升,渍牡荆子一升,七日去滓,任性饮之。

《梅师方》产后血闷:清酒一升,和生地黄汁煎服。

【简误】王好古曰：酒能引诸经不止，与附子相同。味之辛者能散，苦者能下，甘者能居中而缓，用为导引，可以通行一身之表，至极高之分。古人惟以麦造曲酿黍，已为辛热有毒。今之酝者，加以乌头、巴豆、桂、姜之类大毒大热之药，以增其气味。岂不伤冲和，损精神，涸荣卫，竭天癸，而夭夫人寿耶？朱震亨云：《本草》止言酒热而有毒，不言湿中发热，近于相火。醉后振寒战栗可见矣。又性喜升，气必随之。痰郁于上，溺涩于下，恣饮寒凉，其热内郁于肺与大肠。其始也病浅，或呕吐，或疮疥，或鼻皶，或泄利，或心脾痛，尚可散而去之。其久也病深，或消渴，或内疽，或肺痈，或鼓胀，或喉哑，或哮喘，或劳瘵，或痔漏，为状不一，非具眼未易处也。扁鹊云：过饮腐肠烂胃，溃髓蒸筋，生痰动火，亡精耗血，伤神损寿。孟诜云：软筋骨，动气痢，醉卧当风则成癜风，醉浴冷水成痛痹。陈士良云：凡服丹砂、钟乳诸石药，并不可长用酒下，能引石药气入四肢，滞血化为痈疽。藏器云：凡饮酒，忌甜物。同牛肉食，令人生虫。合乳饮，令人气结。诸如此类，不可胜载。今人有喜以火逼极热，恣饮为快，不知酒性既热，又以火济火，鲜有不为害者。曾见一人好饮火酒，不几年患一恶证，吐脓血瘀肉而毙，盖肺为火热腐烂也。酒能合欢解忧，御寒祛疾，自上古至今，循习为常用之物。然而如上等害，不可不晓。惟在樽节度量，寒温适宜，不至沉湎荒乱，斯得酒中之趣者。古人终日饮，不及乱，用此道耳。震亨又云：醇酒冷饮有三益，予谓三益未必。然而伤肺生痰，动火损胃之害，可差免矣。

粳米

味甘、苦，平，无毒。主益气，止烦，止泄。

【疏】粳米，即人所常食米，感天地冲和之气，同造化生育之功，为五谷之长，人相赖以为命者也。经曰：安谷则昌，绝谷则亡。仲景曰：人受气于水谷以养神，水谷尽而神去。自上古圣人树艺，至今不可一日无此也。禀土德之正，其味甘而淡，其性平而无毒。虽专主脾胃，而五脏生气，血脉、精髓，因之以充溢周身；筋骨、肌肉、皮肤，因之而强健。《本经》：益气，止烦、止泄，特其余事耳。

【主治参互】入白虎汤，治作劳人伤寒发热，虚羸少气，气逆上冲欲吐。

少阴病下痢脓血，或腹满下如鱼脑者，桃花汤主之。粳米一升，赤石脂一斤，一半全，一半末，干姜一两，以水七升，煮米令熟，去滓。温服七合，内赤石脂末方寸匕，日三服。若一服愈，余勿服。以上仲景法。

《普济方》：小儿初生无皮，色赤，但有红筋，乃受胎未足也。用早白米粉扑之，肌肤自生。

《千金方》：嗜食生米成瘕，用白米五合，鸡屎一升，同炒焦，为末，水一升，顿服。少时吐出瘕，如研米汁，或白沫淡水，乃愈也。

蘖米

味苦，无毒。主寒中，下气，除热。

【疏】蘖米，即稻蘖也。味甘，气温，无毒。具生化之性，故为消食健脾,开胃和中之要药。脾胃和则中自温,气自下,热自除也。

【主治参互】《澹寮方》:启脾进食,谷神丸:用谷蘖四两,为末,入姜汁、盐少许,和作饼,焙干,入炙甘草、砂仁、白术麸炒各一两,为末。白汤点服,或丸服。

小麦

味甘,微寒,无毒。主除热,止燥渴咽干,利小便,养肝气,止漏血、唾血。以作曲,温。消谷,止痢。以作面,温。不能消热止烦。

【疏】小麦禀四时中和之气,故其味甘,气微寒,无毒。入手少阴经。少阴有热,则燥渴咽干,解少阴之热,则燥渴咽干自止。心与小肠为表里,脏气清,腑病亦自除,故利小便。肝、心为子母之脏,子能令母实,故主养肝气。甘寒走二经而能益血凉血,故止漏血、唾血也。

曲:性温,所以能消谷,止痢。

面:性热,故不能消热止烦。北方霜雪多,地气厚,热性减,凡入药以北来者为胜。

浮麦:即水淘浮起者,能止自汗、盗汗,亦以北方者良。古方有用寒食面者,寒食日,以纸袋盛面,悬风处,数十年亦不坏,取其热性去而无毒也。

【主治参互】《奉亲书》老人五淋,身热腹满:小麦一升,通草二两,水三升,煮一升。饮之,良。

《生生编》走气作痛：用小麦麸拌，酽醋炒热，袋盛熨之。

面作蒸饼和药，取其易消也。

【简误】小麦寒气全在皮，故面去皮则热，热则壅滞动气，发渴助湿，令人体浮，皆其害也。凡大人脾胃有湿热，及小儿食积痞胀，皆不宜服。然北人以之代饭，常御而不为患者，此其地势高燥，无湿热熏蒸之毒，故面性亦温平，能厚肠胃，强气力，补虚助五脏，其功不减于稻粟耳。东南卑湿，春多雨水，其湿热之气郁于内，故食之过多，每能发病也。夏月疟、痢人，尤不宜食。

大麦

味咸，温、微寒，无毒。主消渴，除热，益气，调中。又云：令人多热，为五谷长。蜜为之使。

【疏】大麦功用与小麦相似，而其性更平凉滑腻，故人以之佐粳米同食，或歉岁全食之，而益气补中，实五脏，厚肠胃之功，不亚于粳米矣。陈士良云：补虚劣，壮血脉，化谷食，止泄泻，不动风气，久食令人肥白，滑肌肤。为面无燥热，胜于小麦。苏恭云：平胃止渴，消食疗胀满。其为效可知。《本经》末云：令人多热。与上文及诸说相背，必是误入也。

麦蘖

苏颂云：化宿食，破冷气，止心腹胀满。日华子：温中，下气，开胃，止霍乱，除烦，消痰，破症结。

【疏】麦蘖，以水渍大麦而成。其味咸，气温，无毒。功用与米蘖相同,而此消化之力更紧。咸能软坚,温主通行。其发生之气,又能助胃气上升,行阳道而主健运。故主开胃补脾,消化水谷,及一切结积,冷气,胀满,如上所言等证也。好古曰:麦芽、神曲二药,胃气虚人宜服之,以代戊己腐熟水谷。豆蔻、缩砂、乌梅、木瓜、芍药、五味子为之使。

【主治参互】麦蘖同山楂、红曲、橘皮、草果、砂仁、厚朴、苍术,消食积。

快膈进食:麦芽四两,神曲二两,白术、橘皮各一两,为末,蒸饼丸梧子大。每人参汤下三五十丸。

李绛《兵部手集》:产后腹胀不通转,气急,坐卧不安,以麦蘖一合,为末。和酒服,良久通转,神验。

《妇人经验方》:产后青肿,乃血水渍也。干漆、大麦蘖等分,为末。新瓦中铺漆一层,蘖一层,重重令满,盐泥固济,煅赤,研末。热酒调服二钱,产后诸疾并宜。

丹溪方:产后回乳:产妇无子食乳,乳不消,令人发热恶寒,用大麦蘖二两炒,为末。每服五钱,白汤下,甚良。

【简误】麦蘖能消导米面、诸果食积。无积滞,脾胃虚者,不宜用。久服消肾气,堕胎。

曲

味甘,大暖。疗藏腑中风气,调中下气,开胃,消宿食,主霍乱,心膈气,痰逆,除烦,破症结,补虚,去冷气,除肠胃中塞,不下食,令人有颜色。六月作者良。

神曲：使，无毒。能化水谷宿食、症气。健脾暖胃。

【疏】古人用曲，即造酒之曲。其气味甘温，性专消导，行脾胃滞气，散脏腑风冷，故主疗如诸家所言也。

神曲，乃后人专造以供药用，力倍于酒曲。盖取诸神聚会之日造之，又取各药物以象六神之用，故得神名。陈久者良。入药炒令香用。六畜食米多。胀欲死者，煮曲汁灌之立消。

造神曲法：用五月五日，或六月六日，以白面百斤，青蒿自然汁三升，赤小豆末、杏仁泥各三升，苍耳自然汁、野蓼自然汁各三升，以配白虎、青龙、朱雀、玄武、勾陈、腾蛇六神，用汁和面、豆、杏仁作饼，麻叶或楮叶包罯，如造酱黄法，待生黄衣，晒干收之。

【主治参互】神曲，开胃健脾，消食止泄，同山楂、麦糵、谷糵、缩砂、陈皮、草果、藿香、白术、干葛、莲肉等用，效。

《百一选方》疗痞满暑泄，曲术丸：用神曲炒，苍术泔制炒，等分为末，糊丸梧子大。每米饮下五十丸。

《和剂局方》：健胃思食，治脾胃俱虚，不能消化水谷，胸膈痞闷，腹胁膨胀，连年累月，食减嗜卧，口无味。神曲六两，麦糵炒三两，干姜炮四两，乌梅肉焙四两，为末，蜜丸梧子大。每米饮下五十丸，日三服。

《摘玄方》食积心痛：陈神曲一块烧红，淬酒二大碗，服之。

【简误】脾阴虚，胃火盛者，不宜用。能落胎，孕妇宜少食。

扁豆

味甘，微温。主和中下气。

叶：主霍乱吐下不止。

【疏】扁豆禀土中冲和之气，其味甘，气香，性温、平，无毒。入足太阴、阳明经气分，通利三焦，升清降浊，故专治中宫之病，和中下气，消暑除湿而解毒也。孟诜：主霍乱吐利不止，及呕逆，久食头不白。日华子云：补五脏。苏颂：主女子带下，解酒毒、河豚鱼毒。寇宗奭：主霍乱转筋。皆取其益脾开胃，和中气，除湿热之功耳。

叶：气味相同，故主霍乱。

花有紫、白二色，豆有黑、白二种。入药惟紫花、豆白者良。豆黑色及紫色者，名鹊豆，不入药，亦不益人。

【主治参互】白扁豆，同山药、白茯苓、人参、莲肉、薏苡仁、芡实，为补脾胃之上药。中焦有湿者加白术。

同黄连、干葛、白芍药、升麻、红曲、滑石、乌梅、橘红、甘草、莲肉，治滞下如神。

同麦门冬、五味子、黄连、干葛，能解酒毒。

同木瓜、石斛、橘皮、藿香、茯苓、缩砂、香薷，治霍乱吐泻转筋。

入十味香薷饮，能消暑气，健脾。

《奇效良方》血崩不止：白扁豆花，焙干为末。每服二钱，空心炒米煮饮，入盐少许，调下，即效。

治霍乱秘法：用白扁豆叶一叶，同白梅一枚，并仁研烂。新汲水调服，神效。

苏恭：治吐利后转筋。用白扁豆叶一把，捣，入醋少许，绞汁服，立瘥。

【简误】弘景云：患寒热者不可食。盖指伤寒寒热，外邪方炽，不可用此补益之物耳。如脾胃虚，及伤食劳倦发寒热者，不忌。

豉

味苦，寒，无毒。主伤寒头痛寒热，瘴气恶毒，烦躁满闷，虚劳喘吸，两脚疼冷。

【疏】豉，诸豆皆可为之，惟黑豆者入药。有盐、淡二种，惟江豆淡者治病。经云：味苦，寒，无毒。然详其用，气应微温。盖黑豆性本寒，得蒸晒之，气必温。非苦温则不能发汗开腠理，治伤寒头痛寒热，及瘴气恶毒也。苦以涌吐，故能治烦躁满闷。以热郁胸中，非宣剂无以除之。如伤寒短气烦躁，胸中懊憹，饥不欲食，虚烦不得眠者，用栀子豉汤吐之是也。又能下气调中，辟寒，故主虚劳喘吸，及两脚疼冷。

【主治参互】《肘后方》云：伤寒有数种，庸人卒不能分别者，今取一药兼疗之。凡初觉头痛身热，脉洪，一二日，以葱豉汤治之。用葱白一虎口，豉一升，绵裹，水三升，煮一升，顿服取汗。

仲景栀子豉汤：治伤寒汗下后虚烦，用栀子十四枚，香豉四合绵裹，以水四升，先煮栀子得二升半，内豉，煮取一升半，去滓。

分二服，温进一服，得吐，止后服。

又枳实栀子豉汤：治大病瘥后劳复，用枳实三枚，栀子十四枚，豉一升，以清浆水七升，空煮取四升，纳枳实、栀子，取二升，下豉更煮五六沸，去滓。分温再服，令微似汗。伤寒之邪自外入，劳复之邪自内发，发汗、吐下，当随宜施治也。治伤寒食早成食复，前汤中加大黄如博棋子大五枚。

《梅师方》辟除温疫：豉和白术，浸酒，常服之。

甄权方：伤寒暴痢腹痛者，豉一升，薤白一握切，以水三升，先煮薤，内豉更煮。汤色黑，去豉，分二服，不瘥更服。亦治血痢。

孟诜：治久患盗汗，以豉一升，熬令香，清酒三升渍，满三日取汁，冷暖任服，不瘥更作，二剂即止。

《简要济众方》：伤寒后余毒攻手足，及身体虚肿，用豉五合微炒，以酒一升半，同煎五七沸，任性饮之。

《千金方》：蠼螋尿疮，杵豉傅之良。

《卫生易简方》中牛马毒：豉汁和人乳，频服之，效。

《千金方》中酒成病：豉、葱白各半升，水二升，煮一升，顿服。

又方：服药过剂闷乱者，豉汁饮之。

《肘后方》肿从脚起：豉汁饮之，以滓傅之。

弘景云：春夏之气不和，以豉蒸炒，酒渍，服之至佳。

【简误】凡伤寒传入阴经，与夫直中三阴者，皆不宜用。热结胸中烦闷不安者，此欲成结胸，法当下，不宜复用汗吐之药，并宜忌之。

绿豆

味甘，寒，无毒。主丹毒，烦热，风疹，药石发动，热气奔豚，生研绞汁服，亦煮食，消肿下气，压热解石。用之勿去皮，令人小壅。

【疏】绿豆禀土中之阴气，故其味甘气寒无毒。入足阳明经。夫丹石之药，气悍而性热，多服则火动，上升为烦热，甚则口鼻出血，狂闷躁扰。甘寒能除热下气解毒，故主服丹石药人毒发烦热也。阳明客热，则发出风疹，以胃主肌肉，热极生风故也。解阳明之热，则风疹自除。胀满者，湿热侵于脾胃也。热气奔豚者，湿热客于肾经也。除湿则肿消，压热则气下，益脾胃而肾邪亦自平也。孙思邈：主寒热热中，止泄痢，卒澼，利小便胀满。日华子：主厚肠胃。作枕，明目，治头风头痛，益气，除热毒风。孟诜：主去浮风，益气力，治消渴，和五脏，安精神，可常食之，功效不可备述。

【主治参互】扁鹊三豆饮：治天行痘疮，预服此饮，疏解热毒，纵出亦少。用绿豆、赤小豆、黑豆各一升，甘草节二两，以水八升，煮极熟。任意吞豆饮汁，七日乃止。

《医学正传》：痘后痈毒初起，以三豆膏治之，神效。绿豆、赤小豆、黑大豆等分，为末。醋调时时扫涂，即消。

《全幼心鉴》小儿丹肿：绿豆五钱，大黄二钱，为末，用生薄荷汁入蜜调涂。

中砒毒者，研汁饮之。

【简误】脾胃虚寒滑泄者，忌之。

神农本草经疏卷二十六

米谷部下品

总一十八种，今疏其要者三种。

醋　稻米　酱

醋

味酸，温，无毒。主消痈肿，散水气，杀邪毒。一名苦酒。

【疏】醋惟米造者入药，得温热之气，故从木化，其味酸，气温，无毒。酸入肝，肝主血，血逆热壅则生痈肿。酸能敛壅热，温能行逆血，故主消痈肿。其治产后血晕，症块血积，亦此意耳。散水气者，水性泛滥，得收敛而宁谧也。杀邪毒者，酸苦涌泻，能吐出一切邪气毒物也。日华子：主下气除烦，妇人心痛血气，并产后，及伤损金疮出血迷闷，杀一切鱼肉菜毒。取其酸收，而又有散瘀解毒之功也。故外科傅药中多资用。

【主治参互】仲景方：少阴病，脉微细，但欲寐，咽中伤，生疮，不能言语，声不出者，苦酒汤主之。用半夏十四枚，鸡子一枚去黄，以苦酒、半夏着鸡子壳中，置刀环中，安火上，令三沸，去滓，少少含咽之。不瘥，更作三剂。

仲景《金匮》方：黄耆芍药苦酒汤，治黄汗，汗出沾衣，正黄如药汁。因汗出时入水中浴,水从汗孔入得之。用黄耆五两,芍药三两,桂枝三两,以苦酒一升,水七升,相和,煮取三升,温服一升。当心烦,服至六七日乃解。

《衍义》云:产妇房中,常以火炭沃醋气为佳,酸气能敛血使下也。

孟诜《食疗》:青木香以醋磨汁服,止卒心痛。

浸黄檗,含之,治口疮。

《千金方》身体卒肿:醋和蚯蚓屎傅之。

又方,舌肿不消:以酢和釜底墨,厚傅舌之上下,脱则更傅,须臾即消。

又方,汤火伤灼,即以酸酢淋洗,并以酢泥涂之良,亦无瘢痕。喉痹咽痛,以酽醋探吐之。

【简误】经曰:酸走筋,筋病毋多食酸。凡筋挛、偏痹、手足屈伸不便,皆忌之。又曰:味过于酸,肝气以津,脾气乃绝。多食酸则肉皱而唇揭,言能助肝贼脾。凡脾病者,亦不宜过食。

稻米

味苦。主温中,令人多热,大便坚。

【疏】稻米,即今之糯米也。禀土中之阳气,其味应甘,气应温无毒。造酒必用之者,以其性近于热也。为补脾胃,益肺气之谷。脾胃得补,则中自温,大便亦坚实。温能养气,气充则身自多热。大抵脾肺虚寒者宜之,为其能益气温中也。故又有止泄利,缩小便,收自汗,发痘疮等用。

【主治参互】《松篁经验方》久泄食减:以糯米一升,水浸一宿,沥干,炒熟磨筛,入怀山药一两,每日清晨用半盏,入白砂糖二匙,胡椒末少许,以滚汤调食,大有滋补,久服更能令人精暖有子。

《医方大成》癫犬咬伤:糯米一合,斑猫七枚,同炒熬黄去之;再入七枚,再炒黄去之;又入七枚,待米出烟,去猫,为末。水调服之,小便利下,佳。亦可油调外傅。

又方,虚劳不足:糯米入猪肚内,蒸熟,日食。

【简误】糯米,孟诜云:发风动气,久食令人多睡。藏器云:久食令人身软,妊娠杂肉食之,令子不利。萧炳云:拥诸经络气,使四肢不收,发风昏昏。陈士良云:久食发心悸,及痈疽疮疖中痛,合酒食之醉难醒。然愚意观之,其为害未必如此之甚。盖天生五谷以食人,皆禀土中冲和之气,可常御而无害者。第糯米气温,性粘滞,惟不利于上焦有痰热,及脾病不能转运,小儿难于克化者,余皆无害。诸家之言,不可尽信也。

酱

味咸、酸,冷利。主除热,止烦满,杀百药、热汤及火毒。

【疏】按酱之品不一,惟豆酱陈久者入药。其味咸酸冷利,故主除热,止烦满,及汤火伤毒也。能杀一切鱼肉菜蔬蕈毒。《本经》云:杀百药毒者,误也。圣人不得其酱不食。朱子云:食肉用酱,各有所宜。玩一宜字,则不宜者必有伤害于人,非特悦口而已。如食蟹用橙酱,或姜酱,煮鱼用茱萸酱,取其能杀毒之义耳。又有榆仁酱,味辛美,杀诸虫,利大小便,心腹恶气。芜荑酱主疗相同。茱萸酱作法不用面、豆、盐,只以河水,量茱萸多少,稍稍加石灰掺入拌匀,瓮藏,杀一切鱼腥毒。用时洗去石灰,擂烂,烹水族入之,良。

神农本草经疏卷二十七

菜部上品

总三十种，今疏其要者八种。

胡荽　瓜蒂　白冬瓜　白芥　芥　莱菔　苦菜　苜蓿

胡荽

味辛，温一云微寒**，微毒。消谷，治五藏，补不足，利大小肠，通小腹气，拔四肢热，止头痛。疗沙疹、豌豆疮不出，作酒喷之，立出，通心窍。**

【疏】胡荽禀金气多，火气少，故味辛香，气温微毒。入足太阴、阳明经。辛香走窜而入脾，故主消谷，利大小肠，通少腹气。脾胃为邪热所干，则头痛四肢热。辛温发散二经之邪，则头痛四肢热自拔。沙疹、痘疮出不快者，外为风寒所侵，或秽气所触也。辛温祛风寒，香窜辟秽气，则腠理通畅而沙疹痘疮皆出矣。通心窍，治五脏补不足者，总言其辛香内通心脾，外达肠胃，除一切不正之气，则真气安和，斯有补益之道耳。

子：亦能发痘疹，杀鱼腥。

【主治参互】《经验后方》疹痘出不快：用胡荽二两切，以酒二大盏，煎沸沃之，以物盖定，勿令泄气。候冷去滓，微微含喷，从项背至足令遍,勿噀头面。

《子母秘录》肛门脱出:胡荽一升切,烧烟熏之,即入。

《外台秘要》牙齿疼痛:胡荽子五升,水五升,煮取一升,含嗽。

【简误】胡荽,辛香发散,气虚人不宜食。疹痘出不快,非风寒外侵及秽恶之气触犯者,不宜用。孟诜云:多食损人精神。华佗云:胡臭、口臭、䘌齿、脚气,皆不可食,令病加甚。陈藏器云:久食令人多忘,发腋臭。根发痼疾。凡服一切补药,及药中有白术牡丹者,咸忌之。

瓜蒂

味苦,寒,有毒。主大水,身面四肢浮肿,下水杀蛊毒,咳逆上气,及食诸果,病在胸腹中,皆吐下之。去鼻中息肉,疗黄疸。

【疏】瓜蒂感时令之火热,禀地中之伏阴,故其味苦,气寒有小毒。气薄味厚,浮而升,阴多于阳,酸苦涌泄为阴故也。入手太阴、足阳明、足太阴经。其主大水,身面四肢浮肿,黄疸者,皆脾胃虚,水气湿热乘虚而客之也。苦以涌泄,使水湿之气外散,故能主之。经曰:在高者,因而越之。病在胸膈,则气不得归元而为咳逆上气,吐出胸中之邪,则气自顺,咳逆止矣。杀蛊毒者,亦取吐出之义。去鼻中息肉者,以其苦寒能除肺家之热也。日华子:治脑寒热齆,眼昏吐痰。好古:得麝香、细辛,治鼻不闻香臭,及吐风热痰涎,风眩头痛,癫痫,喉痹,头面有湿气,伤寒客水胸中,伤食胀满,下部无脉等证,皆借其宣发涌泄,引涎追泪之功耳。

【主治参互】仲景《伤寒论》：病如桂枝证，头不痛，项不强，寸脉微浮，胸中痞鞕，气上冲咽喉，不得息者，此胸中有寒也。当吐之，宜瓜蒂散。用瓜蒂、赤小豆，等分为散，取一钱，以香豉一合，用热汤七合，煮作稀糜，去滓，取汁和散顿服之。不吐，少少加，得快吐乃止，

湿家病身上疼痛，发热面黄而喘，头痛鼻塞而烦，其脉大，自能饮食，腹中和无病，病在头中寒湿，故鼻塞，内药鼻中则愈，瓜蒂散主之。

太阳中暍，身热疼重，而脉微弱，此因夏月伤冷水，水行皮中所致。宜吐之，瓜蒂散。

病胸上诸实，胸中郁郁而痛，不能食，欲使人按之，而反有涎唾，下利日十余行，其脉反微，寸口脉微滑，此可吐之，吐之则利自止。

宿食在上脘者，当吐之。

病人手足厥冷，脉乍结，以客气在胸中，心下满而烦，欲食不能食者，当吐之。

懊憹烦躁不得眠，未经汗下者，谓之实烦，当吐之。已上悉用瓜蒂散，皆仲景法。

东垣曰：《难经》云：上部有脉，下部无脉，其人当吐，不吐者死。此饮食内伤，填塞胸中，食伤太阴，则风木生发之气伏于下，宜瓜蒂散吐之。《内经》所谓木郁达之也。吐去上焦有形之物，则木得舒畅，天地交而万物通矣。诸亡血家，不可与瓜蒂散。

寇氏《衍义》：风涎暴作，气塞倒仆，用瓜蒂末二钱，腻粉一钱匕，以水半合调灌，良久涎自出。不出，含沙糖一块，下咽即涎出也。

《千金翼》热病发黄：瓜蒂为末，以大豆许吹鼻中，取出黄水乃愈。

孟诜《食疗》阴黄黄疸：取瓜蒂、丁香、赤小豆各七枚，为末。吹豆许鼻中，少时黄水流出，隔一日用，瘥乃止，并治身面浮肿。

《活人书》湿家头痛：瓜蒂末一字，嗃入鼻中，口含冷水，取出黄水愈。

《圣惠方》鼻中息肉：瓜蒂末、白矾末各半钱，绵裹塞之。或以猪脂和挺子塞之，日一换。

【简误】瓜蒂极苦而性上涌，能损胃伤血，耗气损神，凡胸中无寒，胃家无食，皮中无水，头面无湿，及胃虚气弱，诸亡血，诸产后，似中风倒仆，心虚有热，癫痫，女劳，谷疸，元气尪羸，脾虚浮肿，切勿误用，误用则为害非细，伤生不浅。戒之！慎之！

白冬瓜

味甘，微寒。主除小腹水胀，利小便，止渴。

【疏】白冬瓜内禀阴土之气，外受霜露之侵，故其味甘，气微寒，而性冷利，无毒。水属阴，瓜性亦属阴，气类相从，故能利小便，除小腹水胀也。甘寒解胃中之热，故又能止渴也。弘景：止消渴烦闷，解毒。孟诜：益气耐老，除心胸满，去头面热。大明：消热毒痈肿，切片摩痱子。苏颂：利大小肠，压丹石毒。皆得其旨者也。

【主治参互】孟诜《食疗》积热消渴：白冬瓜去皮，每食后嚼二三两，五七度良。

《古今录验》：产后痢渴，久病津液枯竭，四肢浮肿，口舌干燥，用冬瓜一枚，黄土泥厚五寸煨熟，绞汁饮良。亦治伤寒痢渴。

《杨氏家藏方》：十种水气浮肿喘满，用大冬瓜一枚，切盖去瓤，以赤小豆填满，盖合签定，以纸筋泥固济，日干。用糯糠两大箩，入瓜在内，煨至火尽，取出切片，同赤豆焙干为末，水糊丸梧子大。每服七十丸，煎冬瓜子汤下，日三服，小便利为度。

冬瓜仁，味甘寒，能开胃醒脾。同橘红、石斛、竹茹、枇杷叶、白芍药、芦根汁、人参、白茯苓，治胃虚呕吐。

同人参、茯神、竹沥、白茯苓、黄耆、甘草、白芍药、酸枣仁，治小儿慢脾风。

【简误】冬瓜性冷利，凡脏腑有热者宜之。若虚寒肾冷，久病滑泄者，不得食。未经霜者，不宜多食。九月后食之乃佳。

白芥

味辛，温，无毒。主冷气。色白，甚辛美。

子：主射工，及疰气，上气，发汗，胸膈痰冷，面黄。

【**疏**】芥禀火金之气以生，而白芥则又得金气之胜，故味辛气温无毒。辛温入肺而发散，故有温中除冷，发汗辟邪，豁痰利气之功。朱震亨云：痰在胁下及皮里膜外，非白芥子莫能达。古方控涎丹用之，正此义尔。

【主治参互】韩悉《医通》云:凡老人,苦于痰气喘嗽,胸满懒食,不可妄投燥利之药,反耗真气。因有人求治其亲,遂制三子养亲汤治之,随试随效。用白芥子、紫苏子、白莱菔子,各微炒研破,看所主为君,每剂不过三四钱,用绢袋盛,入汤煮饮之。勿煎大过,则味苦辣。若大便素实者,入蜜一匙。冬月加姜一片。

苏恭:主疰气发无常处,及射工毒,以芥子丸服之。或捣末醋和涂之,随手有验。

【简误】白芥子,味极辛,气温,能搜剔内外痰结,及胸膈寒痰,冷涎壅塞者殊效。然而肺经有热,与夫阴火虚炎,咳嗽生痰者,法在所忌。其茎叶煮食,动风动气,有疮疡痔疾便血者,咸忌之。

芥

味辛,温,无毒。归鼻,主除肾邪气,利九窍,明耳目,安中。久食温中。

【疏】芥所禀与白芥同。今人以醋、椒同芥心作辣齑食之,则脑额酸楚,泪涕俱出,即归鼻利窍,明耳目之验也。辛温能利气消痰,开胃辟寒,故主安中,及久食温中也。其主除肾邪气者,辛能润肾,温能暖水脏故也。

子:功用与白芥子相同,力稍不逮。

【主治参互】治肺痈,用百年芥菜卤,久窨地中者,饮数匙立效。其义以芥菜辛温,得盐水久窨之气,变为辛寒。辛寒能散痰热,芥菜主通肺气,所以治肺痈,真良法也。

【简误】与白芥子同。其主利九窍,明耳目者,盖言辛散走窜,豁痰引涎,暂用一时,使邪去而正自复,非谓其真能利窍明耳目也。用者详之。

莱菔音蔔

根味辛、甘,温,无毒。散服及炮煮服食,大下气,消谷,去痰癖,肥健人。生捣汁服,主消渴,试大有验。

【疏】莱菔根禀土金之气以生。《本经》:味辛甘,气温无毒。孟诜云:性冷。大明云:平。详其功用,应是生者味辛性冷,熟者味甘温平。故《本经》下气,消谷,去痰癖,肥健人,及温中补不足,宽胸膈,利大小便,化痰消导者,煮熟之用也。止消渴,制面毒,行风气,去邪热气,治肺痿吐血,肺热痰嗽,下痢者,生食之用也。大抵入手足太阴、手足阳明经。故所主皆脾、肺、肠、胃之病。

叶:味辛过于根。生研汁服,吐风痰。同醋研,消肿毒。炒熟,下气定喘,消食除胀,止气痛。以其性辛甚,故升降之功亦烈于根也。朱震亨云:莱菔子治痰,有推墙倒壁之功,是矣。

【主治参互】《医学集成》齁喘痰促,遇厚味即发者:用蔔子淘净,蒸熟晒研,姜汁浸,蒸饼丸绿豆大。每服三十丸,以口津咽下,日三服。

治年远脾泄,百药不效。单煮白莱菔,终日啖之不辍,必瘥。

【简误】莱菔根叶皆可食,生熟皆宜,乃蔬中之至贱,而能止渴充饥者。歉岁,农人种之最有利益。但性专下气,复能耗血,故多食则髭发早白。服地黄、何首乌者,不可食。

子:消痰下气更速,凡虚弱人忌之。

苦菜

味苦,寒,无毒。主五藏邪气,厌伏也**谷胃痹,肠澼,渴热中疾,恶疮。久服安心益气,聪察少卧,轻身耐老,耐饥寒,高气不老。**

【疏】苦菜与苦苣、苦荬一物,而形稍异,功用则相同也。禀天地之阴气,故其味苦气寒,无毒。入心、脾、胃三经。其主五脏邪气者,邪热客于心也。胃痹、渴热中疾者,热在胃也。肠澼者,热在大肠也。恶疮者,热瘀伤血肉也。苦寒总除诸热,故主之也。热去则神自清,故久服安心益气,聪察少卧也。轻身耐老,耐饥寒,高气不老者,总言其热退阴生,安心益气之极功也。

【主治参互】寇宗奭《衍义》:治疔疮,以苦苣捣汁傅之,殊验。青苗叶阴干,以备冬月需用,为末,水调傅之。

唐瑶《经验方》对口恶疮:野苦苣,擂汁一钟,入姜汁一匙,和酒服,以渣傅,一二次即愈。

《肘后方》中沙虱毒:沙虱在水中,人澡浴则着人身,钻入皮里。初得皮上正赤,如小豆、黍、粟,摩之痛如刺,三日后发寒热,发疮毒,若入骨杀人,岭南多此。即以茅叶刮去,以苦菜汁涂之,佳。

【简误】脾胃虚寒者忌之

苜蓿

味苦，平，无毒。主安中利人，可久食。

【疏】苜蓿，草也，嫩时可食，处处田野中有之，陕陇人亦有种者。《本经》云：苦平无毒，主安中利人，可久食。然性颇凉，多食动冷气，不益人。根苦寒，主热病烦满，目黄赤，小便黄，酒疸。捣汁一升服，令人吐利，即愈。其性苦寒，大能泄湿热故耳。以其叶煎汁多服，专治酒疸大效。

神农本草经疏卷二十八

菜部中品

总一十三种，今疏其要者六种，移四种入草部中品。

葱白　韭

葱白

辛，平。可作汤，主伤寒寒热，出汗，中风面目肿，伤寒骨肉痛，喉痹不通，安胎，归目，除肝邪气，安中利五藏，益目睛，杀百药毒。

葱实：味辛，温，无毒。主明目，补中不足。

葱根：主伤寒头痛。

葱汁：平，温。主溺血，解藜芦毒。弘景云：葱有寒热，白冷青热。伤寒汤中不用青也。

【疏】葱禀天之阳气，得地之金味，中空象肺，其味辛平，平即凉也，而性无毒。气厚味薄，升也，阳也。入手太阴、足厥阴、足阳明经。辛能发散，能解肌，能通上下阳气，故外来怫郁诸证，悉皆主之。伤寒寒热，邪气并也。中风面目肿，风热郁也。伤寒骨肉痛，邪始中也。喉痹不通，君相二火上乘于肺也。辛凉发散，得汗则火自散，而喉痹通也。肝开窍于目。散肝中邪热，故云归目、除肝邪气。邪气散则正气通，血自和调，而有安胎、安中、利五脏之功矣。其曰益目睛、杀百药毒者，则是辛润利窍而兼解散通气之力也。

【主治参互】《活人书》治伤寒头痛如破：连须葱白半斤，生姜二两，水煎温服。

《济生秘览》：时疾头痛发热者，以连根葱白二十根，和米煮粥，入醋少许，热食取汗即解。数种伤寒一二日，初起不能分别者，亦用之取汗。

风湿身痛：用生葱捣烂，入香油数点，水煎，调川芎、郁金末一钱服，取吐。

《杨氏产乳》：六月孕动，困笃难救者，葱白一大握，水三升，煎一升，去滓顿服。

《深师方》：胎动下血，病痛抢心，用葱白煮浓汁饮之，未死即安，已死即出。未效再服。一方加川芎。

阴毒腹痛厥逆，唇青，卵缩，六脉欲绝者，用葱一束，去根及青，留白二寸，烘热，安脐上，以熨斗火熨之。葱坏则易，良久热气透入，手足温，有汗即瘥，乃服四逆汤。若熨而手足不温，不可治。

华佗救卒病方：脱阳危证，凡人大吐大泄之后，四肢厥冷，不省人事，或与女子交后少腹坚痛，外肾搐缩，冷汗出，厥逆，须臾不救。先以葱白炒热熨脐，后以葱白三七茎，捣烂，用酒煮灌之，阳气即回，加人参为要。

《本事方》小便闭胀，不治杀人：葱白三斤，剉、炒，帕盛二个,更互熨小腹,气透即通。

刘禹锡《传信方》打扑损见血,取葱新折者,煻火煨热,剥皮,其间有涕,便将罨损处,仍多煨,续续易热者,立愈。

张氏《经验方》:金疮折伤出血,用葱白连叶煨热,或锅烙炒热,捣烂傅之,冷即再易,神验。

【简误】病人表虚易汗者,勿食。病已得汗,勿再进。

韭

味辛、微酸,温,无毒。归心,安五藏,除胃中热,利病人,可久食。

【疏】韭禀春初之气而生,而兼得金水木之性,故其味辛,微酸,气温而无毒。生则辛而行血,熟则甘而补中、益肝、散滞、导瘀,是其性也。以其微酸,故入肝而主血分。辛温能散结,凡血之凝滞者,皆能行之,是血中行气药也。心主血,专理血分,故曰归心。五脏之结滞去,则气血条畅而自安矣。胃中热,乃胃中有瘀滞而发热也,瘀血行,热自除矣。病人之气抑郁者多,凡人气血,惟利通和,韭性行而能补,故可久食。

韭子:味辛,甘,温,无毒。主梦中泄精,溺血。盖韭乃入足厥阴、少阴经。肾主闭藏,肝主疏泄。《素问》云:足厥阴病则遗尿。思想无穷,入房太甚,发为筋痿,及为白淫。韭子入厥阴而甘温,补肝及命门之不足,故主泄精溺血。

【主治参互】有一贫叟,病噎膈,食入即吐,胸中刺痛。或令取韭汁,入盐、梅、卤汁少许,细呷,得入渐加,忽吐稠涎数升而愈。此亦仲景治胸痹痛用薤白，皆取辛温能散胃脘痰饮恶血之义也。

一人腊月饮酒三杯，自后食必屈曲，下膈硬涩微痛，右脉甚涩，关脉沉。此污血在胃脘之口，气因郁而成痰，隘塞食道也。以韭汁半盏，细细冷呷，尽半斤而愈。

《食疗本草》：胸痹急痛如锥刺，不得俯仰，自汗出，或彻背上，不治或至死。取生韭及根五斤，洗捣汁，服之瘥。

《金匮要略》风忤邪恶：韭根一把，乌梅十四个，吴茱萸炒半升，水一斗，煮之，仍以病人栉内入，煮三沸。栉浮者生，沉者死。煮至三升，分三服。

《千金方》：刺伤中水肿痛，煮韭热搨之。

【简误】韭性辛温通利，虽曰补益，然多食能令人神昏，最为养性所忌。胃气虚而有热者勿服。韭黄未出于土者勿服，食之滞气，以其气尚抑郁未申故也。花食之亦动风。

神农本草经疏卷二十九

菜部下品

总二十二种，今疏其要者四种。

葫　马齿苋　茄子根附　蕺

葫蒜也

味辛，温，有毒。主散痈肿，䘌疮，除风邪，杀毒气。独子者亦佳。归五脏，久食伤人，损目明。

【疏】葫，大蒜也。禀火金之气以生，故其味辛气温。辛温太甚，故其性有毒，熏臭异常，不宜多食。入足阳明、太阴、厥阴经。辛温能辟恶散邪，故主除风邪，杀毒气，及外治散痈肿䘌疮也。辛温走窜，无处不到，故主归五脏。脾胃之气最喜芳香，熏臭损神耗气，故久食则伤人。肝开窍于目，目得血而能视，辛温太过，则血耗而目损矣。总之其功长于通达走窍，去寒湿，辟邪恶，散痈肿，化积聚，暖脾胃，行诸气。故苏恭：主下气消谷，化肉。藏器：主风湿，破冷气，烂痃癖，伏邪恶，宣通温补。日华子：主健脾胃，治肾气，止霍乱转筋腹痛，除邪祟，解温疫等用也。

【主治参互】《外台秘要》：关格胀满，大小便不通，独头蒜烧熟，去皮绵裹，纳下部，气立通。

又方：治金疮中风，角弓反张。取蒜一大升，破去心，无灰酒四升，煮令极烂，并滓服一大升，须臾得汗则瘥。

《简要济众》治鼻血不止，服药不应：用蒜一枚，去皮，细研如泥，摊一饼子如钱大，厚一豆许。左鼻血出，贴左脚心；右鼻血出，贴右脚心。两鼻俱出，皆贴之，立瘥。血止，急以温水洗脚心。

《外科精要》背疮灸法：凡觉背上肿硬疼痛，以湿纸贴寻疮头。用大蒜十颗，淡豆豉半合，乳香一钱，细研匀，随疮头大小，用竹片作圈圈定，填药于内，二分厚，著艾灸之。痛灸至痒，痒灸至痛，以百壮为率，效。

《永类钤方》干湿霍乱转筋：用大蒜捣涂足心，立愈。

《普济方》寒疟冷痢：端午日以独头蒜十个，黄丹二钱，捣丸梧子大。每服九丸，长流水下，妙。

《衍义》暴下血病：用葫五七枚，去皮研膏，入豆豉，捣丸梧子大。每米饮下五六十丸，无不愈者。

华佗行道，见车载一人，病咽塞食不下，呻吟。佗视曰：饼店家蒜齑、大酢三升，饮之当自痊。果吐大蛇一枚而愈。

【简误】蒜性温，属火，气味臭烈。凡肺胃有热，肝肾有火，气虚血弱之人，切勿沾唇。虽有暖脾胃、祛寒湿之功，亦宜暂用，切勿过施。过则生痰动火，伤神散气，损目耗血。切戒！切戒！

马齿苋

主目盲白翳，利大小便，去寒热，杀诸虫，止渴，破症结，痈疮。服之长年不白。和梳垢封疔疮。又烧为灰，和多年醋滓，先灸疔肿，以封之，即根出。生捣绞汁服，当下恶物，去白虫。煎为膏，涂白秃。又主三十六种风结疮，以一釜煮，澄清，内蜡三两，重煎成膏，涂疮上，亦服之。

【疏】马齿苋禀天之阴寒，兼得地中之金气以生。故叶节间有水银，以其得金气多也。味应辛苦，气寒无毒。经云：荣气不从，逆于肉里，乃生痈肿。《原病式》云：诸痛痒疮疡，皆属心火。辛寒能凉血散热，故主症结，痈疮疔肿，白秃，及三十六种风结疮。捣敷则肿散疔根拔，绞汁服则恶物当下，内外施之皆得也。辛寒通利，故寒热去，大小便利也。苦能杀虫，寒能除热，故主杀诸虫，去寸白，止渴。辛寒能散肺家之热，故主目盲白翳也。长年不白，总言其凉血、益血，病去身轻之功耳。方士多采取用，以其亦有代砂结汞之能也。

【主治参互】崔元亮：治赤白带下，不问老幼孕妇悉可服。取马齿苋，捣绞汁三大合，和鸡子白一枚，微温顿服之。不过再作则愈。

又方：疗多年恶疮，百方不瘥，或痛焮走不已者，并烂捣马齿苋敷上，不过三两遍，即愈。

《广利方》小儿火丹热如火，绕脐即损人：马齿苋捣涂之。

崔元亮方：疗疮肿毒，马齿苋二分，石灰三分，为末，鸡子白和傅之。

【简误】马齿苋辛寒滑利，凡脾胃虚寒、肠滑作泄者，勿用煎饵。方中不得与鳖甲同入，令化作小鳖伤人也。

茄子

味甘，寒。久冷人不可多食，损人动气，发疮及痼疾。

根及枯茎叶：主冻脚疮，可煮作汤渍之，良。

【疏】茄，内禀地中一阴之气，外受南方热火之阳，故其花实皆紫。《本经》：虽云甘寒，必是湿中有火，使非湿热，则不能动气，发疮及痼疾也。湿胜则久冷人多食有损，热胜故能主冻脚疮也。孟诜云：主寒热五脏劳。大明：治温疾，传尸劳气。皆非正治，惟肿毒家用之为当耳。

【主治参互】《灵苑方》肠风下血：经霜茄，连蒂烧存性，为末。每日空心温酒服二钱匕。

丹溪方：治乳头裂，用茄子老黄者，烧灰傅之。

鲜茄蒂、鲜何首乌，等分煮饮，治对口疮有神。

茄秆烧灰淋汁，和入桑硇、碱等药，诸痈肿疔疮有效。

【简误】茄，观《本经》所说，止是损人，并无利益，后人虽有处治之法，然终与《本经》相失。凡有痼疾及虚冷人，切不可食。近世为茹菜中常用之物，尊生者当慎之。

蕺

味辛，微温。主蠼螋溺疮。多食令人气喘。俗呼鱼腥草。

【疏】蕺，生于下湿之地，得阴中之阳，故其味辛，气温。入手太阴经。能治痰热蕴肺，发为肺痈吐脓血之要药。辛温主散，故能治蠼螋溺疮。肺主气，辛温能散气，故多食令人气喘。肺与大肠为表里，大肠湿热盛则为痔疮。得辛温之气，则大肠清宁，故又为痔疮必须之药。

【主治参互】单用捣汁，入年久芥菜卤饮之，治肺痈有神。

《救急方》：痔疮肿痛。鱼腥草一握，煎汤熏洗，仍以滓傅，即愈。

【简误】蕺，止能消肺痈，治痔疮，余非所长。况多食令人气喘，发虚弱，损阳气，发脚气等害。慎之！慎之！

神农本草经疏卷三十

补 遗

玉石部

黄土　蚯蚓泥　粪坑底泥　乌爹泥　烟胶　石碱　银朱　炉甘石　方诸水

木部

木芙蓉　山茶花　木绵子　肥皂荚　大风子　樟脑　蛀竹屑

人部

人气

兽部

黄明胶　震天膏　狗宝　山獭阴茎　羊胫骨

虫鱼部

鳜鱼胆

米谷部

亚麻　粟壳　罂子粟　阿芙蓉　绿豆粉　豌豆　蚕豆　豇豆　刀豆子　红曲

玉石部

黄土

味甘，平，无毒。主泄痢冷热赤白，腹中热毒绞结痛，下血。取入地干土，以水煮三五沸，绞去滓，暖服一二升。又解诸药毒，中肉毒，合口椒毒，野菌毒。张司空云：三尺以上曰粪，三尺以下曰土。凡用当去上恶物，勿令入客水。

【疏】土为万物之母，黄乃中央正色，在人脏腑则脾胃应之。故万物非土不生，人身五脏六腑非脾胃无以养。是以黄土入药，治泄痢冷热赤白，腹中热毒绞结痛者，取其补助戊己之功也。味甘而气和，故能安和脾胃，止下血，及解百毒，如经所言也。

【主治参互】《小儿秘诀》：乌沙惊风，遍身都黑者，急推向下，将黄土一碗，捣末，入酢一钟，炒热包定，熨之，引下至足，刺破为妙。

气味和平，与物无迕，故不著"简误"。

蚯蚓泥

即蚯蚓屎也。味甘，气寒，无毒。赤白久热痢，取一升炒，烟尽，沃汁半升，滤净饮之。盖久痢乃湿热甚于肠胃，得甘寒之气，则湿热自除矣。日华子：主小儿阴囊忽虚热肿痛，以生甘草汁入轻粉末调涂之。以盐研，傅疮去热毒，及蛇犬伤。苏恭：主傅狂犬伤，出犬毛者，神效。皆取甘寒除热解毒之力耳。

【主治参互】《外台秘要》：一切丹毒，水和蚯蚓泥傅之。

丹溪方：时行腮肿，柏叶汁调蚯蚓泥涂之。

《摘玄方》燕窝生疮：韭地蛐蟮屎，米汁水和，煅过，入百草霜，等分研末，香油调涂之。

又方：治下部杨梅结毒，韭地上蚯蚓泥、硫黄，等分研匀，用泥封固，作团煨过，取出研细，生桐油调搽。

【简误】虚寒滑利，不宜用。

粪坑底泥

大寒，无毒。治发背，诸恶疮。阴干为末，新水调傅，其痛立止。《圣济总录》治疔肿：粪下土、蝉蜕、全蝎等分，捣作钱大饼，香油煎滚，温服。以滓傅疮四围，疔自出也。今人以热粪盛核桃壳内，覆疔肿上，云疔根即烂出，即此意也。

乌爹泥

味苦、涩，平，无毒。主清上膈热，化痰生津，涂金疮，一切诸疮，生肌定痛，止血收湿。一名孩儿茶。出南番爪哇暹罗诸国。今云南、老挝、暮云场地方造之。云是细茶末，入竹筒中，坚塞两头，埋乌泥沟中，日久取出，捣汁熬制而成。其块小而润泽者为上，大而焦枯者次之。

【疏】乌爹泥本是茶末，又得土中之阴气，其味苦涩，气应作寒，性无毒。其主清上膈热，化痰生津者，茶之用也。得地中之阴气，能凉血清热，故主金疮止血，及一切诸疮，生肌定痛也。苦能燥，涩能敛，故又主收湿气。

【主治参互】《积德堂方》牙疳口疮：孩儿茶、硼砂等分，为末搽之。

《纂奇方》下疳阴疮：孩儿茶一钱，真珠一分，片脑半分，为末傅之。

董炳方：脱肛气热。孩儿茶二分，熊胆五分，片脑一分，为末，人乳调搽肛上，热汁自下而肛收也。亦治痔疮。

今人多用外治，内服甚少，故不著"简误"。

烟胶

味辛，苦，气微温。辛能散风，苦能燥湿杀虫。故主头疮，白秃，疥疮，风癣痒痛流水。取熇牛皮灶岸烟膏为末，麻油调涂，或入轻粉少许。此即熏熇牛皮灶上黑土也。

石碱

味辛、苦、涩，气温，微毒。性能除垢腻，磨积块，过服能损人。同石灰、桑硇，透肌肉，溃痈瘰疬，去瘀肉，点痣黡疣赘。今人用以浣衣。出山东济宁、大同诸处。彼人采蒿蓼之属，开窖浸水，漉起晒干，烧灰，以原水淋汁，每百斤入粉面一二斤，则凝定如石，连汁货之。

【简误】碱乃软坚消积之物，食之使人泄泻。以其阴湿之性，润下软坚透肉，故于肠胃非宜，作泄胃薄者忌之。

银朱

乃硫黄同汞升炼而成，其性燥烈，过服能使人龈烂筋挛。其味辛气温，有毒。亦能破积滞，散结，疗癣疥恶疮，杀虫。不宜服食。今人多以黄丹、矾红杂之，不堪用。

【主治参互】李楼《怪症方》火焰丹毒：银朱调鸡子清涂之。

《多能鄙事》汤火灼伤：银朱研细，菜油调敷。

《应急良方》：日久顽疮不收者。银朱一钱、地龙骨即年久石灰五分、松香五钱，为末，香油一两，化摊纸上贴之。兼能治湿毒臁疮。

炉甘石

味甘，温，无毒。主止血，消肿毒，生肌，明目去翳退赤，收湿除烂。同龙脑，点治目中一切病。

【疏】炉甘石，受金气而结。味应甘辛，气温无毒，其性带涩。经曰：荣气不从，逆于肉里，乃生痈肿。甘温能通畅血脉，则肿痛散，血自止，肌肉生也。又目得血而能视，风热上壅则目为赤烂浮翳。甘入脾而益血，辛温能散风热，性涩则能粘物，故同除翳药点目翳，及治目中一切病也。

【主治参互】一切目疾：真炉甘石半斤，用黄连四两，剉碎，入银石器内，水二碗，煮二伏时，去黄连，以甘石为末，入龙脑香二钱半，研匀，罐收。每点少许，频用取效。

邵真人方：下疳阴疮，炉甘石煅，醋淬七次，一两，孩儿茶三钱，为末，麻油调敷，立效。

方诸水

味甘，寒，无毒。主明目，定心，去小儿热烦，止渴。

方诸，大蚌也。向月取之，得二三合，水亦如朝露，又名明水。得至阴之精华，故能明目定心，及止渴除烦热也。又为丹灶家所须。

木　部

木芙蓉

禀夏末秋初之气，故其味辛。辛属金化，故能清肺，其气平，平即凉也，故能凉血散热解毒，兼治一切痈疽肿毒恶疮，排脓止痛，小儿疳积。

【主治参互】《简便方》痈疽肿毒：重阳前取芙蓉叶，研末，端午前取苍耳烧存性，研末，等分，蜜水调涂四周，其毒自不走散，名铁井栏。

他用甚稀，故不著“简误”。

山茶花

得一阳之气以生，故其花开于冬末春初之时。其味甘而微辛，气平而微寒，色赤而入血分，故主吐血，衄血，肠风下血。并为末，入童溺及酒调服。

木绵子

得地中之阳气，复感秋金之气以成。其味辛，其气热，其性有毒。入肝、入肾，祛风湿、寒湿之药也。惟其辛，故能散风邪；惟其热，故能除寒湿。凡下部有风、寒、湿邪者宜之。然而性热有毒，肝肾虚者不宜用。一切阴虚火炽，痿弱下体无力者，咸忌之。

肥皂荚

生于盛夏六阳之令，而成于秋金之月。得火金之气，故其味辛，气温有毒。凡肠胃有垢腻，秽恶之气郁于中，则外生瘰疬恶疮肿毒。泄于外，则为肠风下痢脓血。此药专能荡涤垢腻，宣通秽积，肠胃洁净，则诸证自除也。

【主治参互】秘方：治瘰疬，用肥皂去核，入斑猫在内，扎紧蒸，去斑猫，加入贝母、天花粉、玄参、甘草、牛旁子、连翘，为丸。每服一钱，白汤下，服后腹疼勿虑，此药力追毒之故。

独核仁，同猪胰子、金银花、皂角刺、芭蕉根、雪里红、五加皮、土茯苓、皂荚子、白僵蚕、木瓜、蝉蜕、白藓皮，治霉疮。久虚者，加人参、黄耆、薏苡仁，兼治结毒。

《普济方》肠风下血：独子肥皂烧存性一片，为末，糊丸，米饮下。

又方，治腊梨头疮：用独核肥皂，去核，填入沙糖，入巴豆二枚，扎定，盐泥固煅存性，再入槟榔、轻粉六七分，研匀，香油调搽。先以汤洗净，拭干乃搽，一宿见效。

除疮毒外，无他用，故不著"简误"。

大风子

禀火金之气以生，故其味辛苦，气热，有毒，辛能散风，苦能杀虫燥湿，温热能通行经络。世人用以治大风疠疾，乃风癣疥癞诸疮，悉此意耳。然性热而燥，伤血损阴，不宜多服。用之外治，其功不可备述也。

樟脑

得纯阳之气，其味辛，其气热。初时以水煎成，后得火则焰炽不息，其禀龙火之性者乎？气亦香窜，能通利关窍，逐中恶邪气，复能去湿杀虫。凡一切疥癣风瘙，湿毒疮疡等证，皆所须用。

蛀竹屑

年久枯竹中蠹屑也。竹之余气尚存，其气味必甘平无毒。甘能解毒，平则兼散，故可用为蚀脓长肉之药也。

【主治参互】同象牙末、真珠、白矾等药，能消漏管。方见象牙条下。

朱氏《集验方》：耳出臭脓，用蛀竹屑、胭脂胚子等分，麝香少许，为末，吹之。

《普济方》：耳脓作痛，因水入耳中者，蛀竹屑一钱、腻粉一钱、麝香五分，为末。以绵杖绞净，送药入耳，以绵塞定。有恶物，放令流出，甚者三度必愈。

又方湿毒臁疮：蛀竹屑、黄檗末等分，先以葱椒茶汤洗净，搽之。日一次，效。

《外台秘要》汤火灼疮：蛀竹屑末，傅之愈。

人　部

人气

主下元虚冷。日令童男女，以时隔衣进气脐中，及两腰肾间，甚良。凡人身体骨节痹痛，令人更互呵熨，久久经络通透。盖气属阳，为一身之健运，即真火也。天非此火不能生物，人非此火不能有生。故老人、虚人，与二七以前少阴同寝，藉其熏蒸，最为有益，下元虚冷，火气衰也。得外入之少火，乃所以补其不

足。骨节疼痹,血泣不行也。血不自行,随气而行,故能使骨节通畅也。近时术士,令童女以气进入鼻窍、脐中、精门,以通三田,谓之接补。此亦小法,不得其道者,反以致疾。

兽 部

黄明胶

味甘,平,无毒。主诸吐血,下血,血淋,妊妇胎动下血,风湿走注疼痛,打扑伤损,汤火灼疮,一切痈疽肿毒,活血止痛。即牛皮胶。

【按】《本经》:白胶,一名鹿角胶,煮鹿角作之。阿胶,一名傅致胶,煮牛皮或驴皮作之。其说甚明。黄明胶,即今水胶,乃牛皮所作,其色黄明,非白胶也,亦非阿井水所作。甄权:以黄明为鹿角白胶,唐慎微又采黄明诸方附于白胶后,并误矣。其气味与阿胶同,故其所主亦与阿胶相似。以非阿井水及驴皮同造,故不能疏利下行。以其性味皆平补,亦宜于血虚有热者。若鹿角胶,则性味温补,非虚热者所宜,不可不详辨也。

【主治参互】蔺氏方:跌扑损伤:真牛皮胶一两,干冬瓜皮一两,剉,同炒存性,研末。每服五钱,热酒一钟调服。仍饮酒二三盏,暖卧微汗痛止。

《本事方》诸般痈肿:黄明胶一两,水半升化开,入黄丹一两,煮匀,以鹅翎扫上疮口。如未成者,涂其四围自消。

阮氏《经验方》:背疽初起,用黄明牛皮胶四两,入酒重汤顿化，随意饮尽。不能饮者，滚白汤饮之。服此，毒不内攻。一方加穿山甲四片，炒成末，其妙无比。

霞天膏

味甘，温，无毒。主中风偏废，口眼歪斜，痰涎壅塞，五藏六腑留痰、宿饮、癖块，手足皮肤中痰核。其法用肥嫩雄黄牛肉三四十斤，洗极净，水煮成糜，滤去滓，再熬成膏用。

【疏】胃属土，为水谷之海，无物不受。胃病则水谷不能以时运化，羁留而为痰饮。壅塞经络，则为积痰、老痰、结痰等证。阴虚内热生痰，则为偏废、口眼歪斜。留滞肠胃，则为宿饮、癖块。随气上涌，则为喘急迷闷。流注肌肉，则为结核。王隐君论人之诸疾，悉由于痰。然而痰之所生，总由于脾胃虚，不能运化所致。惟用霞天膏以治诸痰证者，盖牛，土畜也，黄，土色也，肉者，胃之味也，熬而为液，虽有形而无浊质也。以脾胃所主之物，治脾胃所生之病，故能由肠胃而渗透肌肤毛窍，搜剔一切留结也。阴虚内热之人，往往多痰，此则由于水涸火炽，煎熬津液，凝结为痰。胶固难散者，亦须以此和竹沥、贝母、橘红、苏子、栝楼根、枸骨叶之类消之。或以橘皮、白茯苓、苏子、白豆蔻仁、半夏、苍术为曲，治脾胃积痰。或以橘皮、贝母、苏子、栝楼根及仁、蓬砂为曲，治积热痰结。

狗宝

狗宝,如牛之有黄也。第狗性热,其宝定是苦温之物。世人用治噎证,以其苦能下泄,温能通行耳。又能主痈疽疔肿,同蟾酥、脑、麝、雄黄、乳香、没药等用。

【简误】狗宝性热,善消噎病。由于痰及虚寒而得者,犹可暂用取效。若因血液衰少以致噎膈者,法所当忌。世医不谙药理,不察病本,一概妄投,致病增剧。戒之!戒之!又,凡有脾胃虚弱,羸瘦不振之病,尤不宜用。

山獭阴茎

味甘,热,无毒。主阳虚阴痿精寒。

此物出广之宜州嵠峒,及南丹州。土人号为插翘。其性淫毒,山中有此物,凡牝兽皆避去。獭无偶则抱木而枯。猺女春时成群入山,以采物为事。獭闻妇人气,必跃来抱之,刺骨而入,牢不可脱,因扼杀之。负归取其阴,一枚值金一两。若得抱木死者,尤奇贵。峒獠甚珍重之,私货出界者,罪至死。本地亦不常有,多伪者。试之之法,但令妇女摩手极热,取置掌心,以气呵之,跃然而动者为真。

羊胫骨

《本经》无文。《纲目》载其主虚冷劳,及脾弱肾虚不能摄精,白浊,除湿热,健腰脚,固牙齿,去鼾黯,治误吞铜铁金银等

证。按《名医录》云：昔汉上张成忠女，年七八岁，误吞金馈子一只，胸膈痛不可忍，忧惶无措。一银匠炒末药三钱，米饮服之，次早大便取下。叩求其方，乃羊胫灰一物。盖羊胫骨灰可以磨镜，羊头骨灰可以消铁，故能治如是之证。谈野翁亦有此方，乃秘妙神效之法也。

【主治参互】《食鉴》：擦牙固齿。羊胫骨灰一两，升麻一两，黄连五钱，为末，入青盐和匀，日用。

《圣惠方》：咽喉骨鲠。羊胫骨灰，米饮下一钱。

虫鱼部

鳜鱼胆

此鱼最能发湿，惟胆能治鱼骨鲠，及竹木刺误吞入喉不出，或吞入腹，腹中作痛隐隐，皆效。状如鲈鱼者是。

米谷部

亚麻

即鳖虱胡麻，出兖州威胜军，今陕州亦种之。其味甘，气温，无毒。足厥阴经血分药也。厥阴藏血，为风木之脏。凡大风疮癣，总厥阴血热所致。甘温益血而通行，则血自活，风自散，疠疾疥癞疮癣俱除矣。

【主治参互】得漆叶、苦参、荆芥、天门冬、生地黄、青黛、百部、白花蛇、何首乌、半枝莲、豨莶叶、刺蒺藜、甘菊花，治大麻风。

同金银花、连翘、萆薢、土茯苓、何首乌、苍术、木瓜、薏苡仁、生地黄、黄檗，治湿热太甚，遍身脓窠疮。

粟壳

味酸、涩，微温，无毒。

古方治嗽，及泻痢、脱肛、遗精，多用之，今人亦效尤辄用，殊为未妥。不知咳嗽惟肺虚无火，或邪尽嗽不止者，用此敛其虚耗之气。若肺家火热盛，与夫风寒外邪未散者，误用则咳愈增而难治。泻痢脱肛由于下久滑脱，肠虚不禁；遗精由于虚寒滑泄者，借用酸涩收敛之气以固虚脱。如肠胃积滞尚多，湿热方炽，命门火盛，湿热下流为遗精者，误用之则邪气无从而泄，或腹痛不可当，或攻入手足骨节肿痛不能动，或遍身发肿，或呕吐不下食，或头面俱肿，或精窍闭塞，水道不通，变证百出而淹延不起矣，可不慎哉！

罂子粟

味甘，平，无毒。主丹石发动不下食。和竹沥煮作粥，食之极美。

【疏】罂粟，其花至有千叶者，红、白、紫、黑色，有数种。一罂内子凡数千万粒，细如葶苈子而色白。《本经》：味甘，平，无毒。苏颂：性寒。甘寒除热解毒，下气和中，故主丹石发动不下食，及《图经》行风气，逐邪热，止反胃，去胸中痰滞也。

阿芙蓉

罂粟花之津液也。罂粟结青苞时，午后以大针刺其外面青皮，勿损里面硬皮，或三五处，次早津出，以竹刀刮取，入磁器，阴干用之。其气味与粟壳相同，而此则止痢之功尤胜。故小儿痘疮行浆时，泄泻不止，用五厘至一分，未有不愈，他药莫逮也。

绿豆粉

甘，凉，无毒。主解诸热，益气，解酒食诸毒。治发背痈疮肿，及汤火伤灼。

【疏】绿豆粉，所禀气味与绿豆同。故能解诸热，及酒食毒，汤火伤灼也。发背痈疽疮肿，皆热毒所致。甘寒解阳明之热，则毒气不至犯胃而呕恶，肠胃清凉而诸肿散矣。热伤气，除热故能益气也。

【主治参互】李嗣立《外科精要》护心散，又名内托散、乳香万全散：凡有疽疾，一日至十三日内，宜连进十余服，方免变证，使毒气出外。服之稍迟，毒气内攻，渐生呕吐，或鼻生疮菌，不食即危矣。四五日亦宜间服之。用真绿豆粉一两，乳香半两，灯心同研和匀，以生甘草煎浓汤，调下一钱，时时呷之。若毒气冲心有呕逆之证，大宜服此。盖绿豆压热下气，消肿解毒，乳香消诸痈肿毒。服至一两，则香彻疮孔中，真圣药也。一方有丹砂二钱半。

《卫生易简》解砒石毒：绿豆、寒水石等分，以蓝汁调服三五钱。

又方，夏月痱疮：绿豆粉二两，滑石一两，和匀扑之。一方加蛤粉。

《生生编》杖疮疼痛：绿豆粉炒研，以鸡子白和涂之，妙。

《澹寮方》打扑伤损：用绿豆粉炒紫色，新汲水调傅，以杉木皮缚定，其效如神。

绿豆皮：能解热毒，退目翳。《直指方》通神散：治斑痘后目生翳，用绿豆皮、甘菊花、谷精草等分，为末。每服一钱，以干柿饼一枚，粟米泔一盏，同煮干。食柿，日三服。浅者五七日见效，远者半月见效。

【简误】绿豆粉性凉，脾胃虚寒易泄者，勿多食。

豌豆

即今之小豌豆也。一名胡豆。陈藏器云：煮食治消渴。孙思邈治寒热热中，吐逆，泄澼，及胀满利小便。应是甘平无毒，入脾胃，清利除热之物也。又能治痈肿痘毒。牛都御史秘传四圣丹，治小儿痘中有疔，或紫黑而大，或黑坏而臭，或中有紫线，此证十死八九，惟此方点之最妙。用豌豆四十九粒烧存性，头发灰三分，真珠十四粒研为末，以油胭脂同杵成膏，先以簪挑疔破，咂去恶血，以少许点之，即时变红活色。

《千金》、《外台》洗面澡头方：盛用毕豆面，取其白腻去皯黯，令人光泽也。

蚕豆

味甘，微辛，无毒。能厚肠胃，和脏腑。万表《积善堂方》言：一女子误吞针入腹，诸医不能治，一人教令煮蚕豆同韭菜食之，针自大便同出。今人有误吞金银物者，用之皆有效。实救急之良方也。

豇豆

味甘、咸，平，无毒。补肾健胃，与诸疾无禁，可常食之。昔卢廉夫教人补肾气，每日空心煮豇豆，入盐少许食之，甚效。

刀豆子

味甘，微温。主温中下气，止呃逆。昔有人病后患呃逆不止，声闻邻家。或令取刀豆子烧存性，为末。白汤调服二钱即止。此即下气归元之验也。

红曲

味甘，温，无毒。主消食，活血，健脾，燥胃，治赤白痢下水谷。

【**疏**】红曲，以白粳米杂曲母蒸罨为之，亦奇术也。人之水谷入于胃，受中焦湿热熏蒸，精气变化而赤为血。红曲以白米饭受湿热郁蒸而变为红，皆造化自然之微妙也。故红曲治脾胃荣血之功，有同气相求之理。消食健脾胃，与神曲相同。而活血和伤,惟红曲为能,故治血痢,尤为要药。

【主治参互】得番降香、通草、鲮鲤甲、没药,治上部内伤,胸膈作痛。或怒伤吐血,和童便服,有神效。

同黄连、白扁豆、莲肉、黄芩、白芍药、升麻、干葛、乌梅、甘草、滑石、橘红,治滞下有神。

同续断、番降香、延胡索、当归、通草、红花、牛膝、没药、乳香,治内伤血瘀作痛。

同泽兰、牛膝、地黄、续断、蒲黄、赤芍药,治产后恶露不尽,腹中痛。

《丹溪心法》湿热泄痢,青六丸:用六一散加炒红曲五钱,为末,蒸饼和丸梧子大。每六七十丸白汤下,日三服。

《摘玄方》心腹作痛:赤曲、香附、乳香,等分为末,酒服。

【简误】性能消导,无积滞者勿用,又善破血,无瘀血者禁使。